Aggressiv-dissoziale Störungen

von

Franz Petermann, Manfred Döpfner
und Martin H. Schmidt

2., korrigierte Auflage

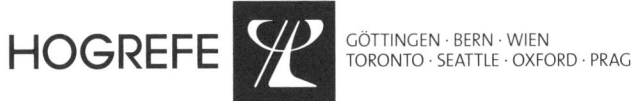

HOGREFE GÖTTINGEN · BERN · WIEN
TORONTO · SEATTLE · OXFORD · PRAG

Prof. Dr. Franz Petermann, geb. 1953. Seit 1991 Lehrstuhl für Klinische Psychologie an der Universität Bremen und seit 1996 Direktor des Zentrums für Klinische Psychologie und Rehabilitation.

Prof. Dr. Manfred Döpfner, geb. 1955. Seit 1989 Leitender Psychologe an der Klinik und Poliklinik für Psychiatrie und Psychotherapie des Kindes- und Jugendalters der Universität zu Köln und dort seit 1999 Professor für Psychotherapie in der Kinder- und Jugendpsychiatrie.

Prof. Dr. Dr. Martin H. Schmidt, geb. 1937. 1975-2006 Lehrstuhl für Kinder- und Jugendpsychiatrie an der Medizinischen Fakultät Mannheim der Universität Heidelberg, Zentralinstitut für Seelische Gesundheit, Mannheim.

Bibliografische Information der Deutschen Nationalbibliothek

Die Deutsche Nationalbibliothek verzeichnet diese Publikation in der Deutschen Nationalbibliografie; detaillierte bibliografische Daten sind im Internet über http://dnb.d-nb.de abrufbar.

© 2001 und 2007 Hogrefe Verlag GmbH & Co. KG
Göttingen · Bern · Wien · Toronto · Seattle · Oxford · Prag
Rohnsweg 25, 37085 Göttingen

http://www.hogrefe.de
Aktuelle Informationen • Weitere Titel zum Thema • Ergänzende Materialien

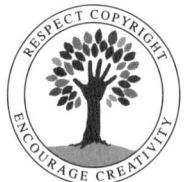
Satz: Beate Hautsch, 37079 Göttingen
Druck: Schlütersche Druck GmbH & Co. KG, 30851 Langenhagen
Printed in Germany
Auf säurefreiem Papier gedruckt

ISBN-10: 3-8017-2054-3
ISBN-13: 978-3-8017-2054-4

Einleitung: Grundlagen und Aufbau des Buches

Die Diagnostik und Therapie aggressiv-dissozialer Störungen bei Kindern und Jugendlichen stellt eine besondere Herausforderung dar, weil diese Störungen sehr häufig auftreten, häufig einen chronischen Verlauf haben und insgesamt schwer zu behandeln sind. In den Diagnosesystemen wird häufig der Terminus der Störung des Sozialverhaltens benutzt, um diese Gruppe psychischer Auffälligkeiten zu bezeichnen. Häufig wird dieser Begriff jedoch falsch interpretiert, indem auch andere Auffälligkeiten im Sozialverhalten (z. B. sozialen Rückzug oder sozial-ängstliches Verhalten) unter diesen Begriff subsumiert werden. Unter dem Terminus aggressiv-dissoziale Störungen sollen sowohl oppositionelle Verhaltensstörungen (die meist gegenüber Erwachsenen auftreten und keine massiv aggressiv-schädigende Handlungen umfassen), als auch aggressive Verhaltensstörungen (die verbal oder körperlich verletzendes Verhalten beschreiben und sowohl gegen Personen oder Sachen gerichtet sein können) und dissoziale Verhaltensstörungen (die sich auf die Verletzung gesellschaftlicher Normen beziehen) zusammengefasst werden.

Der vorliegende Leitfaden ist das Ergebnis einer langjährigen wissenschaftlichen und praktischen Arbeit der Autoren. Er basiert zudem auf Leitlinien zur Diagnose und Behandlung von Störungen des Sozialverhaltens deutscher und internationaler Fachgesellschaften und Arbeitsgruppen, insbesondere auf:

> - den Leitlinien zur Diagnose und Behandlung von Störungen des Sozialverhaltens, die von den Deutschen Gesellschaft für Kinder- und Jugendpsychiatrie und Psychotherapie zusammen mit den Kinder- und Jugendpsychiatrischen Berufsverbänden (2003) herausgegeben wurden.
> - den Leitlinien zur Diagnostik und Psychotherapie von aggressiv-dissozialen Störungen im Kindes- und Jugendalter (Döpfner & Petermann, 2004)
> - den Practice Parameters for Assessment and Treatment of Children and Adolescents with Conduct Disorder (American Academy of Child and Adolescent Psychiatry, 1997).

Der Leitfaden unterteilt sich in insgesamt *fünf Kapitel*:

1 Im ersten Teil des Buches wird der *Stand der Forschung* hinsichtlich der Symptomatik, der Komorbidität, der Pathogenese, dem Verlauf und der Therapie in den für die Formulierung der Leitlinien relevanten Aspekten zusammenfassend dargestellt.

2 Im zweiten Teil werden die *Leitlinien* zu folgenden Bereichen formuliert und ihre Umsetzung in die Praxis dargestellt:
- Diagnostik und Verlaufskontrolle
- Interventionsindikationen
- Interventionen

3 Im dritten Kapitel sind *Verfahren* kurz und prägnant beschrieben, die für die Diagnostik, die Verlaufskontrolle und die Behandlung eingesetzt werden können.

4 Das vierte Kapitel enthält *Materialien* zur Diagnostik und Verlaufskontrolle, zur Elternberatung und zur medikamentösen Therapie und erleichtert damit die Umsetzung der Leitlinien in die konkrete klinische Praxis.

5 Im fünften Kapitel wird anhand eines *Fallbeispieles* die Umsetzung der Leitlinien in die klinische Praxis abschließend illustriert. Die Darstellung orientiert sich an den Gliederungspunkten für Berichte an den Gutachter im Rahmen der Beantragung einer Psychotherapie im Rahmen der gesetzlichen Krankenversorgung.

Kapitel 1 und 5 des Bandes wurden federführend von Franz Petermann erarbeitet. Die Kapitel 2 bis 4, welche die Leitlinien beschreiben und die Verfahren und Materialien zusammenfassen, wurden federführend von Manfred Döpfner und Martin Schmidt zusammengestellt. Dieser Band wird durch einen kompakten *Ratgeber Aggressives Verhalten* (Petermann, Döpfner & Schmidt, 2001) ergänzt, der Informationen für Betroffene, Eltern, Lehrer und Erzieher enthält. Der Ratgeber informiert über die Symptomatik, die Ursachen, den Verlauf und die Behandlungsmöglichkeiten bei aggressiv-dissozialen Störungen. Die Eltern, Lehrer und Erzieher erhalten konkrete Ratschläge zum Umgang mit der Problematik in der Familie, in der Schule und im Kindergarten und Jugendlichen werden Tipps zur Selbsthilfe gegeben.

Bremen, Köln und Mannheim, Juli 2006   Franz Petermann
                                                          Manfred Döpfner
                                                          Martin H. Schmidt

Inhaltsverzeichnis

1 Stand der Forschung

Kadzin (1997) betont zu Recht, dass es sich bei den aggressiv-dissozialen Verhaltensweisen um einen der häufigsten Vorstellungsanlässe in der kinder- und jugendpsychotherapeutischen und der kinder- und jugendpsychiatrischen Praxis handelt. Da im Allgemeinen eine schlechte Langzeitprognose und eine unzureichende Therapiemotivation vorliegen (vgl. Scheithauer & Petermann, 2002), handelt es sich damit um eine der kostenträchtigsten psychischen Störungen überhaupt.

Aggression besitzt schlechte Langzeitprognose

Aggressiv-dissoziale (aggressiv-antisoziale) Verhaltensweisen zielen auf die Schädigung von Personen oder Gegenständen ab; es handelt sich dabei um besonders stabile Verhaltensweisen (vgl. Coie & Dodge, 1998; Maughan & Rutter, 1998). Die Störungen beziehen sich auf

- oppositionelles,
- aggressives (antisoziales) und
- delinquentes Verhalten.

Diese Begrifflichkeiten beleuchten die Problematik aus verschiedenen Perspektiven. Der Begriff „Delinquenz" beinhaltet eine juristische Perspektive, aggressives (antisoziales) Verhalten bezieht sich auf Normverstöße aus dem Blickwinkel gesellschaftlicher Normen und Werte. Oppositionelles Verhalten (oppositionelles Trotzverhalten) bezeichnet eine generelle Verweigerungshaltung, die sich in verbalen Äußerungen und Verhaltensweisen gegenüber Erwachsenen zeigt; vielfach wird dieses Verhalten als aufsässig und provokant oder gar feindselig empfunden. Da diese Störungen aufgrund ihrer Komplexität sehr schwierig zu behandeln sind, konnte Robins (1991; 1996) eine Verbindung zwischen aggressiv-oppositionellem Verhalten im Kindesalter und der Entwicklung einer antisozialen Persönlichkeitsstörung sowie dem Substanzmissbrauch im Erwachsenenalter empirisch belegen (vgl. Tab. 2).

Oppositionelles Verhalten = generelle Verweigerungshaltung

Die Formen aggressiven Verhaltens hängen entscheidend vom Alter des Kindes oder Jugendlichen ab (vgl. Kasten 1). Schon im Säuglingsalter beobachtet man Formen des Ärgerausdrucks, die mit aggressiven Verhaltensweisen im weiteren Entwicklungsverlauf verknüpft sind. So tritt zwar die höchste Frequenz aggressiven Verhaltens bereits im Vorschulalter auf, jedoch werden die schwerwiegendsten Formen erst in der Adoleszenz und im frühen Erwachsenenalter beobachtet.

Zunächst soll im präklinischen Sinne auf die Ausdrucksformen aggressiven Verhaltens eingegangen werden, die sich nach verschiedenen Gesichtspunkten untergliedern lassen (vgl. auch Mees, 1990). Nach Vitiello und Stoff (1997) kann man vier Ausdrucksformen aggressiven Verhaltens unterscheiden: feindselig versus instrumentell, offen versus verdeckt, reaktiv versus aktiv, affektiv versus „räuberisch". Die neuere

Ausdrucksformen aggressiven Verhaltens

Kasten 1. Altersabhängige Formen des Ärgerausdrucks und des aggressiven Verhaltens (nach Loeber & Hay, 1997)

Säuglingsalter
In der zweiten Hälfte des ersten Lebensjahres gelingt es Säuglingen, nachdem sie Ursache-Wirkungs-Beziehungen verstehen, Ärger gezielt auszudrücken. Der Säugling verfolgt in diesem Fall jedoch noch keine Schädigungsabsicht; bei dem Ärgerausdruck handelt es sich um eine Emotion, die weitgehend aggressiven Wutäußerungen entspricht. Bereits in dieser Altersgruppe treten Geschlechtsunterschiede auf: Jungen sind emotional labiler und drücken mit größerer Intensität Emotionen aus, Mädchen regulieren ihre emotionale Befindlichkeit besser und zeigen weniger Ärgerreaktionen als Jungen.

Kleinkindalter
Im zweiten und dritten Lebensjahr kommt es zu Wutausbrüchen und Aggression gegen Erwachsene und Gleichaltrige. Gleichgeschlechtliche Interaktionen geraten leichter in Konflikt als Paare von Jungen und Mädchen.

Vorschulalter und Grundschuljahre
Jungen neigen mehr zur körperlichen Aggression, Mädchen eher zu indirekten (relationalen) Aggressionsformen. Nur bei wenigen Kindern kommt es in der Grundschulzeit zu Grausamkeiten gegenüber anderen Kindern und Tieren.

Jugendalter und frühes Erwachsenenalter
Mit wachsender körperlicher Kraft und durch Waffeneinsatz wird aggressives Verhalten massiver, bis hin zu schweren Verletzungen und Todesfällen; Gleichaltrige führen kollektive Gewalttaten durch. Ein kleiner Teil der Jugendlichen wird auch gegenüber den eigenen Eltern und Lehrern aggressiv.

Jungen neigen mehr zur körperlichen Aggression

Delinquenz im Jugendalter

Aggressionsdiagnostik macht es jedoch erforderlich, vor allem zur Unterscheidung geschlechtsspezifischer Aggressionsformen, zusätzlich zwischen körperlich versus indirekt aggressiv zu unterscheiden (vgl. Petermann & Petermann, 2000b; Tab. 1).

Die Ausdrucksformen aggressiven Verhaltens unterscheiden sich sowohl nach den Intentionen als auch den konkreten Verhaltensmerkmalen sehr deutlich; in der Regel sind ihnen unterschiedliche Risikofaktoren und Entwicklungsverläufe zuzuordnen. Welches aggressive Verhalten auftritt, hängt entscheidend vom Alter und Geschlecht ab. So wählen Jungen eher direkte (körperliche) Formen und Mädchen eher indirekte (relationale) und verbale. Bestimmte Aggressionsformen sind für das Kindesalter typisch (z.B. oppositionelles Trotzverhalten), andere für das Jugendalter (z.B. dissoziales oder delinquentes Verhalten). Insbesondere im Jugendalter ist aggressiv-dissoziales Verhalten häufig mit dem Übertreten gesetzlicher und gesellschaftlicher Normen (z.B. kleine Diebstähle, Drogenmissbrauch) verbunden; solche Abweichungen bleiben bei dem größten Teil der Jugendlichen auf einen Zeitraum von wenigen Jahren begrenzt (vgl. Loeber et al., 1999; Moffitt, 1993). Insgesamt ergibt sich also für das Kindes- und Jugendalter ein sehr heterogenes Erscheinungsbild aggressiv-dissozialen Verhaltens (vgl. Rutter, 1997)

geschlechtsspezifische Aggressionsformen

Tabelle 1. Verschiedene Ausdrucksformen aggressiven Verhaltens (erweitert nach Vitiello & Stoff, 1997; vgl. auch Petermann & Petermann, 2000b, S. 11)

Ausdrucksform aggressiven Verhaltens	Erläuterung
feindselig vs. instrumentell	– mit dem Ziel, einer Person direkt Schaden zuzufügen – mit dem Ziel, indirekt etwas Bestimmtes zu erreichen
offen vs. verdeckt	– feindselig und trotzig, eher impulsiv und unkontrolliert (z. B. kämpfen) – versteckt, instrumentell und eher kontrolliert (z. B. stehlen oder Feuer legen)
reaktiv vs. aktiv	– als Reaktion auf eine wahrgenommene Bedrohung oder Provokation – zielgerichtet ausgeführt, um etwas Bestimmtes zu erreichen
körperlich vs. indirekt	– in offener, direkter Konfrontation mit dem Opfer – die sozialen Beziehungen einer Person betreffend und manipulierend
affektiv vs. »räuberisch«	– unkontrolliert, ungeplant und impulsiv – kontrolliert, zielorientiert, geplant und versteckt

Aggressiv-dissoziales Verhalten beginnt in der Kindheit oder im frühen Jugendalter. Kennzeichnend ist ein sich wiederholendes Verhaltensmuster, das die Verletzung grundlegender Rechte anderer sowie wichtiger, altersrelevanter Normen und Regeln umfasst. Nach dem DSM-IV (APA, 1996) muss eine bestimmte Anzahl an Verhaltensweisen vorliegen, um eine Diagnose zu rechtfertigen; darüber hinaus müssen klinisch bedeutsame, psychosoziale Beeinträchtigungen auftreten. Folgende Aspekte sind bei der Diagnose „Störung des Sozialverhaltens" – im Weiteren von uns als aggressiv-dissoziales Verhalten bezeichnet – im Einzelnen zu berücksichtigen:

– Aggressives Verhalten gegenüber Menschen und Tieren;

– Zerstörung von Eigentum;

– Betrug oder Diebstahl;

– schwere Regelverstöße;

– über einen Zeitraum von zwölf Monaten müssen mindestens drei, über die letzten sechs Monate mindestens eines von 15 Symptomen aufgetreten sein;

– in Abhängigkeit von Art und Anzahl sowie Intensität der Verhaltensweisen wird zwischen einem leichten, mittleren und schweren Störungsgrad unterschieden;

– es können, je nach Alter bei Störungsbeginn, zwei Subtypen mit Beginn in der Kindheit und Beginn in der Adoleszenz unterschieden werden, wobei der erste Typus mit einem stabileren Verlauf und weiteren psychischen Störungen einhergeht und häufiger Jungen betrifft.

Subtypen nach Alter bei Störungsbeginn

Den zweiten Typus kennzeichnen zumeist auf das Jugendalter beschränkte, remittierende und weniger aggressive, dissoziale oder delinquente Verhaltensweisen.

Die diagnostischen Kriterien der Störung des Sozialverhaltens nach DSM-IV umfassen eine Vielzahl unterschiedlicher Symptome, die vier Gruppen zugeordnet sind (vgl. Kasten 2). Diese Symptomkriterien unterscheiden sich nur geringfügig von denen der ICD-10.

Kasten 2. Symptomliste für die Störung des Sozialverhaltens nach DSM-IV (312.8; APA, 1996)

DSM-IV:
Störung des
Sozial-
verhaltens

Aggressives Verhalten gegenüber Menschen und Tieren

- bedroht oder schüchtert andere häufig ein,
- beginnt häufig Schlägereien,
- hat schon Waffen benutzt, die anderen schweren körperlichen Schaden zufügen können (z.B. Schlagstöcke, Ziegelsteine, zerbrochene Flaschen, Messer, Gewehre),
- war körperlich grausam zu Menschen,
- quälte Tiere,
- hat in Konfrontation mit dem Opfer gestohlen (z.B. Überfall, Taschendiebstahl, Erpressung, bewaffneter Raubüberfall),
- zwang andere zu sexuellen Handlungen;

Zerstörung von Eigentum

- beging vorsätzliche Brandstiftung mit der Absicht, schweren Schaden zu verursachen,
- zerstörte vorsätzlich fremdes Eigentum (jedoch nicht durch Brandstiftung);

Betrug oder Diebstahl

- brach in fremde Wohnungen, Gebäude oder Autos ein,
- lügt häufig, um sich Güter oder Vorteile zu verschaffen oder um Verpflichtungen zu entgehen (d.h. „legt andere herein"),
- stahl Gegenstände von erheblichem Wert ohne Konfrontation mit dem Opfer (z.B. Ladendiebstahl, jedoch ohne Einbruch, sowie Fälschungen);

Schwere Regelverstöße

- bleibt schon vor dem 13. Lebensjahr trotz elterlicher Verbote häufig über Nacht weg,
- lief mindestens zweimal über Nacht von zu Hause weg, während er noch bei den Eltern oder bei einer anderen Bezugsperson wohnte (oder nur einmal mit Rückkehr erst nach längerer Zeit),
- schwänzt schon vor dem 13. Lebensjahr häufig die Schule.

Die Diagnose „Störung des Sozialverhaltens" ist nach DSM-IV von der weniger schwerwiegenden Störung mit Oppositionellem Trotzverhalten abzugrenzen, bei der zwar vermehrt und wiederkehrend trotzige, ungehorsame und feindselige, jedoch keine ausgeprägten körperlich-aggressiven oder delinquenten Verhaltensweisen gezeigt werden (vgl. Kasten 3).

Kasten 3. Symptomliste für die Störung mit Oppositionellem Trotzverhalten nach DSM-IV (313.81; APA, 1996)

– wird schnell ärgerlich,
– streitet sich häufig mit Erwachsenen,
– widersetzt sich häufig aktiv den Anweisungen oder Regeln von Erwachsenen oder weigert sich, diese zu befolgen,
– verärgert andere häufig absichtlich,
– schiebt häufig die Schuld für eigene Fehler oder eigenes Fehlverhalten auf andere,
– ist häufig empfindlich oder lässt sich von anderen leicht verärgern,
– ist häufig wütend und beleidigt,
– ist häufig boshaft und nachtragend.

DSM-IV: Oppositionelles Trotzverhalten

Nach der ICD-10 wird diese Störungsform als Subgruppe der Störungen des Sozialverhaltens behandelt (s. Kasten 4). Damit wird stärker als beim DSM-IV auf die Übergänge von oppositionellen Verhaltensstörungen zu den massiveren Formen aggressiv-dissozialer Verhaltensstörungen hingewiesen.

Das DSM-IV erlaubt eine Unterteilung der Störung des Sozialverhaltens nach dem Zeitpunkt des Beginns (vor oder nach dem 10. Lebensjahr) und der Intensität (gering, moderat, hoch). Diese Unterteilung nach dem Störungsbeginn resultiert aus empirischen Studien, die zeigen, dass ein früher Beginn andere Komorbiditäten aufweist als ein später Beginn. Bei einem frühen Beginn treten delinquente Handlungen, Substanzmissbrauch, Stehlen, Unterbringen außerhalb des Elternhauses und vermehrte offene Aggressionen auf; ein später Beginn führt zu einer geringeren Zahl von Beeinträchtigungen und einer günstigeren Prognose.

früher Störungsbeginn – massive Folgen

In der ICD-10 werden je nach Symptomatik, Umgebung, betroffenen sozialen Bereichen und einhergehenden zusätzlichen Störungen, sechs Typen der Störungen des Sozialverhaltens unterschieden (vgl. Kasten 4).

ICD-10 6 Typen

Die Störung des Sozialverhaltens mit oppositionellem und aufsässigem Verhalten (F91.3) gilt dabei als die weniger massive Störung; sie kann sowohl in der Familie als auch außerhalb auftreten.

Kasten 4. Typen der Störungen des Sozialverhaltens nach ICD-10 (WHO, 1993)

1. Auf den familiären Rahmen beschränkte Störung des Sozialverhaltens (F91.0)
Aggressiv-dissoziales Verhalten, das völlig auf den häuslichen Rahmen oder die Interaktion mit Familienmitgliedern beschränkt ist und oppositionelles oder trotziges Verhalten übersteigt.
2. Störung des Sozialverhaltens bei fehlenden sozialen Bindungen (F91.1)
Aggressives Verhalten, das oppositionelles oder trotziges Verhalten übersteigt und mit einer andauernden Beeinträchtigung der Beziehungen des Kindes zu anderen Personen einhergeht (insbesondere zur Gruppe der Gleichaltrigen).
3. Störung des Sozialverhaltens bei vorhandenen sozialen Bindungen (F91.2)
Aggressives Verhalten, das oppositionelles oder trotziges Verhalten übersteigt, bzw. ein andauerndes delinquentes Verhalten, aber mit guter sozialer Einbindung in die Altersgruppe.

ICD-10: Verschiedene Typen der Störung

Fortsetzung Kasten 4

4. Störung des Sozialverhaltens mit oppositionellem, aufsässigen Verhalten (F91.3)
Ungehorsames und trotziges Verhalten bei Fehlen schwerer delinquenter oder aggressiver Verhaltensweisen, das typischerweise vor dem neunten Lebensjahr auftritt.
5. Andere bzw. nicht näher bezeichnete Störung des Sozialverhaltens (F91.8/ F91.9)
Störungstyp, bei dem die Kriterien einer Störung des Sozialverhaltens erfüllt werden, eine Zuordnung zu einer Subgruppe aber nicht möglich ist.
6. Kombinierte Störung des Sozialverhaltens und der Emotionen (F92)
Störung des Sozialverhaltens, die in Kombination mit einer emotionalen Störung (z. B. Depression oder Zwangsgedanken) auftritt.

1.1 Differenzialdiagnose

Einige psychische Störungen weisen auf der Phänomenebene Aspekte auf, die fälschlicherweise zu einer Diagnose der Störung des Sozialverhaltens führen können. Differenzialdiagnostische Abgrenzungen werden im Rahmen der Leitlinien (vgl. Kap. 2) ausführlich besprochen. An dieser Stelle werden nur einige wichtige Aspekte kurz beleuchtet. Hierbei handelt es sich um die

- Anpassungsstörungen mit vorwiegender Störung des Sozialverhaltens,
- emotionale Störung mit Geschwisterrivalität und
- dissoziale Persönlichkeitsstörung.

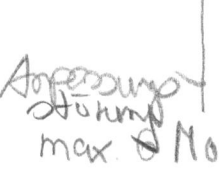

Eine Anpassungsstörung entsteht immer im Zusammenhang mit einer außergewöhnlichen Belastung, zum Beispiel einer einschneidenden Lebensveränderung (Emigration, Flucht), belastenden Lebensereignissen (Krankheit, Tod) oder krisenanfälligen Entwicklungsübergängen (Schuleintritt, Pubertät). Die Anpassungsstörung ist durch ein subjektives Empfinden von Bedrängnis sowie emotionaler Beeinträchtigung charakterisiert, das in verschiedenen Lebensbereichen soziale Funktionen und die Leistungsfähigkeit einschränkt. Die Symptome können aus depressivem Verhalten, aus Ängsten und – vor allem bei Jugendlichen – aus einer Störung des Sozialverhaltens bestehen (vgl. Kasten 5).

Symptome müssen 6 Monate vorliegen

Die Symptome bleiben nicht länger als sechs Monate nach Ende der außergewöhnlichen Belastungen bestehen. Das bedeutet, dass diese Diagnose nur innerhalb der sechs Monate gestellt werden darf. Bei der Diagnose „Störung des Sozialverhaltens" hingegen wird gefordert, dass die Symptome minimal sechs Monate ausgeprägt auftreten müssen. Störungen des Sozialverhaltens entwickeln sich gehäuft im Zusammenhang mit psychosozialen Belastungen. Eine Anpassungsstörung darf daher nur dann diagnostiziert werden, wenn die Diagnosekriterien für eine Störung des Sozialverhaltens nicht erfüllt sind.

Ein gewisses Ausmaß an Geschwistereifersucht innerhalb der ersten sechs Monate nach der Geburt eines Geschwisters ist bei der Mehrzahl junger Kinder ein normales Phänomen. Ist jedoch die Intensität dieses eifersüchtigen Verhaltens, das sich im aggressiven Verhalten gegenüber dem jüngeren Geschwister und oppositionellem Verhalten gegenüber den Eltern äußern kann, übermäßig hoch und ist das Verhalten minimal vier Woche ausgeprägt, dann ist die Diagnose „emotionale Störung mit Geschwisterrivalität" gerechtfertigt. Insgesamt ist die Validität dieser Diagnose sehr umstritten. Im DSM IV wurde diese Diagnose nicht aufgenommen, weil die Symptome der Geschwisterrivalität gehäuft mit oppositionellen Verhaltensstörungen einhergehen.

emotionale Störung mit Geschwister-rivalität

Die zur Störung des Sozialverhaltens entscheidende Abgrenzung ist die geforderte Zeitspanne (vier Wochen vs. sechs Monate), das Ziel von Wutausbrüchen und oppositionellem Verhalten (jüngeres Geschwister und Eltern) sowie weitere Phänomene wie Regression, Verstimmungen

Kasten 5. Wichtige differenzialdiagnostisch abzuklärende Störungen nach ICD-10 (WHO, 1993)

F43.24 Anpassungsstörungen mit vorwiegender Störung des Sozialverhaltens

Diese Störung bezieht sich vor allem auf das Sozialverhalten; zum Beispiel kann sich eine Trauerreaktion im Jugendalter im aggressiven oder dissozialen Verhalten zeigen.

F93.3 Emotionale Störung mit Geschwisterrivalität

- Auffällige, intensive negative Gefühle gegenüber einem unmittelbar jüngeren Geschwister;
- emotionale Störung mit Regression, Wutausbrüchen, Verstimmung, Schlafstörung, oppositionellem oder Aufmerksamkeit suchendem Verhalten gegenüber einem oder beiden Elternteilen (zwei oder mehr dieser Merkmale müssen vorliegen);
- Beginn innerhalb von sechs Monaten nach der Geburt eines unmittelbar jüngeren Geschwister;
- Dauer mindestens vier Wochen.

Differenzial-diagnostik nach ICD-10

F60.2 Dissoziale Persönlichkeitsstörung

- Dickfelliges Unbeteiligtsein gegenüber den Gefühlen anderer und Mangel an Empathie;
- deutliche und andauernde verantwortungslose Haltung und Missachtung sozialer Normen, Regeln und Verpflichtungen;
- Unfähigkeit zur Aufrechterhaltung dauerhafter Beziehungen, obwohl keine Schwierigkeit besteht, sie einzugehen;
- sehr geringe Frustrationstoleranz und niedrige Schwelle für aggressives Verhalten einschließlich gewalttätiges Verhalten;
- fehlendes Schuldbewusstsein oder Unfähigkeit, aus negativer Erfahrung insbesondere Bestrafung, zu lernen;
- deutliche Neigung, andere zu beschuldigen oder vordergründige Rationalisierungen anzubieten für das Verhalten, durch welches die Betreffenden in einem Konflikt mit der Gesellschaft geraten sind;
- andauernde Reizbarkeit.

und Schlafstörungen, die für eine Störung des Sozialverhaltens untypisch sind (vgl. Kasten 5).

Störung des Sozialverhaltens vs. antisoziale Persönlichkeitsstörung

Sowohl bei der Störung des Sozialverhaltens als auch bei der dissozialen Persönlichkeitsstörung handelt es sich im Kern um ein anhaltendes Verhaltensmuster, das die Grundrechte anderer Personen sowie die üblichen und altersangemessenen sozialen Normen verletzt (vgl. Kasten 2 und 5). Eine differenzialdiagnostische Abgrenzung zwischen beiden Störungen ist inhaltlich nicht möglich, wenn man einmal von einem altersspezifischen Ausdruck aggressiv-dissozialen Verhaltens absieht; die differenzialdiagnostische Unterscheidung erfolgt über das Alter. Das bedeutet nach DSM-IV, dass diese Persönlichkeitsstörung, dort als antisoziale Persönlichkeitsstörung (301.7) bezeichnet, erst ab dem 18. Lebensjahr diagnostiziert werden darf. Jedoch muss eine Störung des Sozialverhaltens vor dem 15. Lebensjahr erkennbar gewesen sein. Damit handelt es sich im entwicklungspsychopathologischem Sinne um ein und dieselbe Störung, lediglich durch altersspezifische Verhaltensprägungen charakterisiert. In der ICD-10 wurde kein Hinweis auf eine altersbegrenzte Diagnose der dissozialen Persönlichkeitsstörung (also ab dem 18. Lebensjahr) gegeben und eine Verhaltensstörung in der Kindheit oder im Jugendalter sind für eine Diagnose nicht erforderlich.

1.2 Epidemiologie und Verlauf

Prävalenz: 8%

Von einer Störung des Sozialverhaltens sind über einem Erfassungszeitraum von bis zu einem Jahr bis zu 8% der Kinder und Jugendlichen aus der Allgemeinbevölkerung betroffen, wobei die Zahl bei Jungen zwischen 6 bis 16% und bei Mädchen zwischen 2 bis 9% variiert (APA, 1996). Etwa ebenso häufig tritt eine Störung mit Oppositionellem Trotzverhalten auf. Döpfner (1993) konnte in einer Studie bei Vorschulkindern belegen, dass oppositionelles Verhalten stark vom sozialen Kontext abhängt: So kommen bei 5,6% aller Kinder in der Familie Wutausbrüche vor, im Kindergarten wird das gleiche Verhalten nur bei 0,4% festgestellt.

Oppositionelles Trotzverhalten = Vorläuferstörung

Tritt eine Störung des Sozialverhaltens bereits im Kindesalter auf, so lag in der Regel vorher eine Störung mit Oppositionellem Trotzverhalten vor; in diesem Fall wäre die Störung mit Oppositionellem Trotzverhalten eine mildere Vorläuferstörung (vgl. Lahey & Loeber, 1997).

In der deutschen bundesweit repräsentativen Studie zur Häufigkeit psychischer Störungen im Kindes- und Jugendalter (PAK-KID) werden ausgeprägt aggressive Verhaltensweisen nach dem Urteil der Eltern bei 3% aller Mädchen und 6% aller Jungen im Alter von vier bis 18 Jahren festgestellt. Im Selbsturteil Jugendlicher liegen die Raten ausgeprägt aggressiver Verhaltensweisen höher (6% Mädchen, 7% Jungen). Ausgeprägte Formen dissozialen Verhaltens liegen nach dem Elternurteil bei 1,5% der Mädchen und 3% der Jungen im Alter von 11 bis 18 Jahren; im Selbsturteil liegen die Raten höher, bei 3% bzw. 5% (Plück et al., 1997). Im Altersbereich von vier bis 18 Jahren werden Jungen in allen Altersstufen im Vergleich zu Mädchen von den Eltern als deutlich aggressiver und dissozialer eingeschätzt. Ältere Kinder und Jugendliche sind nach Einschätzung der Eltern weniger aggressiv als jüngere Kinder, wobei dissoziale Symptome mit dem Alter deutlich zunehmen. Im Selbsturteil von Jugendlichen sind ab dem Alter von elf Jahren allerdings weder eindeutige Alters- noch Geschlechtseffekte nachweisbar (Döpfner et al., 1997). Deutsche Eltern beurteilen ihre Kinder etwas weniger aggressiv auffällig als Eltern in den Niederlanden und in den USA; beim dissozialen Verhalten sind keine Unterschiede erkennbar. Bei einem Vergleich der Elterneinschätzung in zwölf verschiedenen Nationen und Kulturen werden nur 5% der Varianz bei der Beurteilung aggressiver Symptomatik durch die nationalen Differenzen erklärt, wobei die deutsche Stichprobe zusammen mit der schwedischen Stichprobe am deutlichsten unter dem Gesamtmittelwert liegt (Crijnen et al., 1999). Die deutsche wie auch internationale Studien belegen, dass im Jugendalter die Prävalenz der Delinquenz zunimmt; so weist Farrington (1995) darauf hin, dass 60 bis 80% der Jugendlichen wenigstens einmal in ihrem Leben delinquentes Verhalten zeigen; am häufigsten treten Sachbeschädigungen und Eigentumsdelikte auf, gefolgt von Körperverletzung. Ebenso tritt Schwarzfahren in öffentlichen Verkehrsmitteln und das Fahren ohne Führerschein gehäuft auf. Nach Moffitt (1993) verhalten sich Jugendliche temporär delinquent, da es für sie in einem bestimmten Altersabschnitt besonders verstärkend ist (z.B. größere Freiräume, Anerkennung durch ältere Peers). Sie geben allerdings dieses Verhalten wieder auf, wenn ihnen konformes Verhalten lohnenswerter erscheint. Das aggressiv-dissoziale Verhalten verliert nämlich für diese Jugendlichen wieder seinen Wert, da sich vermehrt andere Bekräftigungsmöglichkeiten ergeben (z.B. Berufs- und Schulabschluss, feste Partnerbeziehungen, regelmäßiges Einkommen) und die ehemals positiv erlebten Konsequenzen jetzt zu einem Statusverlust beitragen.

Generell ist ein kontinuierlicher Anstieg in der Auftretensrate dissozialer Auffälligkeiten vom Kindes- bis zum Jugendalter und ein deutlicher Rückgang nach dem Heranwachsendenalter (ab dem 21. Lebensjahr) zu verzeichnen. Die Symptomatik erweist sich darüber hinaus als geschlechtsabhängig: Während Jungen häufiger eher direkte, ernstere aggressive sowie delinquente Verhaltensweisen aufweisen, wählen Mädchen eher indirekte Formen (z.B. soziale Manipulation, verbale Attacken).

Aggressiv-dissoziales Verhalten ist im Verlauf sehr stabil und geht mit vielfältigen psychosozialen Beeinträchtigungen einher. Der Entwicklungsverlauf aggressiv-dissozialen Verhaltens vom frühen Kindes- bis zum Erwachsenenalter lässt sich wie folgt beschreiben: Je nach Alter

Marginalien:

kaum kulturelle Unterschiede

im Jugendalter nimmt Delinquenz zu

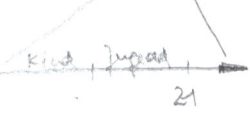

vielfältige psychosoziale Beeinträchtigungen

hohe
Stabilität

des Kindes werden unterschiedliche Verhaltensweisen gezeigt, die sich in ihrem Ausmaß über den weiteren Entwicklungsverlauf von zunächst oppositionellen zu offen aggressiven bis hin zu delinquenten und gewalttätigen Verhaltensweisen steigern (Loeber & Stouthamer-Loeber, 1998). Die Stabilität aggressiv-dissozialen Verhaltens wird somit insbesondere durch einen frühen Störungsbeginn, eine hohe Frequenz und Intensität des Verhaltens, eine große Vielfalt unterschiedlicher Verhaltensweisen und eine Vielzahl betroffener Bereiche, in denen das Verhalten gezeigt wird, begünstigt.

Die Stabilität aggressiv-dissozialen Verhaltens hängt zumindest von vier Faktoren ab; so sind solche Verhaltensweisen besonders stabil, wenn sie

- früh in der Kindheit beginnen,
- sehr häufig auftreten,
- viele Verhaltensbereiche betreffen und zudem
- auf viele Lebensbereiche (Freundeskreis, Familie, Schule) bezogen auftreten (= Generalisierung).

Entwicklungs-
prognose:
je früher
desto
stabileres
Verhalten

Hierbei handelt es sich nicht um voneinander unabhängige Faktoren, die nachhaltig die Prognose für aggressives Verhalten beeinflussen. So generalisiert ein Problemverhalten dann besonders stark, wenn es besonders früh auftritt. Tabelle 2 gibt in Anlehnung an Robins (1991) eine Übersicht, wann und unter welchen Bedingungen aus einer Störung des Sozialverhaltens im Kindes- und Jugendalter eine antisoziale Persönlichkeitsstörung im Erwachsenenalter am wahrscheinlichsten ist. In der Regel gilt für die Entwicklungsprognose aggressiv-dissozialen Verhaltens: Je früher eine Störung beginnt und je länger sie besteht,

Übergänge
zur anti-
sozialen
Persönlich-
keitsstörung

Tabelle 2. Risiko für die Entwicklung einer antisozialen Persönlichkeitsstörung in Abhängigkeit von der Diagnose „Störung des Sozialverhaltens" (nach Robins, 1991)

Risiko für die Entwicklung einer antisozialen Persönlichkeitsstörung		
Schwere der Diagnose „Störung des Sozial-verhaltens" (Anzahl der Symptome)	Alter bei Beginn der Störung (in Jahren)	Häufigkeit der Diagnose „Antisoziale Persönlich-keitsstörung im Erwachsenenalter"
gering (eins bis zwei)	vor dem 6. Lebensjahr	3,2%
	zwischen 6 und 12 Jahren	1,9%
	älter als 12 Jahre	0,9%
mittel (drei bis vier)	vor dem 6. Lebensjahr	24%
	zwischen 6 und 12 Jahren	16%
	älter als 12 Jahre	10%
hoch (acht oder mehr)	vor dem 6. Lebensjahr	71%
	zwischen 6 und 12 Jahren	53%
	älter als 12 Jahre	48%

desto ungünstiger ist der Entwicklungsverlauf des Kindes oder Jugendlichen; das bedeutet, das Störungsbild differenziert sich aus, die Störung ist schwerer therapeutisch zu beeinflussen und weitere Störungen
(z. B. Substanzmissbrauch) treten hinzu (vgl. Robins, 1991).

Geschlechtsspezifische Entwicklungsverläufe. Aggressiv-dissoziales
Verhalten tritt bei Jungen viermal häufiger auf als bei Mädchen, wobei
die Prävalenzen bei Mädchen in den letzten zehn Jahren scheinbar an-
gestiegen sind (vgl. Silverthorn & Frick, 1999); hierbei kann man nicht
ausschließen, dass in den 90er Jahren hierfür die Sensibilität zugenom-
men hat. Die genannten Prävalenzraten basieren hauptsächlich auf Informationen der Eltern, die entweder per Fragebogen oder per Interview erhoben wurden. Beurteilen Jugendliche selbst ihr aggressives oder
dissoziales Verhalten, dann sind deutlich geringere Unterschiede zwischen Jungen und Mädchen nachweisbar (Döpfner et al., 1997). Vor
allem nimmt während der Adoleszenz das aggressive Verhalten bei Mädchen – im Gegensatz zu männlichen Jugendlichen – sprunghaft zu. Diese Mädchen kommen häufig aus nicht-intakten Familien, viele von ihnen sind massiver körperlicher Gewalt ausgesetzt. Dabei lässt sich bei
Familien mit dissozialen Mädchen ein stärkeres Ausmaß an Konflikten
und Feindseligkeit zwischen Mutter und Tochter feststellen als in Familien mit dissozialen männlichen Jugendlichen (vgl. zusammenfassend
Silverthorn & Frick, 1999). Aggressive Mädchen weisen bis ins Erwachsenenalter eine besonders negative Entwicklungsprognose auf, die sich
durch die Merkmale in Kasten 6 kennzeichnen lassen. Im Unterschied

**Mädchen-
Aggression
steigt an**

**Mädchen
kommen aus
nicht-
intakten
Familien**

Kasten 6. Merkmale des Entwicklungsverlaufs aggressiver Mädchen (nach Silverthorn
& Frick, 1999) und aggressiver Jungen (vgl. Loeber et al., 1998)

**geschlechts-
spezifische
Verläufe**

A. Merkmale aggressiver Mädchen

– Gefängnisaufenthalte;
– psychische Erkrankungen; z. B. haben 22% aller Mädchen mit einer Störung des
 Sozialverhaltens schon einmal einen Suizidversuch begangen;
– Alkohol- und Drogenabhängigkeit;
– 41% aller Mädchen mit einer Störung des Sozialverhaltens weisen Schulschwierigkeiten auf;
– 60% werden vor dem 18. Lebensjahr schwanger;
– gehäuftes Auftreten kritischer Lebensereignisse (z. B. Arbeitsplatzverlust; Abbruch
 einer engen Freundschaft oder intimen Beziehung; häufiger Wohnortwechsel).

B. Merkmale aggressiver Jungen

– *Früh auftretende, stabile Aggression.* Sie tritt bereits sehr früh in der Kindheit auf bis
 ins Erwachsenenalter; die Schwere und Ernsthaftigkeit steigern sich im Zeitverlauf.
 Der Störungsbeginn liegt im Kindergartenalter, manche Kinder weisen auch eine
 hyperkinetische Störung auf. Eine Entwicklung von oppositionellem Verhalten zur
 Aggression ist häufig zu beobachten.
– *Zeitlich begrenztes Auftreten der Aggression.* Dieses Verhalten verliert sich während
 der Grundschulzeit oder tritt nur eine kurze Zeit während des Jugendalters auf.
– *Später Entwicklungsbeginn der Aggression.* Aggressiv-dissoziales Verhalten tritt
 erst zu Beginn des Erwachsenenalters auf.

zu aggressiven Jungen und männlichen Jugendlichen (vgl. Kasten 6)
tritt bei Mädchen ein relativ homogener Entwicklungsweg aggressiven
Verhaltens auf.

Nach Silverthorn und Frick (1999) entwickeln Mädchen massiv aggressives Verhalten erst im Jugendalter. In dem weiteren Verlauf entsprechen diese spät auftretenden Mädchen-Aggressionen dem Entwicklungsweg „früh auftretende, stabile Aggression" der Jungen aus Kasten 6.
Vor diesem Hintergrund ist das Entwicklungsmodell von Moffitt (1993)
nur für Jungen gültig, obwohl die prädisponierenden Faktoren aggressiven Verhaltens (z.B. ungünstige familiäre Umwelt, kognitive und/oder
neurologische Defizite) auch bei Mädchen bereits in der Kindheit vorliegen. Offensichtlich wird bei Mädchen die Störung – mit vergleichbar

bei Mädchen negativer Prognose – erst später manifest. Silverthorn und Frick (1999)
werden vermuten aus diesem Grund, dass geschlechtsspezifische Mechanismen
Störungen während des Übergangs zur mittleren Kindheit und während der Puber-
erst später tät für Mädchen vorliegen müssen, die den Anstieg aggressiven Verhal-
manifest tens bei Mädchen erklären könnten. Vermutlich verfügen Mädchen während der Grundschulzeit über mehr Schutzfaktoren, die aggressives
Verhalten in diesem Entwicklungsabschnitt verhindern. So reagieren
Mädchen während der Kindheit auf belastende Ereignisse wie Scheidung oder familiäre Disharmonie weniger ungünstig als Jungen (Eme &
Kavanaugh, 1995).

1.3 Komorbide Störungen

Aggressives Verhalten geht oftmals mit einer Reihe weiterer psychischer
Störungen einher (vgl. Scheithauer & Petermann, 2002), wie der Auf-
merksamkeitsdefizit-/Hyperaktivitätsstörung (ICD-10 : F90), Störungen
durch Substanzkonsum (ICD-10 : F10 bis F19), Störungen der Impulskontrolle (ICD-10 : F63), aber auch depressivem Verhalten (vgl. dysthyme Störung; ICD-10 : F34.1). Liegt eine psychische Mehrfachbelas-
tung vor, so sind schwerwiegendere und weitreichendere psychosoziale
Belastungen (z.B. Ablehnung durch Gleichaltrige, Defizite in der Im-

hyper- pulskontrolle oder sozial-kognitive Defizite) festzustellen. Hyperkineti-
kinetische sche Störungen im frühen Kindesalter sind oft mit dem frühen Beginn
Störung tritt einer Störung des Sozialverhaltens assoziiert (Döpfner, 2002); der frühe
komorbid Störungsbeginn einer Störung des Sozialverhaltens ist wiederum mit
auf dem frühen und anhaltenden Auftreten krimineller Delikte und dissozialer Verhaltensweisen verknüpft (Moffitt, 1993; zusammenfassend
Scheithauer & Petermann, 2002).

Die Höhe der festgestellten Komorbidität variiert stark in Abhängigkeit
der zugrunde gelegten Klassifikationssysteme und Erhebungsverfahren.
Häufig weisen Kinder mit Aufmerksamkeitsdefizit- und Hyperaktivitätsstörungen auch aggressiv-dissoziales Verhalten auf, wobei sich Aufmerk-

samkeitsdefizit-/Hyperaktivitätsstörungen zeitlich vor dem aggressiven Verhalten manifestieren; bei jüngeren Kindern treten beide Störungen in bis zu 50% der Fälle komorbid auf (vgl. Loeber & Keenan, 1994). Bei 84 bis 96% der Betroffenen tritt die Störung des Sozialverhaltens komorbid mit oppositionellem Verhalten auf (vgl. Kadzin, 1997), was nach Achenbach (1993) dafür spricht, dass es sich nicht um zwei eigenständige Störungen handelt (vgl. jedoch die gegenteilige Position von Loeber et al., 2000). Es ist vielfach empirisch belegt, dass oppositionelles Verhalten im Vorschulalter erstmals auftritt und die Störung des Sozialverhaltens besonders gehäuft im Jugendalter beobachtet werden kann (vgl. Lahey & Loeber, 1994; 1997). Die Entwicklungspsychopathologie kommt zu folgenden Ergebnissen: Es ist eindeutig, dass nicht alle Kinder mit oppositionellem Verhalten eine Störung des Sozialverhaltens entwickeln. Ebenso kann aggressiv-dissoziales Verhalten erst im Jugendalter beginnen.

Störung des Sozialverhaltens tritt häufig erst im Jugendalter auf

Im deutschen Sprachraum wurde anhand der Kurpfalzerhebung aus einer Stichprobe von 399 Achtjährigen die Entwicklung dissozialen Verhaltens untersucht (vgl. Schmidt et al., 1999). 321 Personen wurden im Alter von 13, 18 und 25 Jahren nachuntersucht. Die Studie zeigte auch einige komorbide Störungen auf: Hierzu zählten insbesondere frühe hyperkinetische und aggressiv-dissoziale Störungen (mit 8 und 13 Jahren) sowie umschriebene Entwicklungsstörungen (mit 13 Jahren); diese Aspekte machen die Stabilität des delinquenten Verhaltens aus. Aus dieser Konstellation komorbider Störungen resultiert eine ungünstige Kriminalitätsprognose bei jugendlichen Delinquenten.

In einer aktuellen Übersicht geben Loeber et al. (2000) Hinweise darauf, in welcher Form
– eine Aufmerksamkeits-/Hyperaktivitätsstörung,
– oppositionelles Verhalten,
– aggressiv-dissoziales Verhalten,
– Depression,
– Substanzmissbrauch und die
– antisoziale Persönlichkeitsstörung (im jungen Erwachsenenalter)
im Zusammenhang stehen (vgl. Abb. 1).

Die Darstellung der komorbiden Konstellationen im zeitlichen Verlauf (vgl. Abb. 1) weisen der Aufmerksamkeits-/Hyperaktivitätsstörung eine zentrale Bedeutung im Kontext der Entwicklung aggressiv-dissozialen Verhaltens zu; Der indirekte Entwicklungsweg von der Aufmerksamkeits-/Hyperaktivitätsstörung über das oppositionelle Verhalten hin zum aggressiv-dissozialem Verhalten ist dabei besonders häufig. Die Komorbidität von aggressiv-dissozialem Verhalten und Depression nimmt im Jugendalter eine besondere Stellung ein (s.u.). Im Übergang zum jungen Erwachsenenalter stehen Depression und Substanzmissbrauch in

Depression und Substanzmissbrauch beachten

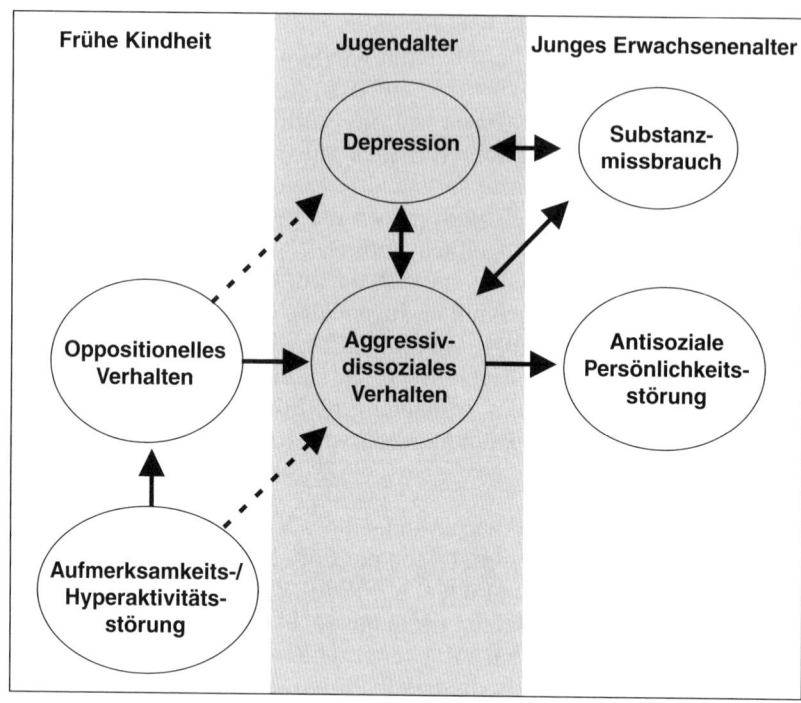

Abbildung 1. Komorbiditäten und Entwicklungswege aggressiv-dissozialen Verhaltens (vereinfacht nach Loeber et al., 2000, S. 1480)

Wechselwirkung; ebenso sind Entwicklungswege vom aggressiv-dissozialen Verhalten zum Substanzmissbrauch und zur antisozialen Persönlichkeitsstörung möglich.

Abbildung 1 verdeutlicht komorbide Störungen durch durchgezogene Pfeile oder Wechselwirkungen. Störungen, die seltener (ca. in 20% der Fälle) auftreten, sind durch unterbrochen gezeichnete Pfeile symbolisiert.

20% der Kinder werden depressiv

Nach einer Zusammenstellung von Kusch und Petermann (1997) entwickeln zirka 20% der Kinder mit aggressiv-dissozialem Verhalten im Jugendalter eine Depression. Diese Übergänge konnte Capaldi (1992) in einer Längsschnittstudie empirisch belegen; aus diesen Befunden resultiert ein vorläufiges Entwicklungsmodell, das Essau und Petermann (2002) graphisch illustrieren (vgl. Abb. 2).

psychosoziale Folgen beachten

Bei Kindern, die sowohl eine aggressiv-dissoziale als auch eine Aufmerksamkeitsstörung aufweisen, treten auch stärkere psychosoziale Beeinträchtigungen (z.B. Zurückweisung durch Gleichaltrige, schulische Probleme; s. a. Döpfner, 2002) auf. Ebenso kann man bei einem komorbiden Auftreten aggressiv-dissozialer und depressiver Störungen von schwerwiegenderen psychosozialen Folgen, größeren Schulschwierigkeiten, einer höheren Suizidgefahr und einem erhöhten Risiko für weitere Störungen ausgehen (vgl. Renouf et al., 1997).

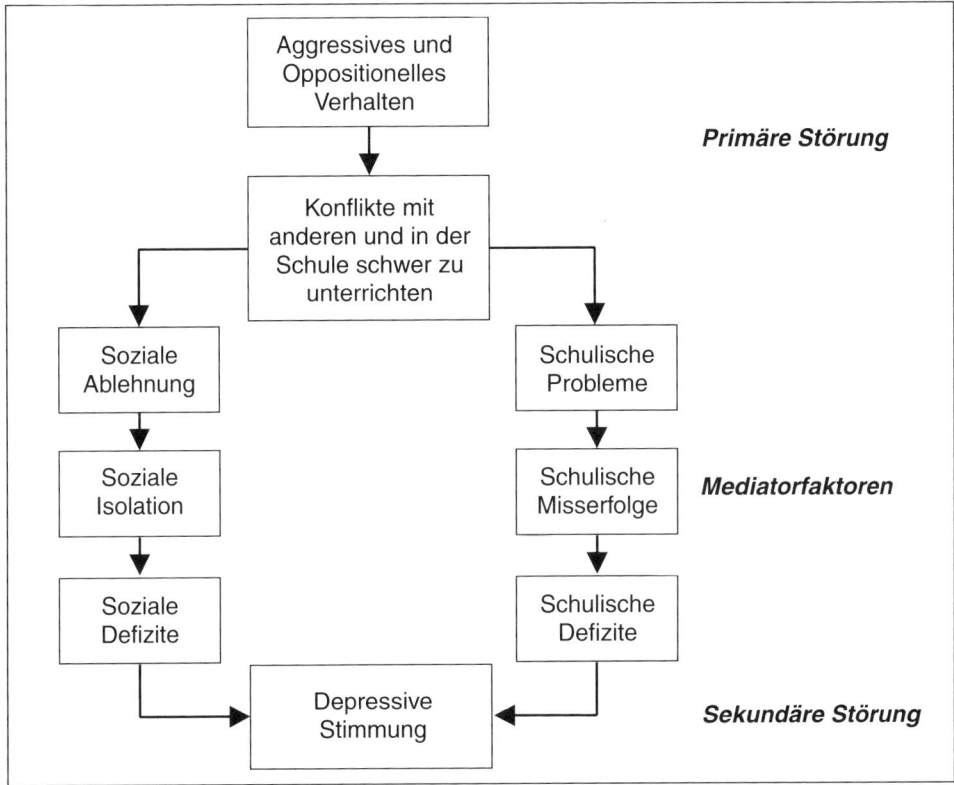

Abbildung 2. Möglicher Entwicklungsverlauf vom aggressiven Verhalten zur depressiven Stimmung (nach Essau & Petermann, 2002, S. 307)

1.4 Pathogenese

Im Weiteren sollen Befunde zur Pathogenese – unterteilt nach biologischen, psychischen und sozialen Einflüssen – ausgeführt werden. Es wurden hierbei vor allem Ergebnisse ausgewählt, die Anhaltspunkte über die Entwicklung aggressiven Verhaltens in den ersten Lebensjahren liefern. Tabelle 3 gibt eine Übersicht, die den weiteren Ausführungen vorausgestellt werden sollen.

Tabelle 3. Biopsychosoziale Einflussfaktoren im Rahmen der Aggressionsentwicklung (nach Coie & Dodge, 1998; Maughan & Rutter, 1998; Petermann & Hermann, 1999; Schmeck & Poustka, 2000)

Biologische Einflüsse

Biologische Merkmale
– männliches Geschlecht
– neurologisch mitbedingte Erregbarkeit, Irritabilität und Reagibilität
– niedrige Cortisolwerte
– niedriges Aktivitätsniveau (z. B. niedrige Herzfrequenzrate)
– reduzierte Serotoninaktivität

Einfluss-faktoren der ersten Lebensjahre

Fortsetzung Tabelle 3

Körperliche Faktoren, die die Entwicklung des Kindes beeinflussen
– Belastungen in der Schwangerschaft (z.B. Infektionen, intrauterine Mangel-
  ernährung, Unfälle, Schockerlebnisse)
– Einnahme von Alkohol, Drogen, Nikotin und Medikamente während der Schwangerschaft
– Geburtskomplikationen
– niedriges Geburtsgewicht

Psychische Einflüsse

Psychische Merkmale

schwieriges Tempera- ment als Früh- indikator

– schwieriges Temperament des Kleinkindes
– niedrige Intelligenz
– unzureichende Impulskontrolle und Emotionsregulation
– überzogene Selbsteinschätzung
– verzerrte sozial-kognitive Informationsverarbeitung
– unzureichendes Einfühlungsvermögen

Soziale Einflüsse

(Psycho-)Soziale Merkmale

– unsichere Bindung (im Kleinkindalter)
– erpresserisch-eskalierende Bindung (im Vorschulalter)
– mangelnde Aufsicht durch die Eltern
– unzureichende Erziehungskompetenz der Eltern

auffällige Eltern-Kind- Interaktion

– negative Erziehungspraktiken (vor allem strafendes und misshandelndes
  Disziplinierungsverhalten)
– unzureichende emotionale Unterstützung und Akzeptanz gegenüber dem Kind
– erpresserische Eltern-Kind-Interaktion
– Charakteristiken der Eltern (z.B. mangelnde gegenseitige soziale Unterstützung,
  Ehekonflikte, Depression der Mutter, kriminelles Verhalten, Alkoholismus)
– familiäre Stressbelastetheit (z.B. alleinerziehendes Elternteil, beengte Wohn-
  verhältnisse, geringes Familieneinkommen)

frühe negative Erfahrungen

– erfahrene körperliche Misshandlung (z.B. durch die Eltern)
– soziale Ablehnung durch Gleichaltrige
– negative Einflüsse Gleichaltriger (gekoppelt mit Substanzmissbrauch)

1.4.1 Biologische Einflüsse

Geschlechtsunterschiede. Loeber und Hay (1997) gehen davon aus, dass
im Säuglings- und Kleinkindalter noch keine Geschlechtsunterschiede
bei möglichen Vorläufern aggressiven Verhaltens bestehen. Allerdings
scheint es schon im Säuglingsalter Unterschiede im emotionalen Ausdruck zwischen männlichen und weiblichen Säuglingen zu geben: Jun-

Jungen zeigen mehr negative Affekte

gen sind emotional labiler, zeigen häufiger negative Affekte, regulieren
also schlechter; weibliche Säuglinge zeigen eher positive Emotionen
und regulieren somit ihre Gefühle und Stimmungen besser (Weinberg &
Tronick, 1997). Davis und Emory (1995) untersuchten neun bis zwölf
Monate alte Säuglinge auf Geschlechtsunterschiede hinsichtlich ihrer
Irritierbarkeit (Reaktion nach leichten Stresssituationen). Bei männli-

chen Säuglingen konnten nach leichten Stresssituationen eine signifikante Erhöhung des Speichelcortisols gefunden werden, bei weiblichen Säuglingen jedoch nicht. Allerdings konnten keine Unterschiede im beobachtbaren Verhalten zwischen den männlichen und weiblichen Säuglingen festgestellt werden.

erhöhter Speichelcortisol bei männlichen Säuglingen

In Verhaltenseinschätzungen erhalten Jungen schon im Kleinkindalter negativere Beurteilungen von ihren Eltern als Mädchen, auch wenn sich diese Unterschiede in Verhaltensbeobachtungen nicht bestätigen ließen. Beobachtungsstudien im Kleinkindalter erbrachten keine Unterschiede im Verhalten zwischen Jungen und Mädchen oder sogar solche Unterschiede, dass in Kleinkindergruppen mit einem höheren Mädchenanteil mehr Aggressionen auftraten als in Kleinkindergruppen, in denen vorwiegend Jungen waren (Vespo et al., 1995). Eventuell ist das negativere Rating der Eltern bei männlichen Säuglingen und Kleinkindern auf eine unterschiedliche Einstellung und Wahrnehmung der Eltern gegenüber Jungen und Mädchen zurückzuführen. Die Befundlage zu Geschlechtsunterschieden bei potentiellen Vorläufern externalisierender Verhaltensprobleme ist, zumindest für das Säuglings- und Kleinkindalter, widersprüchlich und unzureichend. Im Vorschulalter verfügen nach Zahn-Waxler et al. (1996) Mädchen über eine bessere Emotionsregulation, worin ein Faktor liegen kann, dass Mädchen dieser Altersgruppe deutlich weniger aggressives Verhalten aufweisen als Jungen.

Mädchen regulieren Emotionen besser

Sehr deutlich werden die Unterschiede aggressiven Verhaltens zwischen Mädchen und Jungen erst im Vorschul- und Schulalter, in einem Alter also, in dem schon erhebliche familiäre Prägungen beziehungsweise solche der sozialen Umwelt stattgefunden haben. Sowohl die deutsche Studie zur Häufigkeit psychischer Störungen bei Kindern und Jugendlichen (Döpfner et al., 1997) als auch internationale Metaanalysen belegen durchgängig qualitative und quantitative Geschlechtsunterschiede im aggressiven Verhalten (Knight et al., 1996), wobei kein einheitliches Bild darüber existiert, welche Anteile biologische und psychosoziale Ursachen besitzen.

Prä- und perinatale Risiken. Brennan und Raine (1997) sowie Moffitt und Lynam (1994) vermuten neuropsychologische Funktionsstörungen des kindlichen Nervensystems durch Schwangerschafts- und Geburtskomplikationen. Es können Störungen in der Ontogenese des kindlichen Gehirns auftreten, die zu anatomisch nachweisbaren Schäden im Frontalhirnbereich führen. Ebenso kann die Qualität der neuronalen Entwicklung (Geschwindigkeit, Verknüpfung, Erregbarkeit, Reagibilität etc.) verändert sein und hinsichtlich komplexer Zellverbände gestört verlaufen (vgl. Greenough & Black, 1992). Es ist möglich, dass solche Faktoren mit verändertem Lernverhalten des Kindes einhergehen und so auch den Erwerb von adaptivem oder abweichendem Sozialverhalten beeinflussen.

neuropsychologische Funktionsstörungen

Eine Reihe von Schädigungen sind abhängig vom Verhalten der Mutter während der Schwangerschaft, zum Beispiel vom Konsum von Alkohol, Nikotin oder Drogen. Weitzman und Mitarbeiter (1992) konnten schädigende Effekte von Nikotin auf die Feten nachweisen. Rauchen könnte über erhöhte CO-Werte Einfluss auf hippocampale Regionen nehmen und so wiederum das Lernverhalten und die Entwicklung von Verhaltensstörungen beeinflussen. Einen umfassenden Überblick zu diesem Thema legten Scheithauer et al. (2000, S. 69) vor. Nach dieser Übersicht steht das Rauchen der Mutter während der Schwangerschaft spezifisch mit Störungen des Sozialverhaltens im Kindes- sowie Alkohol-, Drogenmissbrauch und -abhängigkeit im Jugend- und Erwachsenenalter in Beziehung. Bislang kann man nur darüber spekulieren, wie eine solche Verknüpfung zustande kommt (vgl. Fergusson, 1999): Über eine fetale Hypoxie, Veränderungen in der Serotoninresorption, Veränderungen im dopaminergen System, Veränderungen in der DNS- /RNS-Synthese im Gehirn oder über genetisch determinierte Prozesse. Prinzipiell sind jedoch auch indirekte Verknüpfungen denkbar: Brook und Brook (1996) vermuten, dass ein Zusammenhang zwischen dem Rauchen der Mutter während der Schwangerschaft und Verhaltensproblemen des Kindes über die psychosoziale Situation der Mutter vorliegen kann. So können etwa negative Ereignisse oder vermehrte psychosoziale Belastungen das mütterliche Rauchen verstärken; in diesem Fall wäre die mütterliche Belastungssituation der Grund für die Verhaltensprobleme des Kindes.

Einige Zusammenhänge zwischen dem Rauchen der Mutter und Verhaltensstörungen sind jedoch bekannt. Die Studien beziehen sich auf die hyperkinetische Störung, die wiederum in enger Beziehung zum aggressiven Verhalten steht. So belegte Pomerleau (1995) einen Zusammenhang zwischen der Entstehung der Hyperkinese und dem mütterlichen Rauchen, wobei diese hyperkinetischen Kinder wiederum früh selbst rauchten; Levin et al. (1996) weisen darauf hin, dass Nikotin die Reaktionszeit reduziert und die Aufmerksamkeit steigert.

Autti-Rämo und Granström (1991) ermittelten signifikante Korrelationen zwischen pränatalen Alkoholeinwirkungen und späteren kognitiven Störungen des Kindes. Steinhausen (1995) beschreibt in einer Übersicht die massiven Folgen des Fetalen-Alkohol-Syndroms (FAS), zu denen auch charakteristische Verhaltensauffälligkeiten gehören. In einer Berliner Langzeitstudie (Steinhausen et al., 1995) leiden von 150 Kindern mit FAS 51% im Vorschulalter unter einer hyperkinetischen Störung und 16,3% unter einer Störung des Sozialverhaltens, im späteren Schulalter weisen immer noch 45,1% eine hyperkinetische Störung und 25,5% eine Störung des Sozialverhaltens auf. Auch geringe Ausprägungen des Syndroms, sogenannte fetal alcohol effects (FAE), haben nachweisbar negative Effekte vor allem im Neugeborenenalter. Die Befundlage zu diesen Effekten ist leider bisher zu gering und uneinheitlich.

rauchende
Mütter als
Risiko

pränatale
Alkoholeinwirkungen
als Risiko

Weitere biologische Faktoren. Raine (1997) weist darauf hin, dass sich aggressive Kinder durch ein niedrigeres Aktivitätsniveau (vor allem eine verminderte Herzfrequenzrate) beschreiben lassen. McBurnett und Mitarbeiter (2000) belegen durch eine Studie an aggressiven Jungen, dass ein niedriger Cortisolwert mit einem frühen Auftreten und der Stabilität aggressiven Verhalten verknüpft ist. Schmeck und Poustka (2000) betonen die Rolle des serotonergen Systems und vermuten bei aggressiven Kindern eine reduzierte Serotoninaktivität. Es existieren einzelne Befunde, nach denen eine reduzierte Serotoninaktivität mit einer herabgesetzten Hemmschwelle verknüpft ist, auf aversive Reize aggressiv zu reagieren.

reduzierte Serotoninaktivität senkt Hemmschwelle

1.4.2 Psychische Einflüsse

Schwieriges Temperament. Unter einem schwierigen Temperament versteht Zentner (2000, S. 260) die „individuellen Besonderheiten in emotionalen Aspekten des Verhaltens (unter Ausschluss von Intelligenz und Pathologie), die schon sehr früh in der Entwicklung zu beobachten sind, eine relative hohe zeitliche Stabilität und eine enge Beziehung zu physiologischen Mechanismen aufweisen."

Säuglinge mit einem unregelmäßigen Schlaf-Wach-Rhythmus, die motorisch unruhig und schnell gereizt sind, weisen ein sogenanntes schwieriges Temperament auf (vgl. auch Scheithauer & Petermann, 2002). Im Kleinkindalter lässt sich das schwierige Temperament als Reiz- und Irritierbarkeit definieren (vgl. Shaw et al., 1996). Nach Rothbart und Bates (1998) wirken sich Temperamentsunterschiede auf die

schwieriges Temperament als Reiz- und Irritierbarkeit

– Selbstregulation,
– Aufmerksamkeitslenkung,
– emotionale Reaktivität und
– motorische Aktivität eines Kindes aus.

Im Jugendalter kann man ein schwieriges Temperament durch ein enthemmtes, sensationssuchendes Verhalten kennzeichnen. Solche Temperamentsmerkmale sind über die Zeit weitgehend stabil (vgl. Campbell, 1997).

sensationssuchendes Verhalten als Risiko

Sehr detaillierte Analysen zu Teilaspekten des schwierigen Temperaments im ersten Lebensjahr (z. B. zum Schreiverhalten) liegen von McGlaughlin und Grayson (1999) sowie Wolke (1997) vor. Bei diesen Analysen wird deutlich, dass ein schwieriges Temperament per se noch kein Entwicklungsrisiko darstellt, jedoch ergibt sich daraus eine spezifische Herausforderung an die soziale Umgebung, vor allem an Eltern. Diese Anforderung ist dann besonders groß, wenn das Temperament des Kindes besonders stark von den Erwartungen der Eltern an ihr Kind

abweicht. Zur Bewältigung der Anforderungen ist eine nach lernpsy-
chologischen Prinzipien ausgerichtete Erziehungs- und Interaktions-
kompetenz von den Eltern notwendig, die zum Beispiel Wolke (1997)
beschreibt.

Niedrige Intelligenz. Nach Greenberg et al. (1993) gilt eine ausreichend
hohe Intelligenz als Schutzfaktor im Kontext der Entwicklung einer Störung des Sozialverhaltens. Caspi und Moffitt (1995) diskutieren den
Zusammenhang zwischen aggressivem Verhalten und Defiziten bei *prak-
tischer Intelligenz.* Dieser Intelligenzbereich steht mit Selbstkontroll-
funktionen des Gehirns im Zusammenhang, die sich vor allem auf Auf-
merksamkeitsprozesse, Planung, Selbstmonitoring und Hemmung von

aggressive
Jungen mit
niedrigem IQ

unangemessenem oder impulsivem Verhalten beziehen. Nach Loeber
und Hay (1997) weisen allerdings nur aggressive Jungen ein niedriges
Intelligenzniveau auf.

Unzureichende Impulskontrolle und Emotionsregulation. Aggressive
Kinder fallen durch eine mangelnde Impulskontrolle im Sinne der Hemmung aggressiver, feindseliger Verhaltensweisen auf. Bei aggressiven
Kindern liegt eine gestörte Impulskontrolle vor·(vgl. Loeber & Hay,
1997), wodurch aggressives Verhalten unzureichend gehemmt wird.

angemes-
senes
Sozialver-
halten setzt
Emotions-
kontrolle
voraus

Sozial angemessenes Verhalten entsteht erst dann, wenn sich eine hinreichende Emotionskontrolle ausgebildet hat; vor allem ist es nötig,
Belastungen durch negative Emotionen zu verhindern (vgl. Cicchetti et
al., 1995; Eisenberg et al., 1993). Emotionskontrolle wird zum einen
dadurch möglich, dass der emotionale Ausdruck kontrolliert wird; zum
anderen ist das Sprechen über Emotionen ein wesentlicher Aspekt der
Emotionsregulation (Sinclair & Harris, 1991; Dunn et al., 1991). Nega-

unregulierte
Emotionen
verhindern
Problem-
lösen

tive, unregulierte Emotionen hindern Kinder daran, angemessene Pro-
blemlösestrategien einzusetzen; dadurch wird die Häufigkeit und Ausprägung aggressiven Verhaltens erhöht (Snyder et al., 1997).

Eine Reihe von Autoren sieht eine mangelnde Emotionsregulation und
Impulskontrolle als Risikofaktoren für aggressives Verhalten: Rubin und
Mitarbeiter (1995) beschreiben eine Gruppe von hyperaktiven, unruhi-
gen und leicht frustrierbaren Kindern, die ihre Ärgeremotionen schlecht
regulieren können. Dies kann zu Aggressionen und feindseligem Verhalten gegenüber Gleichaltrigen und langfristig zu gestörtem Sozialverhalten führen. Auch Caspi und Moffitt (1995) sowie Moffitt und Mitarbeiter (1996) konnten mangelnde Impulskontrolle (lack of control) als

mangelnde
Impuls-
kontrolle als
Risiko

Risikofaktor für Störungen des Sozialverhaltens nachweisen. Wooton
und Mitarbeiter (1997) fanden bei sechs- bis 13-jährigen Kindern mit
Verhaltensstörungen signifikant häufiger Kinder, die über eine geringe
Impulskontrolle verfügen und deren emotionaler Stil gefühllos-unemo-
tional (callous-unemotional) war. Diese Kinder zeigten wenig Empathie und scheinen andere gefühllos zu benutzen. Raine (1996) sowie
King (1996) versuchen, einen solchen emotionalen Stil in Verbindung

mit frühen Stresserfahrungen und daraus resultierenden neuroendokrinen Modulationen der HPA-Achse zu bringen. Es wird also postuliert, dass sich Stress in der frühen Kindheit über biochemische Reaktionen in späteren Verhaltensstilen niederschlagen kann.

Überzogene Selbsteinschätzung. Nach Hughes et al. (1997) neigen aggressive Kinder dazu, ihre eigenen Kompetenzen zu überschätzen; offensichtlich hängt die Höhe der Selbstüberschätzung mit der Ausprägung der Aggression zusammen (vgl. Edens, 1999). Generell tendieren aggressive Kinder dazu, ihre Kompetenzen und ihre soziale Akzeptanz zu überschätzen (verglichen mit den Fremdurteilen durch Eltern, Lehrer und Gleichaltrige; vgl. zusammenfassend Scheithauer & Petermann, 2002).

Verzerrte sozial-kognitive Informationsverarbeitung. Dodge und Schwartz (1997) betonen im Rahmen der Entstehung und Aufrechterhaltung aggressiven Verhaltens die Bedeutung von sozial-kognitiven Informationsverarbeitungsprozessen, die fünf Stufen – von der Enkodierung von Hinweisreizen bis zur Bewertung der Problemlösung – umfassen. Um die typischen Merkmale der sozial-kognitiven Informationsverarbeitung aggressiver Kinder herauszuarbeiten, werden in experimentellen Studien ihnen Beschreibungen von sozialen Situationen oder kurze Videoausschnitte vorgegeben und sie danach befragt, wie sie solche Situationen bewerten. Bei der *Enkodierung* nutzen aggressive Kinder weniger Hinweisreize; vor allem bei uneindeutigen Reizen suchen sie im Vergleich zu anderen Kindern weniger zusätzliche Informationen. Sie fokussieren bevorzugt auf provozierende Reize; insbesondere Schulkinder und Jugendliche unterstellen Interaktionspartnern *Feindseligkeit.* Für aggressive Kinder sind *Dominanz* und *Kontrolle* wichtiger als prosoziale Ziele; im Rahmen der *Problemlösung* entwickeln aggressive Kinder sehr häufig konflikterhöhende und ineffektive Vorschläge. Bei der *Bewertung der Problemlösung* gehen aggressive Kinder von Folgendem aus: Sie glauben, dass Aggression zu Anerkennung, einem höheren Selbstwertgefühl sowie positiven Gefühlen führt und die unangenehmen Konsequenzen in Konflikten reduziert. Aggressive Kinder nehmen nicht die Perspektive des Opfers einer aggressiven Handlung ein und vermuten aus diesem Grund nicht, dass ihre Opfer unter ihrem feindseligen Verhalten leiden. Weiterhin schätzen diese Kinder ihr aggressives Handeln als effektiv ein; zugleich gehen sie davon aus, dass sie positive konfliktbegrenzende Strategien schlechter einsetzen können. Allerdings konnten die Zusammenhänge zwischen sozial-kognitiver Informationsverarbeitung und Sozialverhalten nicht durchweg bestätigt werden (Döpfner et al., 1989). Die Wurzeln dieser verzerrten Bewertungen werden in frühen negativen Erfahrungen gesehen (z.B. körperliche Misshandlungen, harsche Disziplin). Auf dem Hintergrund verschiedener Verarbeitungsdefizite resultieren Formen der reaktiven und proaktiven Aggression, die an anderer Stelle ausführlich dargestellt wurden (vgl. Petermann & Petermann, 2000b).

aggressive Kinder überschätzen eigene Kompetenzen

aggressive Kinder nutzen weniger Hinweisreize

Dominanz und Kontrolle sind zentral

Unzureichendes Einfühlungsvermögen. Die Studien zur sozial-kognitiven Informationsverarbeitung legen nahe, dass aggressive Kinder große
Empathie
fehlt
Probleme besitzen, sich in die Lage ihrer Opfer einzufühlen und die
Konsequenzen ihres Handelns abzuschätzen (s.o.; Dodge & Schwartz,
1997).

1.4.3 Soziale Einflüsse

Unsichere und erpresserisch-eskalierende Bindung. Ein entscheidendes
Merkmal der Eltern-Kind-Interaktion bildet das Bindungsverhalten eines Kindes an seine Eltern (vgl. Perrig-Chiello, 1997). Bei einer sicheren Bindung versucht ein Kind, dauerhaft Kontakt mit einer Bezugsperson zu halten, vor allem bei emotionaler Belastung. Kinder mit einer
sicheren Bindung weisen eine gute Emotionsregulation auf, sind folg-
sam und leicht erziehbar (vgl. Greenberg et al., 1993). Besonders ungünstig verlaufen Entwicklungen, wenn im Säuglingsalter eine unsichere
Bindung vorliegt, die mit einer hohen Wahrscheinlichkeit im Vorschulalter (spätestens im 5. Lebensjahr) in eine erpresserisch-eskalierende
Bindung übergehen kann (vgl. Kasten 7).

Kasten 7. Erpresserisch-eskalierende Bindung (nach Kusch & Petermann, 1993, S. 15)

erpresse-
risch-
eskalierende
Bindung als
Merkmal

> Das Kind zwingt bei emotionaler Belastung die Bezugsperson dazu, die eigenen
> Wünsche zu erfüllen. Im Einzelnen kann man Folgendes beobachten:
> – Das Kind bedroht und besticht die Bezugsperson, ohne jedoch zu einer zufrie-
>   denstellenden Verhandlung fähig zu sein. Es lässt sich zum Beispiel nicht auf später
>   vertrösten oder droht mit Weglaufen, wenn die Mutter das Kind nachts in seinem
>   Zimmer zurücklässt, oder es feilscht vor dem Ins-Bett-gehen um jede Minute.
> – Es kann nicht über die eigenen Ängste kommunizieren, sondern verhält sich zum
>   Beispiel wie ein Baby, um Mitleid zu erwecken oder macht Vorwürfe, um der
>   Bezugsperson die Verantwortung zu übertragen.
> – Es steigert sich in seinen Ärger und/oder seine Bestechungsversuche hinein, bis es
>   zur Eskalation kommt.

Cicchetti et al. (1995) identifizieren drei Wege, auf denen eine unsichere Bindung das Risiko für aggressives Verhalten erhöht:

1. Eine unsichere Bindung kann aggressives Verhalten steigern, indem
    Handlungsmuster (inner working models) geformt werden, in denen
    Beziehungen durch Zorn, Misstrauen und Chaos charakterisiert sind.
2. Aggressives Verhalten wird benutzt, um die Aufmerksamkeit der
    Bezugspersonen zu erhalten.
3. Aus einer unsicheren Bindung entwickelt sich eine nicht-prosoziale
    Orientierung im Hinblick auf Beziehungen.

mangelhafte
Elternauf-
sicht
Mangelnde Aufsicht durch die Eltern. Die Eltern aggressiver Kinder
wissen wenig darüber, was ihr Kind den Tag über unternimmt, sie sind
an seinen Aktivitäten nicht oder nur wenig interessiert und kontrollieren

sein Verhalten nicht ausreichend (Loeber & Stouthamer-Loeber, 1986; Patterson et al., 1989). Wenn Kontrolle ausgeübt wird, handelt es sich um *negative Kontrolle*. Mit anderen Worten: das Kind wird getadelt oder erhält negative Rückmeldungen. Solche Techniken des Familienmanagements zählen zu den besten Prädiktoren zur Vorhersage aggressiven Verhaltens.

negative Rückmeldung in der Erziehung

Unzureichende Erziehungskompetenz der Eltern. Eine Reihe von Autoren konnten in Problemfamilien einen aggressionsfördernden Erziehungsstil finden (vgl. Loeber, 1990; Patterson et al., 1991; Petermann & Petermann, 2005), der wie folgt umschrieben werden kann:

- Die Eltern stellen zu viele oder zu wenige soziale Regeln auf;
- sie achten nicht konsequent auf die Einhaltung dieser Regeln;
- sie sind selbst Modelle für aggressives Verhalten;
- sie verstärken aggressives Verhalten durch positive und vor allem durch negative Verstärkung, oder sie dulden das aggressive Verhalten ihres Kindes.

Mangel an sozialen Regeln

Ein eindeutig Grenzen setzender Erziehungsstil fördert die Internalisierung von Normen und prosoziales Verhalten sowie die Selbstregulationsfähigkeit eines Kindes. Leider findet sich in Familien von Kindern, die ein angemessenes Erziehungsverhalten besonders nötig hätten, nur eine unzureichende Erziehungskompetenz (vgl. Moffitt, 1993).

Unzureichende emotionale Unterstützung und Akzeptanz gegenüber dem Kind. Campbell (1991) konnte zeigen, dass eine konfliktgeladene Beziehung zwischen Mutter und Kind bedeutsam an der Herausbildung aggressiven Verhaltens beteiligt ist. Auch bei Dodge et al. (1994) sowie Miller et al. (1993) korreliert fehlende mütterliche Wärme mit aggressivem Verhalten. Je jünger die Kinder sind, desto mehr scheinen sie unter einer negativen Eltern-Kind-Beziehung zu leiden (vgl. Campbell et al., 1996).

fehlende mütterliche Wärme

Campbell und Mitarbeiter (1991) finden bei Kindern im Vorschulalter einen Zusammenhang zwischen der Stressbelastetheit der Mutter, negativem Erziehungsverhalten und aggressivem Verhalten. Diese Kinder wurden im Rahmen einer Längsschnittstudie mit sechs und neun Jahren erneut untersucht und es stellte sich heraus, dass sowohl das aktuelle als auch das zurückliegende negative Erziehungsverhalten signifikante Anteile des Problemverhaltens der Kinder aufklärt (Campbell et al., 1996; Campbell, 1997). Negative mütterliche Kontrolle trägt also sowohl zum Entstehen als auch zur Aufrechterhaltung kindlichen Problemverhaltens bei. Die negativen Effekte können sofort, aber auch zeitverzögert einsetzen (Loeber, 1990). Snyder et al. (1997) konnten zeigen, dass negative Mutter-Kind-Interaktionen zu häufigerem, stärkerem und länger andauerndem aggressiven Verhalten eines Kindes führen.

Negative Erziehungspraktiken. Wasserman und Mitarbeiter (1996) weisen darauf hin, dass besonders die folgenden Problemkonstellationen für die Entstehung früher Verhaltensprobleme verantwortlich sind:

- *Eltern-Kind-Konflikte*, die das Schlagen des Kindes und die offensichtliche Abneigung der Eltern gegenüber dem Kind beinhalten;
- *mangelnde elterliche Aufsicht*, das heißt wenig Wissen darüber, wann, wo, wie und mit wem das Kind seine Zeit verbringt;
- *fehlende positive Anteilnahme*, die sozial kompetentes Verhalten, emotionale Unterstützung sowie die explizite Zuneigung gegenüber dem Kind umfasst.

fehlende positive Anteilnahme als negative Erziehungspraktik

Interessante Ergebnisse berichtet Campbell (1997). So scheint der familiäre Stress und die Erziehungskompetenz für Kinder im Vorschulalter eine besondere Bedeutung dafür zu besitzen, ob aggressives Verhalten stabil ist oder nicht. Von Campbell wurden vierjährige Jungen über einen Zeitraum von mehreren Jahren beobachtet. In den Familien, in denen die Vierjährigen von Müttern betreut wurden, die *negativer* und *kontrollierender* waren, blieb das Problemverhalten bei *chronischem Familienstress* stabil ausgeprägt. Waren die Mütter jedoch *geduldiger* und existierte weniger Familienstress, verringerten sich die Probleme oder sie weiteten sich wenigstens nicht aus.

Familienstress als Risiko

Pinquart (2001) berichtet über eine Längsschnittstudie an über 300 Zehn- bis Dreizehnjährigen, wobei überprüft wurde, ob man durch das Ausmaß der Eltern-Kind-Konflikte delinquentes Verhalten im Jugendalter vorhersagen kann. Der Zusammenhang zwischen Eltern-Kind-Konflikten und der Tendenz, dissoziales Verhalten zu entwickeln, kann durch verschiedene Konstellationen verursacht werden. So können Konflikte mit den Eltern dazu beitragen, dass Kinder mehr Zeit mit dissozialen Gleichaltrigen verbringen, was das Risiko für Problemverhalten erhöht (vgl. Patterson et al., 1992). Des Weiteren können starke Eltern-Kind-Konflikte den Selbstwert der Kinder beeinträchtigen, wenn diese Konflikte von den Kindern als Zurückweisung und fehlende Akzeptanz der Eltern erlebt werden (vgl. Shek, 1997).

gemeinsame Freizeitaktivitäten als Schutzfaktor

Die Ergebnisse der Längsschnittstudie von Pinquart (2001) zeigen: Generell führen massivere Eltern-Kind-Konflikte dazu, dass dissoziales Verhalten beim Übergang zum Jugendalter wahrscheinlicher auftritt. Massive Eltern-Kind-Konflikte wirken sich jedoch nur dann negativ auf die Sozialentwicklung aus, wenn keine positiven gemeinsamen Freizeitaktivitäten der Familie vorliegen. Ein hohes Ausmaß an gemeinsamen Freizeitaktivitäten und die Weitergabe von Interessen der Eltern an die Kinder bilden offensichtlich zentrale Merkmale für eine gute Beziehungsqualität in der Familie.

Charakteristiken der Eltern und familiäre Stressbelastetheit. Die psychische und körperliche Gesundheit beider Elternteile, Harmonie in der Partnerschaft, familiärer Stress und belastende Lebensereignisse prägen wesentlich die kindliche Entwicklung. Für die Herausbildung aggressiven Verhaltens sind vor allem Charakteristiken der Eltern (z. B. die Depression der Mutter, die unzureichende Unterstützung in der Partnerschaft, Ehekonflikte, Gewalt in der Familie) zentral (vgl. Campbell, 1997; Fergusson & Lynskey, 1996). Vor allem bei Kindern unter sechs Jahren erhöht die Trennung und Scheidung der Eltern das Risiko für die Entwicklung aggressiven Verhaltens (Pagani et al., 1997).

Eheschei-
dung als
Risiko

Nach Abidin et al. (1992) begünstigt eine mütterliche Depressivität, eine mangelnde mütterliche Belastbarkeit, ein zu enges eheliches Rollenverständnis und die mangelnde soziale Unterstützung durch den Ehepartner bei Jungen (innerhalb der ersten fünf Lebensjahre) die Tendenz, aggressives Verhalten zu entwickeln. In der Längsschnittstudie von Campbell (1997) konnte man aufgrund der folgenden drei Merkmale die Störung des Sozialverhaltens bei Sechsjährigen vorhersagen:

– mütterliche Depression,
– Ehekonflikte und
– kritische Lebensereignisse, die die Familie belasten.

Hierbei bilden allerdings kritische Lebensereignisse einen relativ schwachen Prädiktor. Bestehen jedoch diese Belastungen langfristig, dann entwickeln mehr als 50% der Jungen in den ersten sechs Lebensjahren aggressives Verhalten. Bereits 1991 konnte Campbell zeigen, dass ein chronischer familiärer Stress einen erheblichen Anteil der Stabilität aggressiven Verhaltens erklären konnte. Campbell et al. (1996) konnten durch ihre Längsschnittstudie für vier- bis neunjährige Jungen belegen, dass stabil auffällige Jungen die höchste familiäre Stressbelastetheit (mütterliche Depression, Ehekonflikte, kritische Lebensereignisse) aufwiesen. Die Ergebnisse scheinen eindeutig: Die psychische und Stressbelastetheit einer Familie beeinträchtigt die Aufmerksamkeit und das Interaktionsverhalten der Mutter und damit die Bindungsqualität. Das Erziehungsverhalten wird dadurch negativ beeinflusst und dem Kind werden zu wenige Modelle für positive soziale Interaktionen geboten (vgl. Campbell, 1997; Petermann & Petermann, 2005).

Erfahrene körperliche Misshandlung. Dodge und Mitarbeiter (1995) belegten, dass körperlich misshandelte Kinder im Sozialkontakt vermehrt Feindseligkeit unterstellen, Aggression positiv bewerten und als Problemlösung präferieren. Diese Kinder zeigen damit eine besonders verzerrte sozial-kognitive Informationsverarbeitung, die zu einer massiv erhöhten Aggressionsneigung beiträgt.

körperliche
Misshand-
lung
vermehrt
Feindselig-
keit

Soziale Ablehnung durch Gleichaltrige. Das problematische Verhalten aggressiver Kinder bewirkt, dass sie von Gleichaltrigen als „Störenfriede" abgelehnt werden (vgl. Loeber & Hay, 1997). In der Folge entwickeln dann aggressive Kinder zu ebenfalls massiv auffälligen Gleichaltrigenbeziehungen, wodurch langfristig ihr gestörtes Sozialverhalten zusätzlich stabilisiert wird (vgl. Cairns et al., 1997).

aggressive
Kinder
verstärkt von
Gleichaltri-
gen
zurückge-
wiesen

Gleichaltrige fördern Delinquenz

Die Ergebnisse von Patterson et al. (1998) unterstreichen die Bedeutung des Einflusses der Gleichaltrigen. Heute werden Kinder immer früher und nachhaltiger durch deviante Gleichaltrige geprägt und nicht mehr in ihrer Entwicklung ausschließlich von der Familie beeinflusst (vgl. McCord, 1998). Allerdings verweisen Patterson et al. (1998) darauf, dass 76% der frühauffälligen aggressiven Jungen zu einer chronischen Delinquenz neigen. Dies relativiert den Einfluss der Gleichaltrigen, vor allem auf die Herausbildung der *chronischen Delinquenz*. Die Daten von Patterson et al. (1998) kennzeichnen

– hoch ausgeprägtes aggressives Verhalten im Alter von neun bis zehn Jahren als den besten Prädiktor für den

– ersten Jugendarrest vor dem 14. Lebensjahr und diese Tatsache wiederum als das eindeutigste Merkmal zur Vorhersage einer

– chronischen Delinquenz mit 18 Jahren.

Negative Einflüsse Gleichaltriger (gekoppelt mit Substanzmissbrauch). Lösel und Bliesener (2003) beschäftigen sich mit dem Zusammenhang zwischen dem Einfluss der Familie und Gleichaltrigengruppe auf aggressiv-dissoziales Verhalten und Substanzmissbrauch bei Jugendlichen. Beide Problemverhaltensweisen (Aggression, Substanzmissbrauch) treten zusammen auf, wenn ein ungünstiges Familienklima und eine starke Cliquen-Einbindung vorliegt. Hierbei ist der Einfluss abweichender Gleichaltriger nicht unabhängig von der Beziehung zu den Eltern. Sind zum Beispiel die elterliche Akzeptanz und Kontrolle gering, so erhöht sich die Wahrscheinlichkeit, dass sich Jugendliche einer Substanzen konsumierenden Gruppe zuwenden.

geringe elterliche Akzeptanz und Kontrolle als Risiko

1.4.4 Zusammenfassende Bewertung

In Tabelle 3 (S. 15f.) wurden vielfältige Einflüsse im Kontext der Aggressionsentwicklung aufgelistet. Diese Merkmale lassen sich im Rahmen einer biopsychosozialen Sichtweise aggressiven Verhaltens integrieren; dies bedeutet, dass die in Tabelle 3 genannten Merkmale nicht isoliert voneinander betrachtet werden dürfen.

Vermutlich kann man zurzeit nur Entwicklungsmodelle aggressiven Verhaltens für bestimmte Risikokonstellationen (z. B. den Übergang von der hyperkinetischen Störung zur Störung des Oppositionellen Trotzverhaltens oder von Aggression zur Delinquenz; vgl. Lahey & Loeber, 1997) erstellen. Da es sich beim aggressiven Verhalten immer dann um eine stabile Störung handelt, wenn sie bereits sehr früh auftritt, wäre es besonders vorteilhaft, für die Vorläufer aggressiven Verhaltens Entwicklungsmodelle zu überprüfen. Sicherlich müssen diese Modelle geschlechtsspezifisch formuliert werden (vgl. Silverthorn & Frick, 1999; s. a. Kasten 6). Besonders stabil ist aggressiv-dissoziales Verhalten im Jugendalter ausgeprägt, wenn es sich bereits früh entwickelt hat. Ein solch stabiles Verhalten wirkt sich auf verschiedene Umweltbereiche wie die Gleichaltrigenbeziehungen, Schule und die Familie, aber auch auf Nachbarschaftsbeziehungen aus. Die Problemverdichtung im Jugendalter ist durch therapeutische Interventionen oft schwer zu ändern (vgl. Abb. 3).

verschiedene Umweltbereiche wirken zusammen

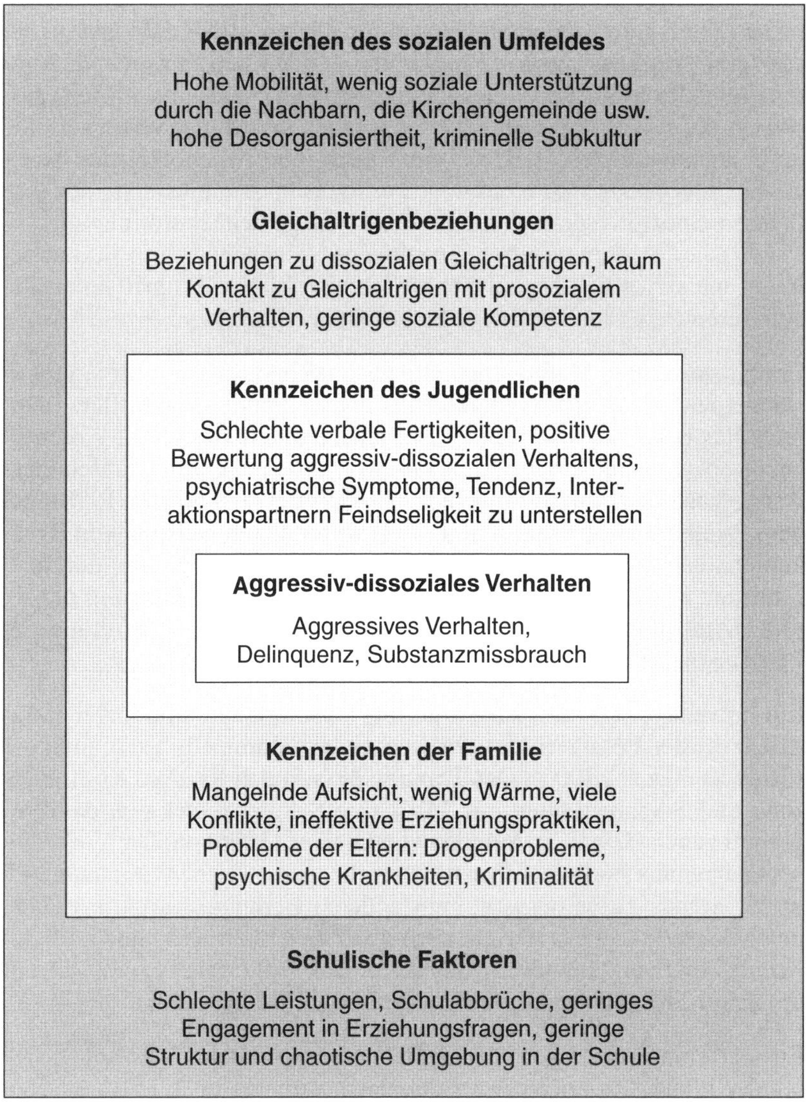

Kennzeichen des sozialen Umfeldes

Hohe Mobilität, wenig soziale Unterstützung durch die Nachbarn, die Kirchengemeinde usw. hohe Desorganisiertheit, kriminelle Subkultur

Gleichaltrigenbeziehungen

Beziehungen zu dissozialen Gleichaltrigen, kaum Kontakt zu Gleichaltrigen mit prosozialem Verhalten, geringe soziale Kompetenz

Kennzeichen des Jugendlichen

Schlechte verbale Fertigkeiten, positive Bewertung aggressiv-dissozialen Verhaltens, psychiatrische Symptome, Tendenz, Interaktionspartnern Feindseligkeit zu unterstellen

Aggressiv-dissoziales Verhalten

Aggressives Verhalten, Delinquenz, Substanzmissbrauch

Kennzeichen der Familie

Mangelnde Aufsicht, wenig Wärme, viele Konflikte, ineffektive Erziehungspraktiken, Probleme der Eltern: Drogenprobleme, psychische Krankheiten, Kriminalität

Schulische Faktoren

Schlechte Leistungen, Schulabbrüche, geringes Engagement in Erziehungsfragen, geringe Struktur und chaotische Umgebung in der Schule

Kernsymptome im Jugendalter: Delinquenz und Substanzmissbrauch

Abbildung 3. Kennzeichen und Ursachen aggressiv-dissozialen Verhaltens im Jugendalter (nach Henggeler et al., 1998, S. 9)

1.5 Präventionsansätze

Nach Loeber und Farrington (1998) kann man davon ausgehen, dass eine Intervention umso effektiver wirkt, je früher man einer negativen Entwicklung entgegenwirken kann. Verbeek und Petermann (1999) geben eine Übersicht über Ansätze zur Aggressions- und Gewaltprävention im Schulalter, wobei einige Programme bereits im Kindergartenalter

**Früh-
intervention
als idealer
Zugang**

ansetzen. Primär-präventive Programme wenden sich an werdende Mütter, die multiple Risiken (z. B. alleinstehend und sehr junges Alter) aufweisen. So soll zum Beispiel die Gesundheit der Mutter verbessert und ihr Konsumverhalten (z. B. auf den Tabak- und Alkoholkonsum bezogen) positiv beeinflusst werden. Präventionsansätze unterscheiden sich in ihrem Spezifitätsgrad, das heißt darin, wie gezielt sie störungsspezifische Risikofaktoren angehen. Spezifische Vorgehensweisen sind in der Regel intensiver und komplexer, da sie eine höhere Eingriffsintensität aufweisen (vgl. Hurrelmann & Settertobulte, 2002).

Primär-präventive Maßnahmen, die nachhaltig das Risiko für aggressives Verhalten langfristig reduzieren können, stammen von Miller (1998) und Olds et al. (1998). Bei den Ansätzen handelt es sich im Wesentlichen um verhaltensorientierte Trainings, die den Eltern „Erziehungswissen" und Handlungskompetenzen vermitteln (z. B. Miller, 1998). Bei dem Programm von Olds et al. (1998) wurden zum Beispiel von Krankenschwestern während der Schwangerschaft Hausbesuche durchgeführt, um Frauen auf die Geburt ihres Kindes und den Umgang mit ihrem Kind vorzubereiten (vgl. zusammenfassend Scheithauer & Petermann, 2002).

**Gewalt-
prävention in
der Schule**

Ein Präventivprogramm zur Förderung sozialer und emotionaler Kompetenz in der Schule bildet das Verhaltenstraining für Schulanfänger (Petermann et al., 2006). Das Training übt mit den Kindern Konfliktlösung und Sozialverhalten ein. Für ältere Schüler bietet sich das Programm gegen Gewalt an Schulen von Olweus (1996) an. Die Ziele dieses Programms sind zum einen die Beziehungen zwischen Gleichaltrigen in der Schule zu verbessern, zum anderen Bedingungen zu schaffen, unter denen sowohl Opfer als auch Täter innerhalb und außerhalb der Schule besser miteinander auskommen. Das Programm bezieht sich auf die Schul-, Klassen- und persönliche Ebene (s. Kap. 3.2.6).

**positives
Erziehungs-
verhalten
durch
Triple P**

Ein gut empirisch abgesichertes Präventionsprogramm für aggressive Kinder bildet der Triple P-Ansatz, der auf mehreren Ebenen ansetzt. Das Programm wurde in Australien von Sanders und Mitarbeitern (vgl. Sanders, 1996) entwickelt und möchte positives Erziehungsverhalten (Triple P = Positive Parenting Program) aufbauen. Im deutschen Sprachraum wurde das Programm von Hahlweg und Mitarbeiter adaptiert (vgl. Kuschel et al., 2000). Das Präventionsprogramm für Expansives Problemverhalten, PEP (Plück et al., 2006) zielt als indizierte Prävention auf Kinder ab, die bereits durch oppositionelles und aggressives Verhalten auffallen.

Mit den Ansätzen können die Eltern-Kind-Beziehung und das Erziehungsverhalten verbessert werden; die Eltern fühlen sich im Umgang mit ihrem Kind kompetenter und beherrschen differenziertere Strategien, um Familienkonflikte zu bewältigen. Die in Tabelle 4 knapp aufgelisteten fünf Interventionsebenen von Triple P sind nach steigender Intensität angeordnet. Auf der Ebene 1 erhalten die Eltern lediglich Informationen (z. B. durch Broschüren, 14 Folgen einer jeweils 30-minütigen Fernsehserie) und auf Ebene 4 und 5 eher therapeutische Interventionen.

Interventionsebenen nach steigender Intensität

Tabelle 4. Übersicht über die Triple P-Interventionsebenen (nach Kuschel et al., 2000, S. 23)

Interventionsebene	Zielgruppe	Problemverhalten	Interventionsmethoden
1. Universelle Informationen über Erziehung	alle Eltern, die an Informationen zur Förderung der Entwicklung ihrer Kinder interessiert sind	alltägliche Verhaltensprobleme, z. B. Weinen oder Schwierigkeiten zu teilen	kurze schriftliche oder mündliche Information, Selbsthilfematerialien, Gruppenpräsentation, Medieneinsatz
2. Kurzberatung für spezifische Erziehungsprobleme	Eltern mit spezifischen Sorgen um das Verhalten oder die Entwicklung ihrer Kinder	Probleme mit Wutanfällen, Essenszeiten, Toilettentraining oder dem Zubettgehen etc.	kurzes Programm (1–4 Sitzungen à 15 Min.) zum Umgang mit einigen konkreten Verhaltensproblemen, face-to-face oder telefonisch
3. Kurzberatung und aktives Training	Eltern mit spezifischen Sorgen um das Verhalten oder die Entwicklung ihrer Kinder und erkennbaren Defiziten in Erziehungsfertigkeiten	– wie auf Ebene 2, – außerdem andauernde Essensprobleme, Angstmanagement o. Ä.	kurzes Programm (4 Sitzungen à 15 Min.) zusätzlich Rollenspiele
4. Intensives Elterntraining	Eltern von Kindern mit Verhaltensproblemen; Eltern, die ein intensives Training positiver Erziehungsfertigkeiten wünschen; Anwendung von Erziehungsfertigkeiten auf kindliche Verhaltensweisen	– generelle Erziehungssorgen – aggressives Verhalten – oppositionelles Verhalten – Aufmerksamkeitsprobleme – Lernschwierigkeiten u. Ä.	intensives Programm, fokussiert auf die Eltern-Kind-Interaktion; Durchführung entweder als Selbstanleitung, in Gruppen oder als Einzelintervention
5. Erweiterte Interventionen auf Familienebene	Eltern von Kindern mit deutlichen Verhaltensproblemen oder Kindern in Multi-Problem-Familien	– andauernde Verhaltensstörungen – Beziehungskonflikte, Depression der Eltern etc.	intensives therapeutisches Programm mit zusätzlichen Modulen wie Stimmungs- und Stressmanagement, Hausbesuche und Partner-Unterstützung

1.6 Therapie

Eine medikamentöse Behandlung als Teil des therapeutischen Vorgehens bei dissozialen Störungen kommt vor allem bei aggressivem Verhalten in Frage, das früh beginnt und mit Bindungsstörungen gekoppelt ist. Auf diese Weise soll aggressives Verhalten reduziert und der Entwicklung dissozialen Verhaltens entgegengewirkt werden. Verhaltenstherapeutische und familienbezogene Interventionen zielen einerseits auf die Entwicklung positiven Sozialverhaltens, zum anderen auf die Stärkung der Erziehungskompetenz der Eltern. Aggressives Verhalten ist häufig zumindest kurzfristig erfolgreich. In solchen Fällen kann sich positives Sozialverhalten erst herausbilden, wenn das erfolgreiche aggressive Verhalten nicht mehr positiv oder negativ verstärkt wird.

Viele Therapieansätze beziehen sich auf die Modifikation der Eltern-Kind-Interaktion und auf den Aufbau von sozial-kognitiven Fertigkeiten und Kompetenzen der betroffenen Kinder. Elterntrainingsprogramme gehen von der Annahme aus, dass das Verhalten des Kindes durch **Modifikation** die Modifikation der sozialen Umgebung – vor allem das Verhalten der **der sozialen** Eltern (aber auch das Verhalten von Erziehern oder Lehrern) gegenüber **Umgebung** dem Kind – zu verändern ist. Dem Verhalten von Bezugspersonen kommt häufig eine verursachende und stabilisierende Funktion zu. Das Ziel liegt somit in der Modifikation des Interaktionsverhaltens zwischen den Bezugspersonen und dem Kind, beispielsweise, indem den Eltern mit Hilfe bestimmter Techniken vermittelt wird, das Verhalten ihres Kindes angemessen zu steuern.

Bei älteren Kindern kommt der Kinderpsychotherapie, dem Einbezug der Gleichaltrigen und dem schulischen Kontext eine besondere Bedeutung zu. Durch kognitive Fertigkeits- und Problemlösetrainings sollen **Fertigkeits-** interpersonale und kognitive Fertigkeiten modifiziert und entwickelt **und** werden. Zu den Maßnahmen zählen unter anderem: Verstärkung pro- **Problem-** sozialen Verhaltens, Schulung der sozialen Wahrnehmung, Verhaltens- **lösetrainings** übungen für den Umgang mit sozialen Situationen, Entspannungsverfahren, Techniken zur Übernahme der Perspektive des Interaktionspartners, Rollenspiele zum Lösenlernen sozialer Probleme, Techniken zur Selbstbeobachtung und Selbstinstruktion (AACAP Practice Parameters, 1997; Döpfner, 2002; Petermann & Petermann, 2000a; 2005; 2007).

multimodale Insbesondere multimodale Verhaltenstrainings, die unterschiedliche **Verhaltens-** Lebensbereiche (Familie, Schule, Freizeitbereich), Personen (Eltern, **trainings** Lehrer, Erzieher, Kind) und Interventionsebenen (Eltern-, Kind- und **sind** Schulebene) berücksichtigen, erweisen sich als besonders wirksam; dies **besonders** gilt insbesondere bei sehr ausgeprägten Formen des aggressiv-dissozia- **wirksam** len Verhaltens. Ein Beispiel stellt das Training mit aggressiven Kindern (Petermann & Petermann, 2005) dar, das sowohl ein Einzeltraining mit dem Kind als auch ein Gruppentraining mit mehreren Kindern sowie Beratungsgespräche mit den Eltern oder der Familie umfasst (s.u.).

1.6.1   Kognitive Problemlösetrainings/soziale Kompetenztrainings

Mit solchen Programmen sollen aggressive Kinder neue Lösungen für zwischenmenschliche Konflikte erlernen; sie sollen die Konsequenzen der eigenen Handlungen besser abschätzen, die Intentionen und Erwartungen anderer genau erkennen lernen (vgl. Lochman & Dodge, 1994). Kognitiven Trainings ist gemeinsam, dass sie die Bedeutung kognitiver Prozesse für aggressives Verhalten betonen (vgl. Dodge & Schwartz, 1997) und neue Problemlösungen schrittweise vermitteln wollen; die Therapie basiert auf strukturierten Aufgaben (z.B. Rollenspielen), die den Alltagstransfer schrittweise planen; der Therapeut übernimmt eine aktive Rolle, indem er Selbstaussagen und -instruktionen modelliert, differenzielles Lernen ermöglicht und gezielt den Kindern Feedback gibt (vgl. Kasten 8).

Vermittlung neuer Problemlösungen

Kasten 8. Vorannahmen und Vorgehen bei kognitiven Problemlösetrainings/sozialen Kompetenztrainings

---

- Die Kinder sollen schrittweise lernen, sich sozialen Situationen angemessen zu nähern und soziale Probleme zu lösen. Somit stehen die Art und Weise, in der sich Kinder sozialen Situationen nähern und die kognitiven Prozesse, die ihre Interaktionen in sozialen Situationen begleiten, im Mittelpunkt der Intervention.
- Positives Sozialverhalten (Kooperation, Hilfeverhalten etc.) soll in sozialen Situationen bei Kindern verstärkt werden.
- Der Therapeut übernimmt eine aktive Rolle. Er fördert und leitet die kognitiven Prozesse und die sozialen Verhaltensweisen beim Kind mit Hilfe verbaler Anweisungen und Verstärkungsmaßnahmen.
- Es werden unterschiedliche therapeutische Methoden (z.B. strukturierte Rollenspiele, Übungen und Geschichten) sowie Techniken (z.B. Verstärkungsmaßnahmen, Response-Cost-Systeme – aversive Konsequenzen wie Belohnungsentzug – und Lernen am Modell) eingesetzt. Selbstinstruktion, Selbstmanagement, Perspektivenübernahme, das Lösen sozialer Probleme, aber auch Entspannungsverfahren werden miteinander kombiniert.
- Problemlöseaufgaben sollen im Verlauf der Intervention in zunehmendem Maße auf reale Alltagssituationen übertragen werden.

Kognitive Problemlösetrainings reduzieren signifikant aggressives Verhalten zu Hause, in der Schule und außerhalb des Elternhauses, wobei die Effekte auch nach zwölf Monaten noch zu beobachten sind (Kadzin, 1997). Generell scheinen ältere Kinder (ab 11 Jahre) mehr von solchen Ansätzen zu profitieren (vgl. Brestan & Eyberg, 1998); liegen jedoch zusätzliche psychische Störungen, massive Leistungsdefizite in der Schule und große familiäre Belastungen vor, dann sind die Erfolgsaussichten erheblich reduziert. Von Vorteil ist, dass bei solchen Programmen gut ausgearbeitete Manuale vorliegen; für den deutschen Sprachraum kann hierzu auf das Trainingsprogramm mit aggressiven Kindern von Petermann und Petermann (2005) hingewiesen werden (vgl. Kap. 3.2.1).

massive Leistungsdefizite reduzieren die Erfolgsaussichten

1.6.2 Elterntrainings

Modifikation des elterlichen Erziehungsverhaltens

Mit Hilfe von Elterntrainingsprogrammen soll den Eltern eines betroffenen Kindes vermittelt werden, wie sie das aggressive Verhalten ihres Kindes beeinflussen und verändern können. Somit stehen die Eltern – nicht das Kind – im Mittelpunkt der Intervention. Elterntrainings umfassen eine direkte Modifikation des elterlichen Erziehungsverhaltens und der Eltern-Kind-Interaktion. Mit Hilfe behavioraler Techniken wird den Eltern vermittelt, wie sie das negative Verhalten ihrer Kinder lenken und prosoziales Verhalten fördern können.

Kasten 9. Vorannahmen und Vorgehen von Elterntrainings

Einsatz von Verstärkungsprinzipien

- Die Eltern werden angeleitet, das Problemverhalten ihres Kindes genau zu erkennen und zu benennen. Spezifische Verhaltensweisen des Kindes werden täglich protokolliert.
- Zusammen mit den Eltern werden in einer Verhaltensanalyse die auslösenden und aufrechterhaltenden Bedingungen des kindlichen Verhaltens (z. B. in der Interaktion zwischen der Mutter und dem Kind) vermittelt.
- Die Eltern werden angeleitet, positive Verhaltensweisen des Kindes zu fördern und Problemverhalten nicht zu beachten (nicht zu verstärken) oder mit negativen Konsequenzen zu beantworten. Sie sollen effektiver mit dem Kind kommunizieren (z. B. klares und eindeutiges Lob aussprechen) und sich in ihrem (Erziehungs-)Verhalten dem Kind gegenüber konsequent und von dem Kind deutlich einschätzbar erweisen. Der Therapeut leitet die Eltern im Erlernen bestimmter Techniken wie zum Beispiel den Einsatz von materiellen und sozialen Verstärkern (Lob und Tokensysteme, also positive Verstärker), Time-Out- oder Response-Cost-Systemen an.
- Die Therapiesitzungen bieten den Eltern die Möglichkeit, die erlernten Techniken einzuüben (z. B. durch Rollenspiele), zu verbessern und neue Probleme zu antizipieren und zu lösen.
- Ergänzend werden, möglichst unter Berücksichtigung der Lehrer des Kindes, Verstärkungsmaßnahmen, beispielsweise für das Erledigen von Hausaufgaben oder positive Freizeit- und Unterrichtspausenaktivitäten, vermittelt.

nötigende Interaktionsstrukturen in Familien

Bei diesen Ansätzen werden Eltern darin „ausgebildet", das Verhalten ihres Kindes zu Hause zu modifizieren. So soll die Interaktion mit dem Kind verbessert, kooperatives Verhalten aufgebaut und aggressives Verhalten reduziert werden. Am besten untersucht sind in diesem Zusammenhang nötigende (erzwingende) Interaktionsstrukturen in Familien, bei denen ein Kind – unbeabsichtigt – von den Eltern für aggressives Verhalten belohnt wird, da die Eltern zum Beispiel am Kind desinteressiert sind, ihr Kind ablehnen oder den aggressiven Konflikten ausweichen wollen, das heißt resigniert haben (vgl. Patterson et al., 1992; vgl. Abb. 4). Solche Programme sollten auf jeden Fall im Altersbereich vor der Einschulung ansetzen (vgl. Reid, 1993). Manche Autoren wie Shelton et al. (2000) empfehlen sogar Elterntrainings zur Steigerung der Erziehungskompetenz für Kinder ab drei Jahre.

Elterntrainings möchten solche ungünstigen Interaktionen zwischen Eltern und Kind verändern. Die einzuübenden Verhaltenssequenzen sollten dazu in kleine Schritte gegliedert werden, wie es zum Beispiel vorbildlich in dem videogestützten Elterntraining von Webster-Stratton (1996)

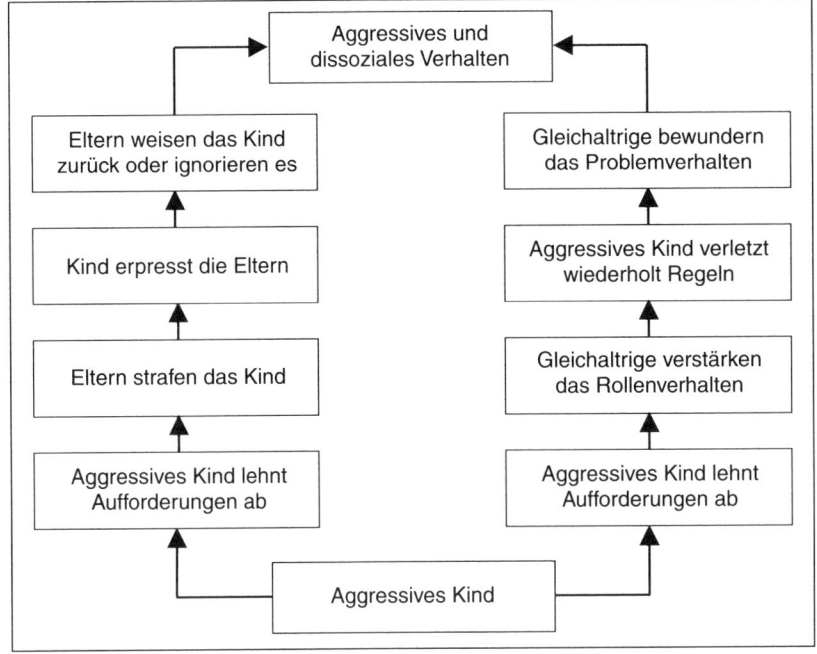

Abbildung 4. Aggressive Familieninteraktion: Kind- und Elternverhalten (modifiziert nach Dishion & Patterson, 1997, S. 209)

der Fall ist. Dieses Elterntraining wurde vor allem bei vier- bis achtjährigen Kindern erprobt, wobei die Interventionsprinzipien anhand von Videoaufnahmen mit den Eltern erarbeitet werden. Für ein solches Vorgehen liegen differenzierte Manuale und Trainingsmaterialien vor. Solche Trainings werden besonders erfolgreich für Familien mit Vorschulkindern eingesetzt (vgl. Wolff Metternich & Döpfner, 2000). Dishion und Patterson (1992) weisen darüber hinaus darauf hin, dass Elterntrainings bei Kindern in der Präadoleszenz besonders gute Ergebnisse erzielen.

Videotrainings mit Eltern

Mit Familien, bei denen man mit einer Therapieverweigerung oder einem Therapieabbruch rechnen muss, empfiehlt sich eine Intervention im natürlichen Umfeld (= zu Hause). Cunningham und Mitarbeiter (1995) geben für solche Vorgehensweisen besonders positive Befunde an (vgl. im deutschen Sprachraum das Konzept des Hausbesuchs von Petermann & Petermann, 2005). Ein solches videogestütztes Elterntraining (= Video-Interaktionstraining) veröffentlichten vor kurzem Cordes und Petermann (2001), das vor allem für Kinder der Altersgruppe von zwei bis vier Jahren erprobt wurde. Das Video-Interaktionstraining (vgl. Kasten 10) wird bei mehrfach belasteten Familien zu Hause durchgeführt. Die Videoaufnahmen der Eltern-Kind-Interaktion bilden die Basis des Trainings. Durch den Einsatz der Videotechnik (Standbilder, wiederholtes Ansehen einzelner Szenen, Weglassen des Tons, verlangsamtes

mit Video die Eltern-Kind-Interaktion verändern

und beschleunigtes Abspielen) kann Problemverhalten genauer herausgearbeitet werden; selbst minimale Verhaltensfortschritte können auf diese Weise leicht demonstriert werden.

Kasten 10. Rahmenbedingungen des Video-Interaktionstrainings (nach Cordes & Petermann, 2001, S. 125)

– Das Training wurde als Kurzzeitintervention (15 Stunden) für externalisierende Verhaltensstörungen entwickelt.
– Es wird in der Familie (zu Hause) gearbeitet.
– Ansatzpunkt ist die Eltern-Kind-Interaktion im Alltag.
– Die Ziele werden individuell auf die konkreten Probleme der Familie abgestimmt.
– Zentrale Methode bildet die gemeinsame Analyse von Videosequenzen mit den Eltern.
– Der Trainer verstärkt die Eltern für positives Interaktionsverhalten.
– Neben der Förderung der Basiskommunikation werden verhaltenstherapeutische Strategien im Umgang mit Problemverhalten eingeübt.

1.6.3 Behaviorale Familientherapie

Ansätze der behavioralen Familientherapie fokussieren nicht nur die Eltern-Kind-Interaktion sondern die gesamte Familie. Die Arbeitsgruppe um Henggeler (1996; 1998) entwickelte eine multisystemische Intervention (vgl. Kasten 11), die vor allem bei der Behandlung aggressiv-dissozialer Jugendlicher eingesetzt werden kann. Dieses Vorgehen umfasst behavioral-familientherapeutische Ansätze und integriert darüber hinaus jedoch auch noch weitere Behandlungskomponenten. Das Vorgehen basiert auf folgenden Vorannahmen:

multi-systemische Intervention

– Die gesamte Familie, die als ein funktionierendes System in der Entwicklung und Aufrechterhaltung der Verhaltensprobleme des Kindes angesehen wird, steht dabei ebenso im Fokus der Betrachtung wie die Wechselwirkungen mit weiteren Subsystemen (z. B. der Schule oder den Gleichaltrigenbeziehungen), in denen das Kind eingebettet ist.

– Um „multiple" Systeme zu berücksichtigen, werden unterschiedliche Behandlungsmethoden (z. B. Elterntrainings, kognitive oder soziale Fertigkeitstrainings sowie Paartherapien für die Eltern), systemische und kognitiv-behaviorale Behandlungstechniken (z. B. paradoxe Interventionen, operante Techniken) verwendet. Diese sollen zur Problemidentifikation eingesetzt werden, die Kommunikation zwischen den Familienmitgliedern verbessern helfen, die familiären Interaktionen beschreiben und den familiären Zusammenhalt erhöhen helfen.

– Den Eltern soll geholfen werden, das Verhalten ihrer Kinder positiv zu beeinflussen. Eigene Beeinträchtigungen (z. B. Ehekonflikte) sollen bewältigt werden; negativen familiären Interaktionen soll vorgebeugt werden.

– Die emotionalen Beziehungen unter den Familienmitgliedern sollen gefördert werden.

Kasten 11. Die neun Prinzipien der multisystemischen Behandlung nach Henggeler et al. (1998)

1. In erster Linie soll diagnostisch abgeklärt werden, wie die identifizierten Probleme und der Gesamtkontext miteinander verknüpft sind.
2. Im therapeutischen Kontakt wird das Positive betont und die Stärken des Systems eingesetzt, um eine Veränderung zu erzielen.
3. Interventionen zielen darauf ab, verantwortungsvolles Verhalten zu unterstützen und ungünstige familiäre Interaktionsstrukturen zu reduzieren.
4. Interventionen knüpfen an aktuelle Lebenssituationen an, wobei konkrete und klar definierte Probleme bearbeitet werden.
5. Es sollen die Verhaltensweisen geändert werden, die im engeren und weiteren Bezugsfeld das identifizierte Problem aufrechterhalten.
6. Interventionsschritte orientieren sich am Entwicklungsstand und an den Bedürfnissen der Jugendlichen.
7. Das therapeutische Vorgehen erfordert eine umfassende Mitwirkung aller Familienmitglieder.
8. Die Wirksamkeit des Vorgehens wird aus verschiedenen Blickwinkeln kontinuierlich überprüft; auf diese Weise werden Faktoren ausgeräumt, die den Behandlungserfolg gefährden.
9. Das therapeutische Vorgehen wird so gestaltet, dass die erzielten Fortschritte auf den Alltag generalisieren und ein langfristiger Erfolg durch ein kompetentes familiäres und soziales Bezugssystem erhalten bleibt.

[Randnotiz: kompetentes familiäres und soziales Bezugssystem als Faktor langfristigen Erfolgs]

Schon seit den frühen 80er Jahren wird die sogenannte Funktionale Familientherapie diskutiert (vgl. Heekerens, 1993; Alexander et al., 1994). Bei diesem Vorgehen ist es notwendig, das Verhaltensproblem eines Kindes im Kontext der Funktion, die dieses Problemverhalten für die Familie besitzt, zu bewerten; Interdependenzen und Kontingenzen im „alltäglichen Funktionieren" werden herausgearbeitet. Gegenseitigkeit und positive Verstärkung, klare Kommunikation (auch von Erwartungen an den anderen) und das Herausfinden konstruktiver Lösungen sollen trainiert werden. Die familiären Kommunikationsmuster sollen in den Therapiesitzungen direkt modifiziert werden.

[Randnotiz: Kommunikationsmuster direkt modifizieren]

Zu diesem Ansatz liegen wenige Interventionsstudien vor. Die Studien, die durchgeführt wurden, beziehen sich auf extrem schwierige Problemlagen (z. B. bei Delinquenten mit verschiedenen Handicaps). Diese Studien zeigten gute Effekte, das heißt, es verbesserte sich nachhaltig die familiäre Kommunikation/Interaktion und die Delinquenzrate verringerte sich. Die Effekte konnten langfristig (bis 2,5 Jahre nach der Behandlung) nachgewiesen werden (vgl. Alexander et al., 1994). Als besonders wirksame Interventionsstrategien können der Einsatz von Reframing (= Technik des Umdeutens), soziale Unterstützung und die Vorgabe von klaren Strukturen seitens des Therapeuten genannt werden.

[Randnotiz: verringerte Delinquenzrate]

1.6.4 Multimodale Trainings

Im deutschen Sprachraum liegen drei multimodale Trainings zur Behandlung oppositioneller und aggressiver Kinder beziehungsweise Jugendlicher vor. Das Programmsystem THOP wurde von Döpfner und Mitarbeiter (2002) veröffentlicht (vgl. Kap. 3.2.3). Dieses Programm besteht aus zwei Teilen: einem Eltern-Kind-Programm und einem Vorgehen für oppositionell auffällige Vorschulkinder. Das Training mit aggressiven Kindern (Petermann & Petermann, 2005) beginnt mit einer Einzeltherapie mit dem Kind, die in eine Gruppentherapie (mit 3 bis 4 Kindern) übergeleitet wird; parallel findet eine begleitende Eltern- und Familienberatung statt (vgl. Kap. 3.2.1). Ein multimodales Behandlungspaket speziell für Jugendliche ab 13 Jahre entwickelten Petermann und Petermann (2007). Mit diesem Vorgehen sollen die Betroffenen Arbeits- und Sozialverhalten lernen, um damit Verhaltensproblemen in verschiedenen Lebensbereichen (Ausbildung, Beruf, Freizeit, Partnerschaft) vorzubeugen oder bestehende Probleme besser bewältigen zu können (vgl. Kap. 3.2.2).

1.6.5 Pharmakotherapie

Die mangelnde Handlungs- und Affektkontrolle aggressiver Kinder und Jugendlicher, also ihre Impulsivität, stellt ein besonderes Problem dar. Diese Impulsivität fördert aggressive Reaktionen. Auch wenn dissozialen Kindern und Jugendlichen häufig ein gewisses Maß an Impulsivität zugeschrieben wird, tritt eine hohe Impulsivität vor allem komorbid mit einer hyperkinetischen Störung auf. Tritt aggressives Verhalten früh auf, dann weisen die Kinder häufig die Kombination gestörten Sozialverhaltens mit einer hyperkinetischen Störung auf, zu deren Leitsymptomen unzureichende Handlungssteuerung, erhöhte Ablenkbarkeit und hohe Impulsivität gehören und deren Prognose ungünstig ist. Hohe Impulsivität ist die zentrale Indikation zur pharmakologischen Mitbehandlung aggressiv-dissozialer Störungen.

Für die pharmakologische Behandlung kommen vorzugsweise Substanzen in Frage, die die Handlungssteuerung verbessern, Impulsivität reduzieren und Affektkontrolle erleichtern. Je enger aggressives Verhalten an den Kontext schlechter Handlungssteuerung und hoher Impulsivität gebunden ist, je mehr sich also die Symptomatik der hyperkinetischen Störungen nähert, um so eher ist eine Behandlung mit Stimulanzien, also die Beeinflussung des dopaminergen Systems, indiziert. Mittels spektroskopischer Untersuchungen konnte gezeigt werden, dass bei Kindern mit derartigen Steuerungsdefiziten ein erhöhter Dopamintransport erfolgt, weil mehr Dopamintransporter vorhanden sind. Der pathologisch verminderte Dopamingehalt im synaptischen Spalt wird durch Methylphenidat und analog wirkende Substanzen erhöht, damit auch die Verfügbarkeit von Transmittersubstanz; die Dopamintransporterdichte in bestimmten Hirnarealen nimmt hingegen ab.

Ob die Berichte über die Reduktion aggressiv-dissozialen Verhaltens ohne komorbide hyperkinetische Symptomatik unter Methylphenidat (Klein et al., 1997) auf dem gleichen Effekt beruhen oder auf einem zusätzlichen, ist unklar. Berichtet wird, dass die Wirkung unabhängig von der Ausprägung einer komorbiden hyperkinetischen Störung besteht. Wie bei hyperkinetischen Störungen zeigt Methylphenidat bei aggressivem Verhalten kurzzeitige Effekte.

Bei Unverträglichkeit von Stimulanzien oder bestehenden Kontraindikationen gelten als Mittel der zweiten Wahl Neuroleptika, deren Angriffspunkt ebenfalls im dopaminergen System liegt und die Dopaminrezeptoren blockiert. Indiziert ist Risperidon (schwerpunktmäßig zugelassen zur Behandlung von aggressiven Verhalten bei Minderjährigen mit niedriger Intelligenz), diese Substanz hat eine reduzierte Wahrscheinlichkeit von Spätdyskinesien, solche lassen sich aber nicht ausschließen. Alternativ und bei jüngeren Kindern kommt Pipamperon, ein schwächeres Neuroleptikum infrage; jedoch ist dessen Wirkung unsicherer und in der Regel schwächer. Es wird auch verwendet, wenn – speziell bei Kindern – eine generelle Verhaltensdämpfung beabsichtigt ist, so dass das Vorliegen von Impulsivität nicht das einzige Indikationskriterium darstellt. Andere Neuroleptika sind wegen des Risikos von Spätdyskinesien mit äußerster Vorsicht anzuwenden.

Beabsichtigt man vor allem eine Stabilisierung, wurde in der Vergangenheit Carbamazepin angewandt. Seine antiaggressive Wirkung wurde zuerst im Tierversuch erkannt. Als Antiepileptikum hemmt es die synaptische Übertragung generell (und wird deswegen zur Rezidivprophylaxe bei bipolaren affektiven Störungen genutzt). Ein begrenzter Effekt auf impulsives Verhalten ist bei Carbamazepin belegt; seine Eliminationshalbwertzeit ist wesentlich höher als die von Methylphenidat. Erwünschte und unerwünschte Wirkungen ergeben nur eine begrenzte günstige Bilanz.

Zur Affektstabilisierung werden deswegen heute Lithiumverbindungen, deren Hauptindikation die Rezidivprophylaxe bipolarer affektiver Störungen ist, benutzt. Die Wirkungen sind günstiger, das Risiko unerwünschter Wirkungen allerdings höher (zuletzt Geller et al., 1998). Die Einstellung auf Lithium sollte stationär erfolgen; Langzeitwirkungen wurden zwar beschrieben, sind aber als indirekte Wirkungen aufzufassen.

Lithium zur Rezidivprophylaxe affektiver Störungen

Möchte man den sympatischen Teil des vegetativen Nervensystems dämpfen, das heißt die Beta-1-Rezeptoren blockieren, sind Beta-Blocker indiziert. Diese Substanzen bremsen die vegetativen Begleiterscheinungen affektiver Ausbrüche, nicht aber die Affekte selbst. Gute Wirkungen werden bei aggressivem Verhalten in diesem Falle bei hirnorganischen Störungen beschrieben (Ratey et al., 1992).

Neuerdings wird nicht nur impulsive Aggressivität, sondern auch die mangelnde Impulskontrolle bei hyperkinetischen Störungen mit Veränderungen im serotonergen System in Zusammenhang gebracht. Das hat zum Einsatz von Serotoninwiederaufnahmehemmern geführt, die die Anwesenheit von Serotonin im synaptischen Spalt und damit dessen Verfügbarkeit erhöhen. Solche Substanzen wurden bei hyperkinetischen Störungen Erwachsener, die auf Methylphenidat nicht ausreichend ansprachen, zusätzlich eingesetzt.

Andere Substanzen, von denen man sich Wirkung gegen impulsiv-aggressives Verhalten erhofft, befinden sich im Erprobungsstadium. Dazu gehören der Alpha-2-Antagonist Clonidin, mit dem zugleich mit der noradrenergen Aktivität aggressives Verhalten gebremst werden soll. Über gute Effekte mit Busperon berichteten Riggs et al. (1998) bei Jugendlichen mit Substanzmissbrauch und bei aggressiv-dissozialem Verhalten.

1.6.6 Therapiewirksamkeit

Verhaltenstherapeutische Ansätze, allein oder in Kombination mit kognitiven Ansätzen, zählen zu den wirksamsten, am besten evaluierten und vielversprechendsten Therapieverfahren (Brestan & Eyberg, 1998). In Abhängigkeit vom Alter und Entwicklungsstand des Kindes sind unterschiedliche Interventionsebenen angezeigt: Bei jüngeren Kindern erweisen sich insbesondere behavioral-orientierte Therapiemaßnahmen sowie Elterntrainings als sinnvoll; mit zunehmendem Alter des Kindes sind kognitive Interventionsbausteine zu ergänzen, wobei das soziale und schulische Umfeld eines Kindes einbezogen wird. Gelingt es, das Erziehungsverhalten der Eltern gegenüber ihrem Kind andauernd zu modifizieren, ist von langfristigen positiven Effekten auszugehen. Für den Erfolg einer Therapie sind vor allem Alltagserfahrungen mit dem neu erlernten Verhalten aufseiten der Eltern und des Kindes von Bedeutung; solche Alltagserfahrungen erhöhen die Wirksamkeit der therapeutischen Intervention entscheidend. Die Wirksamkeit behavioral-orientierter Maßnahmen wird unterstützt durch den Einsatz symptom- und altersspezifischer Therapiemanuale sowie kind- und zeitgemäß gestalteter Therapiematerialien.

Wirksamkeit von Elterntrainings. Brestan und Eyberg (1998) analysierten 82 Therapiestudien an 5272 Kindern und Jugendlichen mit aggressivem Verhalten, wobei die folgenden beiden Elterntrainingsprogramme als wirksam bewertet wurden:

– Das Elterntraining „Living with children" von Patterson und Gullion (1968); dieses Verfahren erwies sich auch gegenüber Behandlungs-

alternativen wie der psychodynamisch orientierten Psychotherapie
und der klientenzentrierten Therapie als besonders wirksam;
– das videounterstützte Elterntraining von Webster-Stratton (1996).

Mit diesen Elterntrainings verbessern sich sowohl im Lehrer- und El-
ternurteil als auch in der direkten Verhaltensbeobachtung in Schule und
Familie die Verhaltensweisen des Kindes (vgl. Kazdin, 1993; Offord &
Bennett, 1994).

In einer Metaanalyse von Serketich und Dumas (1996) wurden verhaltenstherapeutische Elterntrainings miteinander verglichen, wobei die
Analyse auf 26 kontrollierten Studien (bei Kindern mit einem Durch-
schnittsalter von 6 Jahren) basierte. Die analysierten verhaltenstherapeutischen Elterntrainings führten bei den Kindern – bezogen auf aggressives Verhalten – zu deutlichen Effekten; dies konnte sowohl durch
Eltern- als auch durch Lehrerurteile belegt werden. Darüber hinaus pro-
fitierten auch die Eltern selbst, so verbesserte sich die Zufriedenheit in
der Partnerschaft genauso wie die Familienkohäsion. Das Therapieprogramm THOP wurde bei Kindern im Alter von 6 bis 10 Jahren mit hyperkinetischem und meist auch oppositionellem Verhalten evaluiert. Im
Verlauf der Behandlung konnte eine deutliche Verminderung des Problemverhaltens sowohl in der Familie als auch in der Schule nachgewiesen werden (vgl. Döpfner et al., 2004).

Elterntrainings sind also sehr gut evaluiert und reduzieren aggressives
Verhalten (inkl. registrierter Straftatbestände) nachhaltig. Die Effekte
waren nach zehn und mehr Jahren noch feststellbar (vgl. Long et al.,
1994). Neben dem Abbau der Symptome eines Problemkindes verbesserte sich auch das Verhalten der Geschwister; des Weiteren erhöht sich
die mütterliche Belastbarkeit. Die Therapieeffekte sind unter den folgenden Bedingungen besonders groß bei

**langfristige
Wirkung von
Eltern-
trainings**

– längeren Trainings,
– spezifischen Trainingskomponenten (z. B. genaues Kennenlernen der
  Prinzipien des sozialen Lernens; Einsatz von time-out) und
– besonders gut ausgebildeten und erfahrenen Therapeuten (vgl. Kadzin, 1997).

Nach Dadds und McHugh (1992) profitieren Familien mit multiplen
Risiken weniger als geringer belastete Familien; zudem sind die Effekte
bei solchen Familien weniger stabil.

Wirksamkeit von kindbezogenen und kombinierten Interventionen. Für
das Training mit aggressiven Kindern, das eine kindbezogene Intervention mit einem Ansatz zur Elternberatung kombiniert, liegt eine umfassende Metaanalyse von Petermann und Bochmann (1993) vor, die folgende Verhaltensveränderung belegt, die durch das Vorgehen erzielt
werden konnte: Das positive, prosoziale Verhalten stieg kurz- und län-

**Meta-
analysen
zum
Aggressions-
training**

gerfristig an, wobei die Kinder – vermutlich durch die Elternarbeit – die Verhaltensfortschritte gut auf den Alltag übertragen konnten.

Die Effektivitätsanalysen zum Training mit Jugendlichen zeigen, dass vor allem Jugendliche kurz- und längerfristig profitieren, die nicht zu stark beeinträchtigt sind; liegt zum Beispiel eine unausgesprochene Ablösungsproblematik vor, sind die Effekte gering (Petermann & Petermann, 2007). Jedes Verhaltenstraining setzt eine minimale Mitarbeitsbereitschaft voraus, die leider bei Jugendlichen nicht immer vorliegt; naheliegenderweise reduziert dies die Erfolgsaussichten eines solchen Trainings drastisch.

Webster-Stratton und Hammond (1997) verglichen drei Interventionsformen miteinander, die auf unterschiedliche Risikofaktoren aggressiven Verhaltens abzielen:

a) ein Kindertraining,

b) ein Elterntraining und

c) ein kombiniertes Vorgehen.

Eltern-trainings verbessern Erziehungs-praktiken

Die Effekte dieser Interventionsformen lassen sich anhand von Verhaltensveränderungen des Kindes, optimierter Erziehungspraktiken der Eltern und der Behandlungszufriedenheit belegen. Ein Kindertraining verbessert die sozialen Problemlösefertigkeiten und die Fertigkeiten im Rahmen des Konfliktmanagements entscheidend. Das Elterntraining wirkt sich positiv auf die Erziehungspraktiken (mütterliches Lob, gemeinsame Erziehungsabsprachen der Eltern) und die Verhaltensprobleme des Kindes aus. Für alle drei Interventionen zeigen sich signifikante Verhaltensänderungen, die man auch noch nach zwölf Monaten belegen konnte. Interventionen, die ein Elterntraining beinhalten, sind isolierten Kindertrainings jedoch generell überlegen (vgl. auch Kazdin & Wassell, 2000).

In der Studie von Webster-Stratton und Hammond (1997) zeigten sich auch bei Kindern mit massiv aggressivem Verhalten positive Effekte, die auf das soziale Fertigkeits- und Problemlösetraining zurückgeführt werden konnten. Leider trat bei einigen Eltern das Problem auf, sie über einen längeren Behandlungszeitraum (15 – 22 Sitzungen) zu motivieren. Allein dieser Aspekt unterstreicht nach Webster-Stratton und Hammond (1997) die Tatsache, Kindertrainings zukünftig noch zu optimieren, um mit diesem Ansatz aggressive Kinder zu fördern, bei denen die Eltern mehr oder weniger offen die Mitarbeit verweigern.

1.6.7 Therapieabbrüche

Ein großes Problem bei der Behandlung aggressiver und dissozialer Kinder ergibt sich aus der Tatsache, dass 40 bis 60% der Familien, die aufgrund der angesprochenen Problematik eine Behandlung beginnen, diese vorzeitig abbrechen (vgl. Armbruster & Kadzin, 1994). Die Familien, die vorzeitig eine Therapie abbrechen, unterscheiden sich in folgenden Merkmalen von denjenigen, die eine Therapie beendet haben. Die Abbrecher

gut die Hälfte der Familien brechen Behandlung ab

- wiesen *schwerwiegendere Formen aggressiv-dissozialen sowie delinquenten Verhaltens* auf;
- sie zeigten *schlechtere Schulleistungen* und
- häufiger *Kontakt zu dissozialen Gleichaltrigen*; und es
- lagen vermehrt *komorbide Störungen* vor.

typische „Abbrecher-Familien"

Des Weiteren berichteten die Mütter aus „Abbrecher-Familien", dass sie durch viele aversive Lebensereignisse belastet sind; diese Mütter waren jünger und eher allein erziehend. Solche Familien wiesen stärkere, *sozioökonomische Benachteiligungen* auf und gehörten mit höherer Wahrscheinlichkeit einer *ethnischen Minderheit* an.

Diese Aufstellung macht das Grundproblem deutlich: Es sind genau dieselben kind- und familienbezogenen Risikofaktoren, die sowohl eine ungünstige Langzeitprognose der Störung als auch schlechte Behandlungsergebnisse vorhersagen. Obwohl die Therapie der Familie helfen soll, führt sie zu neuen Stressoren: Viele Familien verfügen nicht über die Mittel (Pkw) oder die Zeit (bei vielen zu betreuenden Kindern) eine Therapie aufzusuchen; sie haben zum Beispiel Probleme, einen Babysitter für die übrigen Kinder zu organisieren; vielfach spielen auch finanzielle Probleme eine Rolle. Schließlich erleben manche Familien die Anforderungen einer Therapie anfänglich als zusätzliche Belastung, da positive und alltagserleichternde Effekte nicht immer sofort eintreten.

Behandlungs-risiken = ungünstige Langzeit-prognose

Die letzten Ausführungen verdeutlichen ein grundlegendes Dilemma bei der Behandlung aggressiv-dissozialer Kinder und Jugendlicher. Solche Kinder und Jugendliche erleben sich *nicht* als behandlungsbedürftig; konsequent suchen sie von sich aus keine Versorgungseinrichtung auf. Vielmehr liegen oft Hinweise, beispielsweise aus dem schulischen Umfeld, vor, die an die Eltern herangetragen werden. Das Problem ist auch noch nicht gelöst, wenn eine Anfangsmotivation, also eine generelle Bereitschaft vorliegt, eine Behandlung aufzunehmen. Gerade die Kinder mit einer ausgeprägten Symptomatik, das heißt wenn besonders viele Lebensbereiche durch aggressives Verhalten beeinträchtigt sind, weisen eine erhöhtes Risiko auf, eine Behandlung frühzeitig zu beenden. Da Familien aus ungünstigen sozialen Verhältnissen, mit Ehe- oder psychischen Problemen schlechter im Rahmen einer Therapie mitarbeiten und damit eine erhöhte Abbruchrate aufweisen, schließt sich der Kreis. So erscheint es sinnvoll bei der Behandlung aggressiv-dissozialer Kinder den gesamten familiären Rahmen mit einzubeziehen; wenn nötig, sollte man den Eltern zusätzliche Angebote, zum Beispiel eine Suchttherapie, unterbreiten (vgl. Kazdin, 1995; 2000).

ausgeprägte Symptomatik = hohes Abbruch-risiko

2 Leitlinien

2.1 Leitlinien zur Diagnostik und Verlaufskontrolle

Grundlage für die spezifische Diagnostik aggressiv-dissozialer Störungen ist die allgemeine Diagnostik bei Kindern und Jugendlichen mit psychischen Störungen, wie sie im Leitfaden zur Diagnostik psychischer Störungen im Kindes- und Jugendalter (Döpfner et al., 2000) beschrieben ist.

Tabelle 5 gibt eine Übersicht über die Leitlinien zur Diagnostik und Verlaufskontrolle von Kindern und Jugendlichen mit aggressiv-dissozialen Störungen. Die *Exploration der Eltern, des Kindes/Jugendlichen und der Erzieher/Lehrer* steht im Zentrum der Diagnostik. Die Exploration des Kindes/Jugendlichen bezieht auch die Verhaltensbeobachtung des Kindes/Jugendlichen während der Exploration und während anderer Untersuchungen (z. B. testpsychologische Untersuchung) sowie seine psychopathologische Beurteilung mit ein. Alle anderen diagnostischen Maßnahmen sind optional, aber häufig indiziert:

Datenquelle:
Exploration
und Beob-
achtung

- *Standardisierte Fragebögen* für die Eltern, für das Kind/den Jugendlichen und für den Erzieher/Lehrer können die Exploration ergänzen und erleichtern. Falls eine Exploration der Erzieher/Lehrer nicht möglich ist, können Fragebögen diese auch ersetzen. Häufig erleichtern Fragebögen die Exploration, wenn sie vor der Exploration beantwortet werden. Der Untersucher kann dann die Informationen aus den Fragebögen zur gezielten weiterführenden Exploration nutzen.

testpsycho-
logische
Untersu-
chung

- *Eine testpsychologische Untersuchung* der Intelligenz oder des Entwicklungsstandes bzw. der schulischen Leistungsfähigkeit kann unter bestimmten Bedingungen angezeigt sein. Eine grundlegende kurze Prüfung der intellektuellen Leistungsfähigkeit ist jedoch meist indiziert.

- Eine spezifische *Anamnese zu körperlichen Symptomen* während des letzten Jahres ist notwendig, um Hinweise auf etwaige komorbide Störungen zu gewinnen. Eine orientierende *internistische und neurologische Untersuchung* dient der Erkennung körperlicher Vorläufer- oder Folgesymptome.

Tabelle 5. Übersicht über die Leitlinien zur Diagnostik und Verlaufskontrolle

L1	Exploration der Eltern und der Erzieher / Lehrer
L1.1	Exploration zur aktuellen oppositionellen, aggressiven oder dissozialen Symptomatik des Kindes / Jugendlichen
L1.2	Exploration zur spezifischen psychischen Komorbidität und differenzialdiagnostische Abklärung

Fortsetzung Tabelle 5

L1.3	Exploration zu spezifischen häufig kovariierenden psychischen Merkmalen
L1.4	Exploration zu besonderen Bindungen, relativen Stärken, Kompetenzen, Interessen und positiven Eigenschaften des Kindes / Jugendlichen
L1.5	Exploration zum familiären und sozialen Hintergrund
L1.6	Exploration zur störungsspezifischen Entwicklungsgeschichte des Kindes / Jugendlichen
L1.7	Exploration zu Einstellungen zur Therapie
L2	Exploration und psychopathologische Beurteilung des Kindes / Jugendlichen
L3	Fragebogen- und Beobachtungsverfahren zur Verhaltens- und Psychodiagnostik
L4	Ergänzende psychologische Diagnostik
L5	Anamnese bezüglich körperlicher Symptome und somatische Diagnostik
L6	Verlaufskontrolle

Leitlinien zur Diagnostik und Verlaufskontrolle

Grau unterlegt: Mindestanforderungen an Diagnostik und Verlaufskontrolle.
Hell unterlegt: optionale, aber häufig notwendige diagnostische Maßnahmen.

2.1.1 Exploration der Eltern und der Erzieher oder Lehrer

Leitlinie 1 gibt eine Übersicht über die Empfehlungen zur Exploration der Eltern und der Erzieher oder Lehrer. Wie die Diagnostik von Kindern und Jugendlichen mit aggressiv-dissozialen Störungen generell, baut auch die Exploration auf den im Leitfaden zur Diagnostik psychischer Störungen im Kindes- und Jugendalter (Döpfner et al., 2000) beschriebenen allgemeinen Explorationsleitlinien bei Kindern und Jugendlichen mit psychischen Störungen auf. Bildet sich im Rahmen der allgemeinen Exploration ein Verdacht auf eine aggressiv-dissoziale Symptomatik, dann sollten die in Leitlinie 1 aufgeführten spezifischen Aspekte in der Exploration besonders berücksichtigt werden.

Die *Exploration der Eltern* stellt den Kern der Diagnostik dar. Leitlinie 1 gibt eine Übersicht über die Rahmenbedingungen dieser Exploration, die detaillierter im Leitfaden zur Diagnostik psychischer Störungen im Kindes- und Jugendalter (Döpfner et al., 2000) besprochen sind. Die Elternexploration dient nicht nur der Informationsgewinnung; ebenso wichtig ist in dieser Phase der Aufbau einer therapeutischen Beziehung zu den Eltern. Trotz der vielfältigen Informationen, die in dieser Phase erhoben werden, sollte der Therapeut genügend Zeit haben, sich die Sorgen der Eltern in Ruhe anzuhören und ihnen Verständnis für ihre Situation zu signalisieren. Besonders bei aggressiv-dissozialen Auffäl-

Exploration: Informationssammlung und Beziehungsaufbau

ligkeiten stehen die Eltern meist unter einem hohen Leidensdruck, der mitunter dazu führen kann, dass die Problematik dramatisiert wird und es den Eltern schwer fällt, die Verhaltensprobleme differenziert zu beschreiben.

Diskrepanzen in den Einschätzungen

Die Exploration wird mit mindestens einem Elternteil durchgeführt, günstiger ist jedoch eine gemeinsame Exploration beider Elternteile, weil so Gemeinsamkeiten und Unterschiede in der Bewertung des Kindes und seines Problemverhaltens sowie anderer familiärer Bedingungen deutlich werden können. Die Berichte von Müttern und Vätern stimmen nicht immer überein und decken sich oft nicht mit den Einschätzungen des Kindes oder Jugendlichen selbst, den Beurteilungen von Erziehern oder Lehrern oder mit schriftlichen Berichten über Ereignisse in der Vergangenheit.

Initial ist es oft sinnvoll und praktikabel Eltern und Kind/Jugendlichen gemeinsam zu befragen, um Eltern und Kind gemeinsam zu erleben, ihre Interaktion zu beobachten und festzustellen, wie sie sich mitteilen und das Problem miteinander diskutieren. Bei jungen Kindern mögen anfänglich eine oder mehrere Sitzungen ohne das Kind vertretbar sein, bevor man das Kind alleine oder zusammen mit den Eltern einlädt. Bei Jugendlichen ist es demgegenüber meist förderlich, sie bereits zum Erstinterview allein oder mit den Eltern einzubestellen. Schließt man Jugendliche aus, so riskiert man, dass Jugendliche den Untersucher als Anwalt der Eltern betrachten und untergräbt so möglicherweise ihre Bereitschaft zur Zusammenarbeit, dies gilt insbesondere für Jugendliche mit aggressiven oder dissozialen Auffälligkeiten, die meist eine eher geringe Behandlungsmotivation haben und mit der Behandlung eher Befürchtungen auf negative Konsequenzen als Hoffnungen auf Hilfe verbinden.

gemeinsame Exploration kann zum Informationsverlust beitragen

Bei einer *gemeinsamen Exploration* von Eltern und Kind/Jugendlichen kann die Anwesenheit des Kindes/Jugendlichen dazu führen, dass bestimmte Informationen durch die Eltern vorenthalten werden. Besonders wenn aggressive oder dissoziale Verhaltensweisen thematisiert werden, kann das Kind/der Jugendliche sehr schnell das Gefühl entwickeln, auf einer Anklagebank zu sitzen. Häufig kann es dann sinnvoll sein, nach einer kurzen orientierenden gemeinsamen Exploration von Eltern und Kind mit einer getrennten Exploration fortzufahren.

Die Exploration der Eltern beginnt üblicherweise mit der Frage nach dem Vorstellungsanlass und den Erwartungen der Eltern an die Vorstellung des Kindes/Jugendlichen und orientiert sich zunächst an den Beschwerden und Bedürfnissen der Eltern. Eine ausführliche Darstellung dieser ersten Phase ist in den Leitlinien zur Diagnostik psychischer Störungen im Kindes- und Jugendalter (Döpfner et al., 2000) dargestellt. Im Verlauf der weiteren Exploration ist meist ein stärker strukturiertes Vorgehen hilfreich, um alle relevanten Informationen zu erhalten.

Die *Exploration der Erzieher/Lehrer* erfolgt mit Einverständnis der Eltern meist telefonisch oder aber im direkten Kontakt. Sie kann durch
Berichte, Zeugnisse, Klassenarbeiten, Schulhefte, Beurteilungen im
Rahmen von Sonderschulaufnahmeverfahren und durch Fragebogen er-
gänzt werden. Fragebogenverfahren werden in Kapitel 2.1.3 ausführ-   **ergänzende**
lich dargestellt. Im Kindergarten und in der Grundschule, der Sonder-   **Informatio-**
oder Förderschule können Erzieher oder Lehrer das Verhalten des Kin-   **nen**
des meist umfassend beurteilen, in den weiterführenden Schulen mit
Fachlehrersystem ist dies problematischer.

Leitlinie 1:
Exploration der Eltern und der Erzieher/Lehrer oder anderer
Hauptbezugspersonen

1. Rahmenbedingungen für die Exploration der Eltern/Hauptbezugspersonen

- Die Exploration der Eltern dient der Informationssammlung und dem Beziehungsauf-
  bau.
- Soweit möglich, sollten beide Elternteile befragt werden.
- Häufig ist es sinnvoll, Eltern und Kind/Jugendlichen gemeinsam zu befragen.
- Zusätzlich ist es wichtig, die Eltern ohne Anwesenheit des Kindes/Jugendlichen zu be-
  fragen.
- Familienbefragungen mit Geschwistern und anderen Familienangehörigen können
  ebenfalls sehr informativ sein.
- Die Exploration kann sich über mehrere Sitzungen erstrecken.

2. Nach der Exploration des Vorstellungsanlasses, der spontan berichteten
Problematik und der Erwartungen der Eltern, bzw. der Erzieher/Lehrer sollten
in folgenden Bereichen jeweils spezifische Informationen eingeholt werden:

- Aktuelle oppositionelle, aggressive oder dissoziale Symptomatik des Kindes/Jugendli-
  chen (s. L1.1).
- Spezifische psychische Komorbidität und differenzialdiagnostische Abklärung (s. L1.2).
- Spezifische häufig kovariierende psychische Merkmale (s. L1.3).
- Besondere Bindungen, relative Stärken, Kompetenzen, Interessen und positive Eigen-
  schaften des Kindes/Jugendlichen (s. L1.4).
- Familiärer und sozialer Hintergrund (s. L1.5).
- Störungsspezifische Entwicklungsgeschichte des Kindes/Jugendlichen (s. L1.6).
- Einstellungen zur Therapie (s. L1.7).

Leitlinie 1 gibt eine Übersicht über die Bereiche, auf die sich die Exploration der Eltern, Erzieher oder Lehrer erstreckt. Die Eltern werden zu
allen Sektionen exploriert, Erzieher oder Lehrer nur zu ausgewählten
Bereichen. Die Themenbereiche, die ausschließlich bzw. hauptsächlich
für die Exploration der Eltern vorgesehen sind, sind in Leitlinie 1 gekennzeichnet. Die Reihenfolge, in der diese Bereiche angesprochen
werden, ist flexibel und wird von der konkreten Problematik des Kindes

und der Familie sowie der Darstellung der Probleme durch die Eltern beeinflusst. Diese einzelnen Bereiche orientieren sich an der im Leitfaden zur Diagnostik psychischer Störungen im Kindes- und Jugendalter (Döpfner et al., 2000) dargestellten Gliederung. In den folgenden Leitlinien werden die für Kinder und Jugendliche mit aggressiven oder dissozialen Verhaltensauffälligkeiten spezifischen Informationen dargestellt, die im Rahmen dieser Exploration erhoben werden sollten.

Hilfreiche Materialien

– Das *Explorationsschema für Psychische Störungen bei Kindern und Jugendlichen (EPSKI)*, das im Rahmen des Leitfadens zur Diagnostik psychischer Störungen im Kindes- und Jugendalter (Döpfner et al., 2000) beschrieben ist, bildet die Grundlage auch für die Exploration bei aggressiv-dissozialen Verhaltensstörungen. Die Checkliste zur Exploration aggressiv-dissozialer Verhaltensstörungen (CAGDI), die in Kapitel 4 (s. M01, S. 150 f.) abgedruckt ist, ergänzt das Explorationsschema und orientiert sich an den in den Leitlinien 1 dargestellten Explorationsbereichen. Das Explorationsschema und die Checkliste dienen nicht nur zur Exploration der Eltern, sondern können auch für die Exploration des Kindes/Jugendlichen und der Erzieher/Lehrer eingesetzt werden und sie erlauben die Einschätzung des Verhaltens des Kindes/Jugendlichen in der Explorations- und Untersuchungssituation.

L1.1

Leitlinie 1.1:
Exploration der Eltern und der Erzieher/Lehrer zur aktuellen oppositionellen, aggressiven oder dissozialen Symptomatik des Kindes/Jugendlichen

– Auftreten von oppositionellen, aggressiven und dissozialen Symptomen (Diagnose-Checklisten können dabei hilfreich sein).
– Häufigkeit, Intensität und situative Variabilität der Symptomatik:
  – in der Familie gegenüber Eltern, Geschwistern und anderen Familienmitgliedern;
  – im Kindergarten bzw. in der Schule gegenüber Erwachsenen, jüngeren, gleichaltrigen und älteren Kindern/Jugendlichen;
  – im Freizeitbereich und in der Gleichaltrigengruppe.
– Grad der Beeinträchtigung und Belastung des Patienten und vor allem seines Umfeldes durch die Symptomatik im Kindergarten/in der Schule, der Familie und in der Gleichaltrigengruppe.

Im Folgenden werden Erläuterungen und Kommentare zu den einzelnen in den Leitlinien zur Diagnostik aufgeführten Themenbereichen gegeben und die Umsetzung der Leitlinien im Explorationsschema dargestellt.

Exploration der oppositionellen, aggressiven oder dissozialen Symptomatik des Kindes/Jugendlichen

- Zunächst wird das Auftreten von oppositionellen, aggressiven und dissozialen Verhaltensweisen erfragt. Dabei muss es sich um ein über mindestens sechs Monate hinweg andauerndes negativistisches, trotziges, ungehorsames und feindseliges Verhaltensmuster gegenüber Autoritätspersonen (oppositionelles Verhalten) oder um ein ebenfalls mindestens über sechs Monate andauerndes Verhaltensmuster handeln, bei dem die grundlegenden Rechte anderer sowie wichtige altersentsprechende soziale Normen und Regeln verletzt werden.

- Bei der Exploration der Symptomatik ist die Häufigkeit, Intensität und situative Variabilität der Symptomatik zu berücksichtigen. Die Häufigkeit oppositionellen, aggressiven und dissozialen Verhaltens sollte möglichst konkret erfragt werden (Wie oft ist das in den letzten 2 Wochen passiert?). Oppositionelles, aggressives und dissoziales Verhalten kann in den verschiedenen Lebensbereichen (Familie, Kindergarten oder Schule, Gleichaltrigengruppe) erheblich variieren und auch innerhalb eines Lebensbereiches sich gegenüber verschiedenen Bezugspersonen (z.B. Vater, Mutter, Geschwister in der Familie; verschiedene Lehrer in der Schule; bestimmte Gleichaltrige in der Gleichaltrigengruppe) sehr unterschiedlich gestalten. Deshalb ist eine getrennte Erfassung der Symptomatik in den einzelnen Lebensbereichen hilfreich. Die Eltern werden sowohl zur Ausprägung der Symptomatik in der Familie als auch zur Ausprägung in anderen Lebensbereichen exploriert. Diese Angaben der Eltern sollten aber später durch gezielte Explorationen des Kindes/Jugendlichen und von Erziehern oder Lehrern ergänzt werden.
  (Randnotiz: Häufigkeit, Intensität und Variabilität berücksichtigen; getrennte Erfassung unterschiedlicher Lebensbereiche)

- Der Grad der Beeinträchtigung und der Belastung des Kindes/Jugendlichen sowie des Umfeldes durch die Symptomatik sollte ebenfalls erhoben werden. Die Belastung des Patienten ist oft schwer zu beurteilen, weil der Patient seine eigene Belastung durch die Symptomatik häufig verheimlicht. Manche Patienten fühlen sich aber auch durch die Symptomatik nicht belastet, sondern allenfalls durch die Reaktionen des Umfeldes darauf.
  (Randnotiz: Belastung des Kindes und des Umfeldes erheben)

Hilfreiche Materialien

Zur klinischen Beurteilung der aktuellen oppositionellen und aggressiv-dissozialen Symptomatik eignen sich vor allem vier Verfahren:

- *Explorationsschema für Psychische Störungen bei Kindern und Jugendlichen (EPSKI)*, mit Checkliste zur Exploration aggressiv-dissozialer Verhaltensstörungen (CAGDI, s. M01, S. 150 f.);

- die *Diagnose-Checkliste für Störungen des Sozialverhaltens, DCL-SSV* (Döpfner & Lehmkuhl, 2000a), um die Kriterien für eine Diagnose nach ICD-10 oder DSM-IV zu überprüfen (Kap. 3.1.1);

- der *verhaltensanalytische Elternexplorationsbogen* aus dem Training mit aggressiven
  Kindern (Petermann & Petermann, 2005);

- das *Eltern-Interview zur Eltern-Kind-Interaktion, EKI* (Döpfner et al., 2002), um eine
  differenzierte Exploration der spezifischen Problemsituationen in der Familie durchzuführen (Kap. 3.1.2).

Im *Explorationsschema für Psychische Störungen bei Kindern und Jugendlichen (EPSKI)*
können die Leitsymptome bereits in der Sektion Vorstellungsanlass/spontan berichtete
Probleme angesprochen werden. In der Checkliste zur Exploration aggressiv-dissozialer
Verhaltensstörungen (CAGDI) (s. M01, S. 150) wird die Symptomatik unter *1 Aktuelle
oppositionelle, aggressive und dissoziale Problematik* gezielter erhoben. Dabei wird zwischen oppositionellen, aggressiven und dissozialen Symptomen in der Familie, im Kindergarten bzw. in der Schule und im Freizeitbereich bzw. außerhalb von Familie, Kindergarten oder Schule differenziert.

Zur klinischen Beurteilung der Diagnosekriterien für aggressiv-dissoziale Störungen kann
die *Diagnose-Checkliste für Störungen des Sozialverhaltens (DCL-SSV)* herangezogen
werden. Diese Diagnose-Checklisten ist Bestandteil des umfassenden *Diagnostik-Systems
für Psychische Störungen im Kindes- und Jugendalter nach ICD-10 und DSM-IV, DI-
SYPS-KJ* (Döpfner & Lehmkuhl, 2000a), das aus mehreren Diagnose-Checklisten (DCL)
zur klinischen Beurteilung sowie aus Fremdbeurteilungsbogen (FBB) zur direkten Einschätzung von Eltern, Lehrern oder Erziehern und aus Selbstbeurteilungsbogen (SBB) zur
Selbsteinschätzung von Kindern und Jugendlichen besteht (s. Kap. 3.1.3).

Die einzelnen Kriterien werden auf einer vierstufige Antwortskala beurteilt. Die Auswertung der Diagnose-Checklisten erfolgt erstens kategorial mit Hilfe eines Entscheidungsbaumes und zweitens dimensional. Die *dimensionale Auswertung* ist in Kapitel 3 besprochen (s. Kap. 3.1.1). Die *kategoriale Auswertung* erfolgt anhand eines Entscheidungsbaumes. Da sich ICD-10 und DSM-IV zwar kaum in den Symptomkriterien, wohl
aber in den Regeln zur Kombination dieser Symptomkriterien zu Diagnosen unterscheiden, enthalten die Diagnose-Checklisten für ICD-10 und DSM-IV getrennte Entscheidungsbäume, die an die Liste der Symptomkriterien angelegt werden können.

Bei der Erhebung der einzelnen Kriterien für eine Diagnose nach ICD-
10 und DSM-IV sind die Unterschiede zwischen beiden Klassifikati-
onssystemen zu beachten:

- ICD-10 unterscheidet verschiedene Subformen der Störungen des
  Sozialverhaltens
  - Störungen des Sozialverhaltens mit oppositionellem, aufsässigen
    Verhalten (F91.3),
  - auf den familiären Rahmen beschränkte Störungen des Sozialver-
    haltens (F91.0),
  - Störungen des Sozialverhaltens bei vorhandenen sozialen Bindun-
    gen (F91.2),
  - Störungen des Sozialverhaltens bei fehlenden sozialen Bindungen
    (F91.1).
- Demgegenüber unterscheidet DSM-IV nur zwischen
  - der Störung mit oppositionellen Trotzverhalten und der
  - Störung des Sozialverhaltens, die danach weiter differenziert wird,

ob der Störungsbeginn vor oder nach Vollendung des 10. Lebens-
jahres liegt (vgl. Kap. 1.1).

Die Differenzierung nach dem Störungsbeginn ist prognostisch besonders bedeutsam. Daher sollte man diese Unterscheidung klinisch auch
dann treffen, wenn nicht nach DSM-IV, sondern nach ICD-10 diagnostiziert wird.

**Unterschie-
de zwischen
DSM-IV und
ICD-10**

- Ein weiterer grundlegender Unterschied zwischen DSM-IV und ICD-
  10 besteht darin, dass nach ICD-10 Kombinationsdiagnosen für jene
  Störungen vorgesehen sind, die gehäuft gemeinsam auftreten, während nach DSM-IV in diesem Fall Mehrfachdiagnosen vergeben werden. Diese ICD-10-Kombinationsdiagnosen werden ebenfalls in der
  Diagnose-Checkliste für Störungen des Sozialverhaltens wiedergegeben (vgl. Abb. 5):
  - Werden sowohl die Kriterien für eine Hyperkinetische Störung
    (F90.0) als auch für eine Störung des Sozialverhaltens (F92) er-
    füllt, dann wird die Diagnose einer Hyperkinetischen Störung des
    Sozialverhaltens (F90.1) gestellt.
  - Wenn sowohl die Kriterien für eine Störung des Sozialverhaltens
    (F92.0) als auch die Kriterien für eine depressive Störung erfüllt

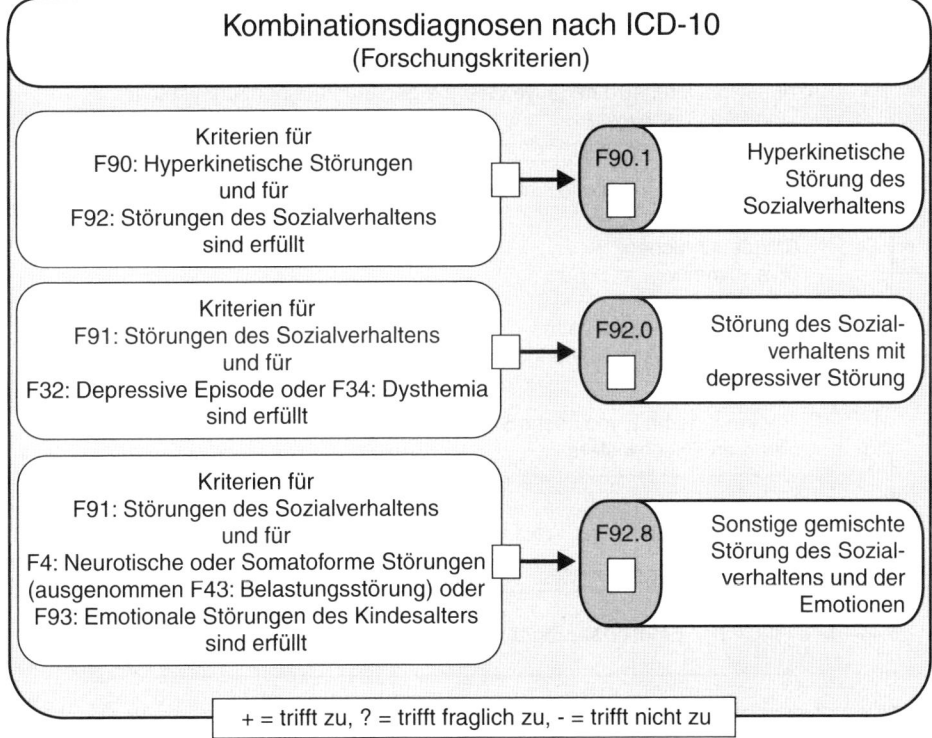

Abbildung 5. Kombinationsdiagnosen nach ICD-10 (aus DCL-SSV; Döpfner & Lehmkuhl, 2000a)

sind, dann ist die Diagnose einer Störung des Sozialverhaltens mit depressiver Störung (F92.0) zu stellen.

– Wenn sowohl die Kriterien für eine Störungen des Sozialverhaltens (F92.0) als auch die Kriterien für eine Neurotische oder Somatoforme Störung (F4, ausgenommen F43 Belastungsstörung) oder für eine Emotionale Störung im Kindesalter (F93) erfüllt sind, dann ist die Diagnose einer Sonstigen gemischten Störung des Sozialverhaltens und der Emotionen (F92.8) zu stellen.

Kombinations-diagnosen nach ICD-10

• Nach ICD-10 kann die Diagnose einer Emotionalen Störung mit Geschwisterrivalität (F 93.3) vergeben werden, bei der oppositionelle und aggressive Verhaltensweisen auftreten können. Abbildung 6 zeigt die Kriterien für diese Diagnose; das DSM-IV sieht diese Diagnose nicht vor, da diese gehäuft mit oppositionellen Verhaltensstörungen einhergeht. Eine Emotionale Störung mit Geschwisterrivalität lässt sich allerdings nur dann diagnostizieren, wenn die negativen Gefühle gegenüber einem unmittelbar jüngeren Geschwister auftreten und innerhalb von sechs Monaten nach der Geburt des Geschwisters begonnen haben. Diese Einschränkungen sind vermutlich wenig hilfreich. Da aber mit der Geschwisterrivalität meist eine oppositionelle

Geschwister-rivalität = oppositionel-les Verhalten

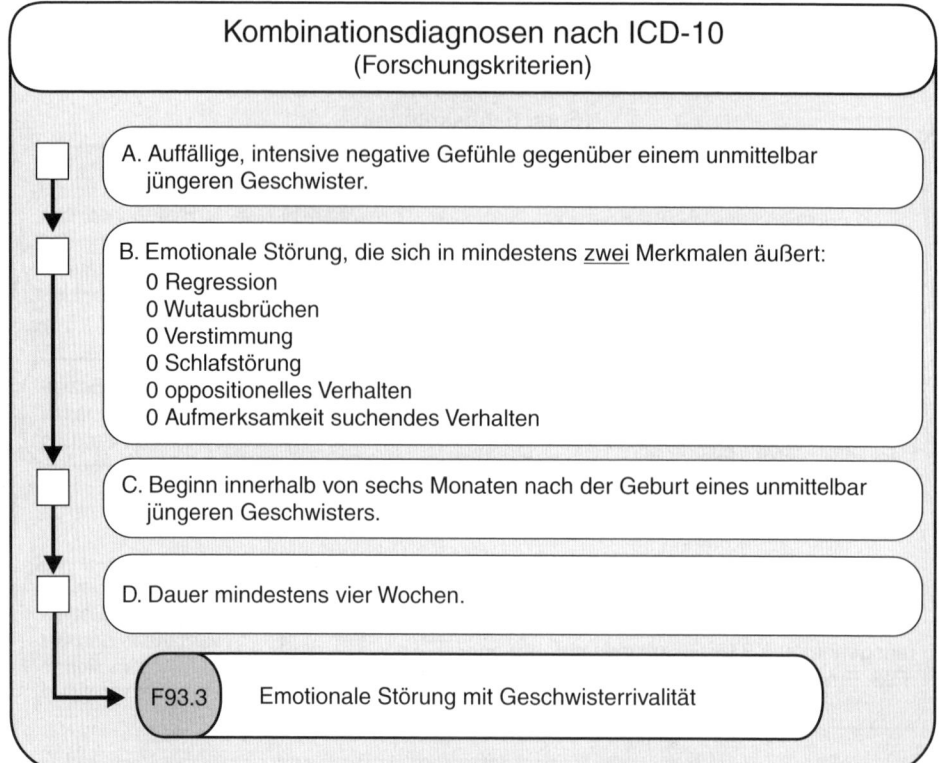

Abbildung 6. Diagnosekriterien einer Emotionalen Störung mit Geschwisterrivalität (F 93.3); aus DCL-SSV (Döpfner & Lehmkuhl, 2000a)

Verhaltensstörung einhergeht, sollte in diesen Fällen nur die oppositionelle Störung diagnostiziert werden.

- Die Diagnose einer Dissozialen Persönlichkeitsstörung (F60.2) ist
  nach ICD-10 schon vor dem Alter von 18 Jahren prinzipiell möglich,
  während die Diagnose einer Antisozialen Persönlichkeitsstörung nach
  DSM-IV erst ab 18 Jahren zulässig ist. Aber auch nach ICD-10 wird
  man nur in sehr vereinzelten Fällen diese Diagnose stellen können.
  Abbildung 7 zeigt die Kriterien für diese Diagnose.

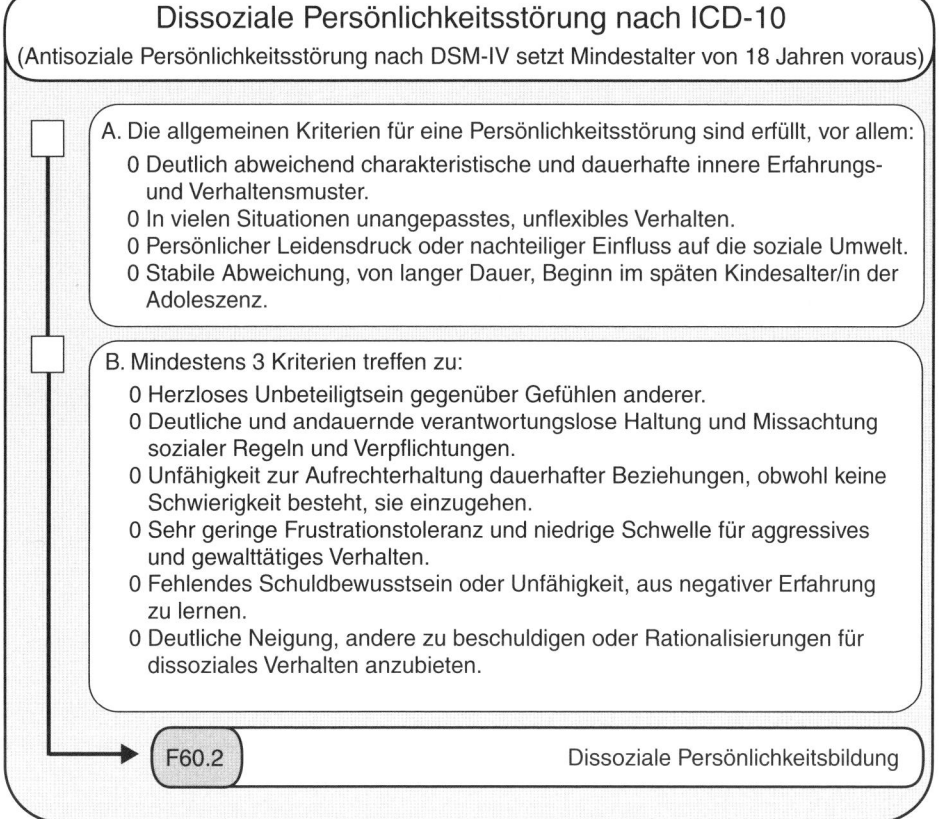

Abbildung 7. Diagnosekriterien für eine Dissoziale Persönlichkeitsstörung (F60.2); aus DCL-SSV
(Döpfner & Lehmkuhl, 2000a)

Im Unterschied zum DSM-IV liegen für das ICD-10 klinisch diagnostische Leitlinien (Dilling et al., 1991) und Forschungskriterien (Dilling et
al., 1994) vor. In den klinisch-diagnostischen Leitlinien sind die einzelnen Diagnosen nicht exakt operationalisiert. Sie lassen dem Diagnosti-
ker deshalb einen weitaus größeren Spielraum als die Forschungskriterien. Dennoch ist es sinnvoll, sich auch in der klinischen Diagnostik an
den eindeutig operationalisierten Forschungskriterien zu orientieren,
wobei der jeweilige Grenzwert für die Vergabe einer Diagnose in der
klinischen Diagnostik unterschritten werden kann.

**ICD-
Forschungs-
kriterien
besser
operationali-
siert**

Hilfreiche Materialien

Ein Hilfsmittel für die klinische Beurteilung der aktuellen oppositionellen oder aggressiven Symptomatik in der Familie ist das *Eltern-Interview zur Eltern-Kind-Interaktion (EKI; Döpfner et al.*, 2002), das anhand eines halbstrukturierten Interviews 17 alltägliche Familiensituationen exploriert, die in Familien mit oppositionell auffälligen Kindern häufig zu Problemen führen (vgl. Kap. 3.1.2). Das Interview ist bei der Vorbereitung von Elternberatung und von Interventionen in der Familie besonders hilfreich, weil es nicht nur des Verhalten erfasst, sondern auch die konkrete Situation, in der das Verhalten stattfindet und die Reaktionen der Eltern auf das Verhalten des Kindes.

L1.2

Leitlinie 1.2
Exploration der Eltern und der Erzieher/Lehrer zur aktuellen spezifischen psychischen Komorbidität und differenzialdiagnostische Abklärung

Im Kindes- und Jugendalter hinsichtlich:

- Hyperkinetische Störungen bzw. Aufmerksamkeitsdefizit-/Hyperaktivitätsstörungen (als komorbide Störung oder als Differenzialdiagnose).
- Hinweise auf umschriebene Entwicklungsstörungen, schulische Leistungsdefizite und auf Teilleistungsschwächen (vor allem als komorbide Störung).
- Hinweise auf Intelligenzminderung (Lernbehinderung oder geistige Behinderung; vor allem als komorbide Störung).
- Tiefgreifende Entwicklungsstörung (vor allem als Differenzialdiagnose).
- Bindungsstörung (vor allem als komorbide Störung).
- Depressive Störung (vor allem als komorbide Störung).
- Angststörung, insbesondere Leistungsängste, Trennungsängste und generalisierte Angststörung (vor allem als komorbide Störung).
- Posttraumatische Belastungsstörung oder Anpassungsstörung (vor allem als Differenzialdiagnose).

Vor allem im Jugendalter zusätzlich hinsichtlich:

- Alkohol-, Nikotin-, Medikamenten- oder Drogenmissbrauch (vor allem als komorbide Störung);
- emotional instabiler Persönlichkeitsstörung (vor allem als Differenzialdiagnose);
- Störung der Impulskontrolle, vor allem Kleptomanie oder Pyromanie (vor allem als Differenzialdiagnose);
- bei sexuellen Übergriffen Störungen der Sexualpräferenz, insbesondere Pädophilie (vor allem als Differenzialdiagnose);
- manischer Episode (vor allem als Differenzialdiagnose);
- schizophrener Störung (vor allem als Differenzialdiagnose).

- *Hyperkinetische Störungen bzw. Aufmerksamkeitsdefizit-/Hyperakti-vitätsstörungen* stellen die am häufigsten auftretende komorbide Störung bei Kindern und Jugendlichen mit aggressiv-dissozialen Verhaltensstörungen dar. Wenn entsprechende Hinweise auf eine solche Störung vorliegen, dann sollte auch die *Diagnose-Checkliste für hyperkinetischen Störungen, DCL-HKS* eingesetzt werden. Liegen beide Störungen vor, dann wird nach ICD-10 eine hyperkinetische Störung des Sozialverhaltens (F90.1) diagnostiziert. Nach DSM-IV werden in diesem Fall zwei Diagnosen vergeben. Bei Jugendlichen mit aggressiv-dissozialen Verhaltensstörungen treten gehäuft Residualsymptome einer hyperkinetischen Störung auf, bei denen vor allem Aufmerksamkeitsstörungen und Impulsivität dominieren. Mitunter sind diese Symptome schwer zu erkennen, weil sie durch verweigerndes Verhalten maskiert werden können. Hyperkinetische Störungen können aber auch als Differenzialdiagnose in Erwägung gezogen werden. Kinder und Jugendliche mit oppositionellen, aggressiven oder dissozialen Verhaltensauffälligkeiten können gegen Arbeiten oder schulische Aufgaben Widerstand leisten, die Anstrengung und Aufmerksamkeit verlangen, da sie Forderungen anderer prinzipiell verweigern und sie zeigen auch impulsive Verhaltenstendenzen, vor allem in sozialen Situationen. **Hyperkinese abklären**

- *Umschriebene Entwicklungsstörungen,* die sich im Vorschulalter meist in Störungen der Sprachentwicklung, der motorischen Entwicklung oder der Entwicklung der visuellen Fähigkeiten äußern und im Schulalter Störungen der Lese-, Rechtschreib- oder Rechenfähigkeit umfassen, treten gehäuft als komorbide Störungen auf. Kinder, die schulisch überfordert sind, können aggressives Verhalten entwickeln. Deshalb ist in der Regel eine Intelligenzdiagnostik zum Ausschluss von schulischer Überforderung und zur Abklärung von schulischen Leistungsdefiziten und Teilleistungsschwächen immer dann unabdingbar, wenn Hinweise auf Störungen der schulischen Leistungsfähigkeit vorliegen (s. Kap. 2.1.3). **Intelligenzdiagnostik durchführen**

- *Intelligenzminderungen* in Form von Lernbehinderung oder geistiger Behinderung kommen ebenfalls sowohl als komorbide Störung oder als Differenzialdiagnose in Betracht. Bei Kindern mit Intelligenzminderung können oppositionell anmutende Verhaltensauffälligkeiten auftreten, wenn sie in einer Überforderungssituation sind und sich dann verweigernd verhalten. Aufgrund einer verminderten Fähigkeit zur Impulskontrolle können gehäuft aggressive Durchbrüche vorkommen. Allerdings kann auch bei lernbehinderten oder geistig behinderten Kindern eine Störung des Sozialverhaltens diagnostiziert werden, wenn die Symptome deutlich stärker ausgeprägt sind, als bei Kindern gleicher Intelligenz.

- *Tiefgreifende Entwicklungsstörung.* Autistische Störungen oder tiefgreifende Entwicklungsstörungen zeichnen sich durch einen grundlegende qualitative Beeinträchtigung der sozialen Interaktion, der Kommunikation und durch begrenzte, repetitive und stereotype Verhaltensmuster, Interessen und Aktivitäten aus. Bei diesen Störungen sind häufig auch aggressive Symptome zu beobachten. In diesen Fäl- **Autismus und Aggression beachten**

len wird die autistische Störung diagnostiziert und keine Störung des
Sozialverhaltens.

- *Bindungsstörungen* können vor allem als komorbide Störungen auftreten. Möglicherweise haben in diesen Fällen Bindungsstörungen
und aggressive Verhaltensstörungen gemeinsame Ursachen in ausgeprägter elterlicher Vernachlässigung, Misshandlung oder Missbrauch.
Beide Störungsformen sind jedoch in der Regel gut voneinander ab-
grenzbar, da oppositionelles oder aggressives Verhalten nicht zu den
Kernsymptomen der Bindungsstörungen gezählt wird.

- Sowohl *depressive Störungen* als auch einzelne depressive Symptome, wie negatives Selbstkonzept oder mangelndes Selbstvertrauen,
traurige Verstimmung oder mangelnder Antrieb sind häufig bei Kindern und vor allem bei Jugendlichen mit aggressiv-dissozialen Störungen festzustellen, vermutlich hauptsächlich als Folge der durch
die aggressiv-dissoziale Symptomatik ausgelösten Frustrationen und
Misserfolge in fast allen Lebensbereichen. Häufig werden diese Symptome übersehen, weil die wesentlich auffälligere aggressiv-dissoziale Symptomatik im Mittelpunkt steht. Wenn sowohl die Kriterien

Kombination mit Depression

für eine Störung des Sozialverhaltens als auch für eine depressive
Episode oder eine dysthyme Störung erfüllt sind, wird nach ICD-10
die Diagnose einer Störung des Sozialverhaltens mit depressiver Störung (F92.0) gestellt. Nach DSM-IV werden in diesem Fall zwei
Diagnosen vergeben. Allerdings ist eine reizbare Verstimmung auch
bei depressiven Störungen festzustellen, ohne jedoch in offen oppositionelle oder aggressive Verhaltensweisen zu münden, wie dies bei
Störungen des Sozialverhaltens der Fall ist.

- *Angststörungen* treten ebenfalls gehäuft bei Kindern und Jugendlichen mit aggressiv-dissozialen Störungen auf, insbesondere in Form
von Leistungsängsten, Trennungsängsten und generalisierten Angststörungen. Allerdings können Kinder mit Angststörungen in ängstigenden Situationen auch aggressiv reagieren. Diese Auffälligkeiten
treten dann aber außerhalb der ängstigenden Situationen nicht auf.
Bei Kindern mit einer Störung mit Trennungsangst können im familiären Kontext ausgeprägt oppositionelle Verhaltensweisen vorkom-

Kombination von Trennungsangst und oppositionellem Verhalten

men. Wenn beide Störungen in deutlicher Ausprägung vorhanden
sind, kann nach ICD-10 die Diagnose einer sonstigen gemischten
Störung des Sozialverhaltens und der Emotionen (F92.8) gestellt
werden. Nach DSM-IV werden in diesem Fall zwei Diagnosen vergeben.

- *Posttraumatische Belastungsstörungen* können nach außergewöhnlichen Belastungen (z. B. auch nach Misshandlung oder Missbrauch)
auftreten und zeichnen sich durch anhaltende Erinnerungen an die
Belastung oder andere typische Belastungsreaktionen aus. Dabei
können auch Reizbarkeit und Wutausbrüche auftreten. Für die Diagnose einer posttraumatische Belastungsstörung müssen aber eindeutige Symptome der Wiedererinnerung, sich wiederholender Träume

oder innerer Bedrängnis in vergleichbaren Situationen nachweisbar sein. Posttraumatische Belastungsstörungen können aber auch als komorbide Störungen bei einer Störung des Sozialverhaltens auftreten.

- Bei einer *Anpassungsstörung* liegt eine identifizierbare psychosoziale Belastung von einem nicht außergewöhnlichen oder katastrophalen Ausmaß vor. Reagiert das Kind auf diese Belastung überwiegend mit aggressiven oder dissozialen Verhaltensweisen, dann kann eine Anpassungsstörung mit vorwiegender Störung des Sozialverhaltens (F43.24) diagnostiziert werden. Allerdings muss die Symptomatik innerhalb eines Monats (bei DSM-IV innerhalb von drei Monaten) nach Beginn der Belastung einsetzen und die Kriterien einer Störung des Sozialverhaltens dürfen nicht erfüllt sein. Bei der Anpassungsstörung dauern die Symptome nicht länger als sechs Monate nach Ende der Belastung oder ihrer Folgen an. Eine Anpassungsstörung kann also auch diagnostiziert werden, wenn die Symptomatik länger als sechs Monate anhält, wenn die Belastung weiterhin andauert; allerdings nur dann, wenn nicht gleichzeitig alle Kriterien einer Störung des Sozialverhaltens erfüllt sind. Kinder mit aggressiv-dissozialer Störung leben allerdings auch häufiger unter psychosozial belastenden Bedingungen. Wenn bei andauernder psychosozialer Belastung die Kriterien für eine aggressiv-dissoziale Symptomatik erfüllt sind, sollte eine Störung des Sozialverhaltens und keine Anpassungsstörung diagnostiziert werden. Liegen sowohl emotionale Symptome als auch aggressiv-dissoziale Verhaltensweisen vor, dann kann die Diagnose einer Anpassungsstörung mit gemischter Störung von Gefühlen und Sozialverhalten (F43.25) gestellt werden.

Anpassungsstörung mit Störung des Sozialverhaltens

Im *Jugendalter* sind zusätzlich weitere Störungen sowohl als komorbide Störungen als auch bei der Differenzialdiagnose zu berücksichtigen.

- *Drogeninduzierte Störungen sowie Substanzmissbrauch* treten bei aggressiv-dissozialen Verhaltensstörungen vor allem als komorbide Störungen auf. Allerdings können unter Drogeneinfluss auch aggressive oder dissoziale Handlungen unternommen werden. In diesem Fall muss eine psychische Störung durch psychotrope Substanzen (F1) diagnostiziert werden.

Drogeneinfluss beachten

- Bei *emotional instabilen Persönlichkeitsstörungen* (in ICD-10 vor allem vom impulsiven Typus, F60.30) treten ebenfalls aggressive und dissoziale Symptome auf. Diese Symptome sind aber in ein umfassendes und stabiles Verhaltens- und Beziehungsmuster eingebettet, das mit hoher Impulsivität, instabilen Beziehungen und Störungen des Selbstbildes einhergeht. Diese Persönlichkeitsstörung kann sowohl nach ICD-10 als auch nach DSM-IV bereits im Jugendalter diagnostiziert werden, allerdings wird man diese Diagnose erst im hohen Jugendalter und mit entsprechender Zurückhaltung stellen. In diesem Fall wird eine Störung des Sozialverhaltens nicht zusätzlich diagnostiziert.

- *Störungen der Impulskontrolle,* vor allem Kleptomanie (F63.2) oder Pyromanie (63.1), kommen im Jugendalter sehr selten vor und sind von einem intensiven Drang zum Feuerlegen oder Stehlen und einem der Tat folgenden Gefühl der Erleichterung gekennzeichnet. In der Regel handelt es sich hierbei um sehr isolierte Symptome, während Stehlen und Brandstiftung im Rahmen einer Störung des Sozialverhaltens gemeinsam mit anderen dissozialen Symptomen auftreten und von den Betroffenen meist auch durchgeführt werden, um sich Vorteile zu verschaffen.

Aggression bei Zwangs- oder Ess- störungen

- Aggressive oder dissoziale Verhaltensweisen können auch im Rahmen von *Zwangs-* oder *Essstörungen* auftreten. Treten beispielsweise aggressive Durchbrüche bei Jugendlichen mit Zwangsstörungen, die an der Durchführung der Zwangshandlung gehindert werden, oder Stehlen von Nahrungsmitteln im Rahmen von Essattacken bei Jugendlichen mit Bulimie auf, so sind diese Symptome im Rahmen der primären Störung zu sehen. Aggressiv-dissoziale Störungen können aber auch als komorbide Störungen auftreten und sollten dann entsprechend diagnostiziert werden.

- Werden aggressive Handlungen in Verbindung mit sexueller Erregung durchgeführt, dann kann auch eine *Störung der Sexualpräferenz,* insbesondere Pädophilie vorliegen. Sexuelle Gewalt kann aber auch im Rahmen von Störungen des Sozialverhaltens ausgeführt werden.

- Im Rahmen einer *manischen Episode* können auch aggressive oder dissoziale Handlungen durchgeführt werden. Wenn diese Handlungen ausschließlich während der manischen Episode erfolgen, dann werden sie nicht gesondert diagnostiziert. Allerdings kann sich bei einem Jugendlichen mit einer Störung des Sozialverhaltens zusätzlich eine Manie entwickeln.

- Liegt eine *schizophrene Störung* vor, in deren Kontext aggressive oder dissoziale Symptome auftreten, dann wird nur die Schizophrenie diagnostiziert, es sein denn, prämorbid lag bereits eine Störung des Sozialverhaltens vor.

Abbildung 8 zeigt zusammenfassend einen differenzialdiagnostischen Entscheidungsbaum, dem die wichtigsten *differenzialdiagnostischen Gesichtspunkte* entnommen werden können.

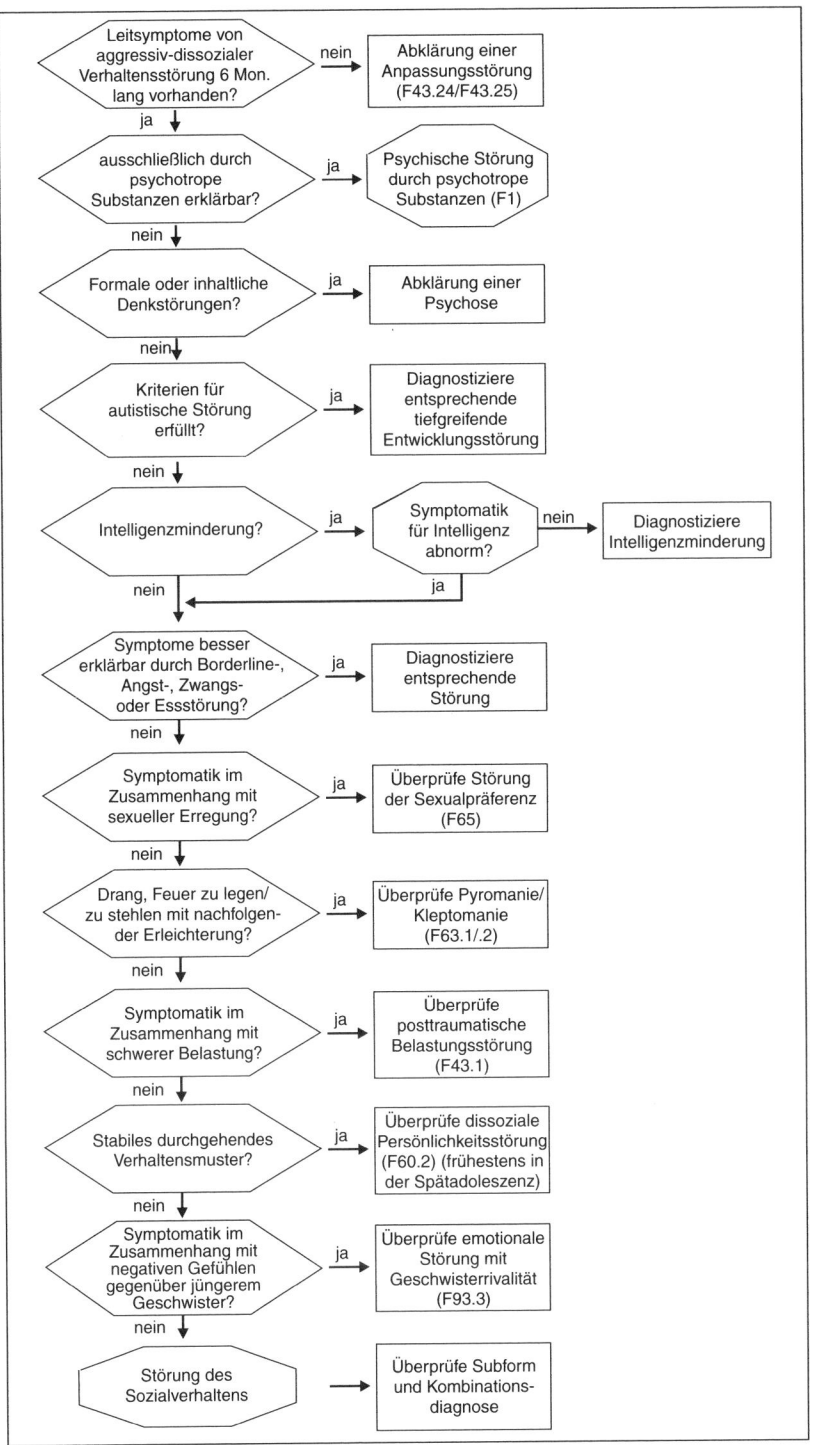

Abbildung 8. Differenzialdiagnostischer Entscheidungsbaum (nach Döpfner, 2000; Döpfner & Petermann, 2004)

Hilfreiche Materialien

Die differenzialdiagnostische Abklärung und die Erhebung komorbider psychischer Störungen und anderer Bedingungen kann mit Hilfe des *Explorationsschemas für Psychische Störungen bei Kindern und Jugendlichen (EPSKI)* und der Checkliste zur Exploration aggressiv-dissozialer Verhaltensstörungen (CAGDI) (s. M01, S. 150 f.) erfolgen. Außerdem können im Rahmen der allgemeinen Diagnostik psychischer Störungen im Kindes- und Jugendalter (vgl. Leitfaden Diagnostik psychischer Störungen; Döpfner et al., 2000a) weitere Instrumente zur klinischen Exploration eingesetzt werden, zum Beispiel:

– Diagnose-Checklisten aus dem *Diagnostik-System für psychische Störungen im Kindes- und Jugendalter nach ICD-10 und DSM-IV, DISYPS-KJ* (Döpfner & Lehmkuhl, 2000a; Beschreibung im Leitfaden zur Diagnostik psychischer Störungen im Kindes- und Jugendalter, Döpfner et al., 2000);

– zusätzlich geben Elternfragebögen, Selbstbeurteilungsfragebögen für Kinder/Jugendliche und Fragebögen für Erzieher oder Lehrer weitere spezifische Hinweise auf komorbide Symptome oder differenzialdiagnostische Aspekte (s. Kap. 2.1.2).

L1.3 Leitlinie 1.3: Exploration der Eltern und der Erzieher/Lehrer zu spezifischen häufig kovariierenden psychischen Merkmalen

– Tendenzen zur Fehlwahrnehmung und Fehlinterpretation sozialer Situationen.
– Mangelnde Fähigkeit Empathie, Vertrauen oder Bindung zu entwickeln.
– Moralische Entwicklung, insbesondere Fähigkeit zur Verantwortungsübernahme und zur Entwicklung von Schuldgefühlen.
– Mangelnde soziale Problemlösefähigkeit (z.B. Entwicklung und Bewertung von Handlungsalternativen, Berücksichtigung von Handlungskonsequenzen).
– Soziale Kompetenzdefizite auf der Verhaltensebene bei der Kontaktaufnahme, der Selbstbehauptung und der Konfliktlösung.
– Mangelnde Fähigkeit zur Affekt- und Impulskontrolle, zum Bedürfnisaufschub und zur Frustrationstoleranz.
– Beeinträchtigte Beziehungen zu Familienmitgliedern, zu Erziehern/Lehrern und zu Gleichaltrigen.

Die Exploration spezifischer kovariierender psychischer Merkmale ist vor allem deshalb wichtig, weil sie mit der Entwicklung von aggressiv-dissozialen Verhaltensauffälligkeiten ursächlich in Verbindung gebracht werden und ihre Veränderung zur Verminderung des aggressiv-dissozialen Verhaltens beitragen kann. Häufig wird die Exploration dieser Merkmale erst im Verlauf der Therapie ausführlich durchgeführt werden können und der Übergang von Exploration und therapeutischer Intervention ist fließend (s. Kap. 2.2). Die Exploration des Patienten kann bei der Erfassung dieser Merkmale valider sein als die der Eltern. Dennoch können Eltern wertvolle Hinweise liefern.

● Tendenzen zur *Fehlwahrnehmung und Fehlinterpretation* sozialer Situationen werden bei Kindern und Jugendlichen mit aggressiv-dissozialen Verhaltensauffälligkeiten gehäuft festgestellt. Sie nehmen eine soziale Situation gehäuft als bedrohlich war, und sie schreiben dem Interaktionspartner häufiger feindselige Motive zu – wenn andere lachen, wird dies schnell als auslachen interpretiert; ein Gerangel beim Verlassen der Schule wird als aggressiver Angriff gewertet. Die Eltern können danach befragt werden, ob sie durch die direkte Beobachtung des Kindes/Jugendlichen oder durch Diskussionen mit dem Kind/Jugendlichen, den Eindruck haben, dass eine solche Fehlwahrnehmung und Fehlinterpretation der sozialen Situation vorliegt (Haben Sie den Eindruck, dass Ihr Kind schnell das Gefühl hat, dass andere ihm gegenüber feindselig eingestellt sind?).

verzerrte Wahrnehmung der Betroffenen

- Eine *mangelnde Fähigkeit Vertrauen oder Bindung zu entwickeln* äußert sich darin, dass das Kind große Schwierigkeiten hat, eine vertrauensvolle Beziehung zu einzelnen Personen aufzubauen und eher dazu neigt, sich zurückzuziehen oder auch sich sehr schnell anderen anvertraut und sich gegenüber verschiedenen auch wenig bekannten Personen unterschiedslos freundlich und zugewandt verhält. Die Bezugsperson hat dann den Eindruck, für das Kind weitgehend austauschbar zu sein. Die Kinder öffnen sich bei Problemen oder bei Trauer nicht ihren wichtigsten Bezugspersonen (oder allen Personen in vergleichbarer Weise). Sie wirken misstrauisch und verschlossen.

Misstrauen oder undifferenzierte Offenheit

- Eine *beeinträchtigte Empathie* (mangelnde Rollenübernahmefähigkeit) zeigt sich in der relativen Unfähigkeit, sich in die Gedanken, Gefühle oder Motive eines anderen hineinzuversetzen. Kinder und Jugendliche mit solchen Beeinträchtigungen zeigen beispielsweise keine oder eine geringe emotionale Beteiligung bei traurigen oder freudigen Ereignissen und nur eine geringe Resonanz auf die Gefühle anderer. Viele dieser Kinder haben auch große Schwierigkeiten, über die eigenen Gefühle zu sprechen. Allerdings können diese Auffälligkeiten auch durch andere Faktoren (z.B. mangelndes Vertrauen, mangelnde Verbalisationsfähigkeit) bedingt sein.

mangelnde Empathie

- In der *moralischen Entwicklung,* insbesondere in der Fähigkeit zur Verantwortungsübernahme und zur Entwicklung von Schuldgefühlen können Defizite vorliegen, die häufig auch mit beeinträchtigter Rollenübernahmefähigkeit korrespondieren. Auch ältere Kinder und Jugendliche können beispielsweise auf die eigenen Vor- und Nachteile einer Handlung fokussiert sein und die Konsequenzen der Handlung für andere nicht beachten; es kann ihnen auch schwer fallen Prinzipien der Fairness und der Verhältnismäßigkeit der Mittel zu erkennen oder zu beachten.

- Eine *mangelnde soziale Problemlösefähigkeit* kann sich in der Schwierigkeit des Kindes oder Jugendlichen äußern, in sozialen Situationen verschiedene Handlungsalternativen zu entwickeln, die Handlungskonsequenzen vorherzusehen, die einzelnen Handlungsmöglichkeiten vor dem Hintergrund der antizipierten Konsequenzen zu bewerten und Handlungspläne zu entwickeln. Diese Fähigkeiten

können meist bei der Exploration des Kindes/Jugendlichen gut überprüft werden (s. Kap. 2.1.2), aber auch Eltern können dazu exploriert werden, beispielsweise indem sie gefragt werden, ob sie den
Eindruck haben, dass ihrem Kind gar keine anderen Lösungsmöglichkeiten in Konfliktsituationen einfallen oder dass es gar nicht die
Konsequenzen seiner Handlung bedenkt.

- *Soziale Kompetenzdefizite auf der Verhaltensebene* bei der Kontaktaufnahme, der Selbstbehauptung und der Konfliktlösung liegen dann
  vor, wenn entsprechende sozial kompetente Verhaltensweisen nicht
  im Verhaltensrepertoire des Kindes enthalten sind. Solche Defizite
  äußern sich immer darin, dass das Kind in entsprechenden sozialen

mangelhafte soziale Kompetenz

  Situationen sich nicht sozial kompetent (aggressiv, sozial unsicher,
  sozial zurückgezogen) verhält. Allerdings lässt sich nicht jedes sozial inkompetente Verhalten auf Kompetenzdefizite zurückführen, weil
  Kinder sich auch aus anderen Gründen nicht sozial kompetent verhalten – z.B. weil sie aggressives Verhalten als erfolgreich erfahren
  oder eine mangelnde Impulskontrolle haben. Soziale Kompetenzdefizite lassen sich ebenfalls in der Exploration und Verhaltensbeobachtung des Kindes oder Jugendlichen besser herausarbeiten, aber
  auch die Eltern oder andere Bezugspersonen können wichtige Hinweise darauf geben. Wenn ein Kind oder Jugendlicher sich in sozialen Situationen (z.B. bei der Kontaktaufnahme oder der Konfliktlösung mit Gleichaltrigen) immer sozial inkompetent verhält, dann ist
  das ein Hinweis auf das Vorliegen von Kompetenzdefiziten. Gelingt
  es dagegen dem Kind oder Jugendlichen, sich in einer entsprechenden Situation gelegentlich sozial kompetent zu verhalten, dann liegen mit hoher Wahrscheinlichkeit keine prinzipiellen Kompetenzdefizite vor.

- Die Fähigkeit zur *Affekt- und Impulskontrolle,* zum Bedürfnisaufschub und zur Frustrationstoleranz ist bei aggressiv auffälligen Kin-

verminderte Frustrations- toleranz

  dern und Jugendlichen häufig vermindert. Diese verminderte Affekt-
  und Impulskontrollfähigkeit kann unmittelbare Ursache für aggressives Verhalten sein. Sie kann sich vor allem in der Situation zeigen,
  in der die aggressive Handlung durchgeführt wird, beispielsweise
  wenn der Fünfjährige nicht warten kann, bis ein Wunsch erfüllt wird
  und dann mit einem Wutausbruch reagiert. Sie kann sich aber auch
  als generalisierte Impulskontrollstörung auch in Situationen äußern,
  in denen keine aggressiven Handlungen durchgeführt werden, beispielsweise wenn das Kind sehr schnell zu begeistern ist, aber auch
  schnell wieder die Lust verliert.

- Beeinträchtigte Beziehungen zu *Familienmitgliedern, zu Erziehern/
  Lehrern und zu Gleichaltrigen* sind bei Kindern und Jugendlichen
  mit aggressiv-dissozialen Auffälligkeiten die Regel, obwohl die meis-
  ten durchaus auch in der Lage sind, zu einzelnen Personen oder
  Gruppen positive und stabile Beziehungen aufzubauen und aufrecht
  zu erhalten. Dies ist vor allem gegenüber jenen Bezugspersonen der

Fall, bei denen das aggressiv-dissoziale Verhalten nicht auftritt. Es ist also durchaus möglich, dass zur Mutter eine sehr belastete Beziehung besteht, zum Vater oder zur Klassenlehrerin aber nicht. Tritt aggressives Verhalten gegenüber Gleichaltrigen auf, dann reagiert der Gleichaltrigenverband, in dem das Verhalten auftritt (Kindergartengruppe, Schulklasse, Sportverein) meist entsprechend ablehnend. Ältere Kinder und Jugendliche mit aggressiv-dissozialem Verhalten neigen dazu, aktiv Gleichaltrige (oder ältere) mit ähnlichem Verhalten zu suchen. Innerhalb dieser devianten Gruppen verhalten sie sich häufig prosozial und unterwerfen sich den Gruppenregeln, als Gruppe verhalten sie sich jedoch gegenüber anderen meist aggressiv oder dissozial und begehen auch delinquente Handlungen, die zu einer höheren Anerkennung in der devianten Gruppe führen können.

Kontakte zu aggressiven Gleichaltrigen

Die Eltern und andere Bezugspersonen sollten daher nach intakten und beeinträchtigten sozialen Beziehungen des Kindes und Jugendlichen exploriert werden. Der Generalisierungsgrad der sozialen Beziehungsstörung ist ein wichtiger Hinweis auf den Schweregrad der Störung und intakte Beziehungen zu nicht-delinquenten Bezugspersonen können in der Therapie genutzt werden.

Generalisierung = Hinweis auf Schweregrad

Wenn sowohl Eltern als auch andere wichtige Bezugspersonen, vor allem Erzieher bzw. Lehrer zu diesen Merkmalen exploriert werden, dann erhält der Untersucher einen guten Überblick über die Ausprägung dieser Merkmale in verschiedenen Lebenssituationen und aus der Perspektive verschiedener Beurteiler. Diese Informationen müssen dann mit den Informationen des Untersuchers aus der Exploration des Kindes/Jugendlichen ergänzt werden (s. Leitlinie L2).

Hilfreiche Materialien

In der *Checkliste zur Exploration aggressiv-dissozialer Verhaltensstörungen (CAGDI)* (s. M01, S. 150 f.) sind die in den Leitlinien genannten Merkmale aufgeführt.

Die Exploration der Eltern und der Erzieher/Lehrer zu besonderen Bindungen, relativen Stärken, Kompetenzen, Interessen und positiven Eigenschaften des Kindes/Jugendlichen orientiert sich im wesentlichen an den im Leitfaden zur Diagnostik psychischer Störungen im Kindes- und Jugendalter (Döpfner et al., 2000) angesprochenen Punkten. Besonders bei Kindern und Jugendlichen mit aggressiv-dissozialen Verhaltensauffälligkeiten sollten recht früh im Verlauf der Exploration die Kompetenzen und positiven Eigenschaften des Kindes oder Jugendlichen exploriert werden, weil damit den Eltern ein Ausstieg aus ihrer (an)klagenden Rolle ermöglicht wird und die Relationen zwischen Problemen und Stärken des Kindes zurecht gerückt werden können (vgl. dazu das Vorgehen von Petermann & Petermann, 2005). Dies ist besonders wichtig, wenn Eltern und Kind gemeinsam exploriert werden, weil damit auch

Kompetenzen und positive Eigenschaften explorieren

das Selbstwertgefühl von Kind und Eltern gefördert werden und zudem wertvolle Informationen über Ressourcen erhoben werden, die möglicherweise genutzt werden können, um die Probleme des Kindes zu vermindern oder zu kompensieren. Leitlinie 1.4 gibt eine Übersicht über die wesentlichen Aspekte.

L1.4

Leitlinie 1.4:
Exploration der Eltern und der Erzieher/Lehrer zu besonderen Bindungen, relativen Stärken, Kompetenzen, Interessen und positiven Eigenschaften des Kindes/Jugendlichen

allgemein:

– Spielvorlieben und Freizeitinteressen alleine oder mit Gleichaltrigen, einschließlich Fernseh- und Computerspielgewohnheiten sowie Ausmaß der elterlichen Kontrolle darüber.

– Spezielle Talente oder Interessen; wenn vorhanden, wie werden sie von der Familie, der Schule oder von Gleichaltrigen beurteilt?

– Andere positive Eigenschaften und Kompetenzen des Kindes/Jugendlichen erfragen (z. B. soziale Attraktivität, Humor, Charme, Begeisterungsfähigkeit, Gerechtigkeitssinn, Sportlichkeit, sprachliche Differenziertheit).

– Religiöse und weltanschauliche Orientierung, Ziele und Zukunftsperspektiven; Übereinstimmung mit den Werten und Erwartungen der Familie (im Jugendalter).

– Auswirkung der Probleme des Kindes auf seine Fähigkeit, seine üblichen Freizeitaktivitäten durchzuführen und zu genießen.

spezifisch:

– Bindungen an Bezugspersonen, die keine aggressiven oder dissozialen Symptome aufweisen.

Neben den in dem Leitfaden zur Diagnostik psychischer Störungen im Kindes- und Jugendalter (Döpfner et al., 2000) angesprochenen Aspekten sollte bei Kindern und vor allem bei Jugendlichen mit aggressiv-dissozialen Verhaltensauffälligkeiten zusätzlich die Bindungen an Bezugspersonen (Erwachsenen oder andere Kinder oder Jugendliche), die keine aggressiven oder dissozialen Symptome aufweisen, exploriert werden, wenn dies nicht schon im Rahmen der Exploration der kovariierenden psychischen Merkmale (s. Leitlinie L1.3) angesprochen wurde.

Hilfreiche Materialien

– Das *Explorationsschema für Psychische Störungen bei Kindern und Jugendlichen (EP-SKI)* und die Checkliste zur Exploration aggressiv-dissozialer Verhaltensstörungen (CAGDI) orientieren sich an dieser Leitlinie.

L1.5 Leitlinie 1.5:
Exploration der Eltern und der Erzieher/Lehrer zum familiären und sozialen Hintergrund

1. Familie (hauptsächlich Elternexploration), neben den in den allgemeinen diagnostischen Leitlinien aufgeführten Punkten, insbesondere hinsichtlich:

– Organisationsgrad der Familie und besondere Ressourcen (sozioökonomischer Status, soziale Unterstützung, Problemlöse- und Konfliktlösefähigkeiten).

– Vergangene und gegenwärtige Belastungen und Krisen in der Familie (inklusive Eheprobleme) und Veränderungen in der Familienzusammensetzung, insbesondere Vorgeschichte in Bezug auf Wechsel von Hauptbezugspersonen (Stief-, Pflegefamilie, Adoption, Heimunterbringung oder andere Maßnahmen der Jugendhilfe).

– Allgemeinem Erziehungsverhalten (Fähigkeit zur Grenzsetzung, Permissivität, Vernachlässigung, übermäßige Strenge).

– Spezifischer Bewältigungsstrategien der Eltern in kritischen Erziehungssituationen (insbesondere erzwingende Interaktionen mit Verstärkung von oppositionellem Verhalten).

– Qualität der Eltern-Kind-Beziehung.

2. Eltern (hauptsächlich Elternexploration)

– Impulsivität und dissozialem Verhalten (einschließlich Delinquenz) der Eltern oder anderer Familienmitglieder; Gewaltanwendung in der Familie einschließlich sexuellem Missbrauch.

– Anderer (früherer oder aktueller) psychischer Störungen der Eltern oder anderer Familienmitglieder, vor allem hyperkinetischer Störung, Drogen-/Medikamentenmissbrauch, Entwicklungs- oder Lernstörungen, Persönlichkeitsstörung, Somatisierungsstörung, Affektstörung.

3. Bedingungen im Wohnumfeld, im Kindergarten/in der Schule und in der Gleichaltrigengruppe, insbesondere hinsichtlich:

– Erhöhter psychosozialer Belastungen (z. B. Armut, Arbeitslosigkeit, sozialer Brennpunkt).

– Integration des Kindes/Jugendlichen in Gruppen (Kindergarten, Schule, Gleichaltrige, Freizeitgruppen) und Qualität der Gleichaltrigenbeziehung.

– Kontakt des Kindes/Jugendlichen zu anderen Kindern/Jugendlichen mit ähnlicher Problematik.

– Belastender Bedingungen im Kindergarten/in der Schule (z. B. Gruppen-/Klassengröße, Anteil verhaltensauffälliger Kinder).

– Ressourcen im Kindergarten/in der Schule (z. B. Kleingruppenunterricht, Kleingruppenbeschäftigung, Integrationsmaßnahmen, Förderunterricht).

– Erzieher-/Lehrer-Kind-Beziehung und Erzieher-/Lehrer-Eltern-Beziehung.

Der Leitfaden zur Diagnostik psychischer Störungen im Kindes- und Jugendalter (Döpfner et al., 2000) gibt ein allgemeines Raster zur Exploration des familiären und sozialen Hintergrundes bei Kindern und Jugendlichen mit psychischen Störungen wieder. Im Rahmen dieses Rasters sollten

bei Kindern und Jugendlichen mit aggressiv-dissozialen Verhaltensauffälligkeiten die in Leitlinie L 1.5 angesprochenen Punkte vor allem in der
Elternexploration thematisiert werden. Die Exploration der Erzieher/Leh-
rer bezieht sich vor allem auf die Bedingungen im Wohnumfeld, im Kin-
dergarten/in der Schule und in der Gleichaltrigengruppe.

Zur Abklärung der *familiären Bedingungen* sollten vor allem folgende
Aspekte berücksichtigt werden:

- Der *Organisationsgrad der Familie* lässt sich beispielsweise durch
  Fragen nach der Aufgabenteilung zwischen den Eltern, nach Aufga-
  ben der Kinder in der Familie oder durch Erfragen des typischen
  Tagesablaufes in der Familie einschätzen. Weitere Ressourcen inner-
  halb und außerhalb der Familie, die zur Bewältigung der Problema-
  tik genutzt werden oder genutzt werden können, sind beispielsweise
  Großeltern oder andere Bezugspersonen (soziale Unterstützung),
  Strukturiertheit der Eltern, finanzielle Möglichkeiten (sozioökono-
  mischer Status) oder besonders herzliche Eltern-Kind-Beziehungen.
  Die allgemeine Problemlöse- und Konfliktlösefähigkeiten in der Fa-
  milie sollten ebenfalls angesprochen werden (z. B. Wie gut gelingt es
  Ihnen in der Familie, Probleme zu lösen? Gibt es Probleme in der
  Familie, die Sie bislang nicht lösen konnten? Was haben Sie bisher
  gemacht, um diese Probleme zu lösen?)

- Vergangene und gegenwärtige *Belastungen und Krisen* in der Familie (z. B. Eheprobleme, Probleme mit anderen Familienmitgliedern
  oder mit Verwandten und Nachbarn) und Veränderungen in der Familienzusammensetzung, insbesondere Vorgeschichte hinsichtlich
  des Wechsels von Hauptbezugspersonen, beispielsweise Aufnahme
  des Kindes in eine Stief- oder Pflegefamilie, Adoption oder Heimunterbringung. Neben den Belastungen sollten auch die Reaktionen des
  Kindes darauf erfragt werden.

- Das *allgemeine Erziehungsverhalten*, insbesondere die Klarheit der
  Eltern in der Festlegung von Familienregeln oder Hinweise auf eine
  weitgehende Permissivität, die Anwendung von positiver Zuwendung
  und von Belohnung sowie von negativen Konsequenzen (angemessene Konsequenzen oder übermäßige Strenge) in der Erziehung sollte genau exploriert werden. Ob eine ausgeprägte Vernachlässigung
  oder eine Misshandlung vorliegt, lässt sich meist aus der bisherigen
  Exploration, vor allem zum Erziehungsverhalten abschätzen, kann
  aber auch gezielt erfragt werden (Wie viel Zeit haben Sie für Ihr
  Kind? Haben Sie den Eindruck, dass Sie sich nicht genügend um Ihr
  Kind kümmern können? Haben Sie das Kind schon einmal so sehr
  bestraft, dass es Ihnen später leid tat? Welche körperlichen Strafen
  wenden Sie an?).

- Besonders wichtig sind die *spezifischen Bewältigungsstrategien* der
  Eltern in kritischen Erziehungssituationen. Diese lassen sich am besten explorieren, wenn Sie sich typische Problemsituationen (z. B.

**Aufgaben-
teilung in der
Familie**

**familiäre
Belastungen
und Krisen**

macht keine Hausaufgaben; kommt zu spät nach Hause) und den üblichen Ablauf schildern lassen. Dabei sollte vor allem darauf geachtet werden, ob sich gegenseitig erzwingende Interaktionen mit (negativer) Verstärkung von oppositionellem oder aggressivem Verhalten (durch „nachgeben") entwickeln. Wichtig ist aber auch zu erfragen, ob das Kind in üblicherweise kritischen Situationen gelegentlich auch angemesseneres Verhalten zeigt und wie die Eltern darauf reagieren.

typische Alltags-situationen aufgreifen

- Hinweise auf die *Qualität der Eltern-Kind-Beziehung* lassen sich einerseits aus der Beobachtung der Eltern-Kind-Interaktion während der Exploration erschließen und auch aus der Art und Weise, in der die Eltern über die Problematik ihres Kindes berichten. Andererseits kann die Wärme in den familiären Beziehungen auch direkt exploriert werden (z. B.: Gibt es Situationen, in denen Sie sich über Ihr Kind freuen können? Erleben Sie das Kind fast nur noch als belastend?).

Eltern-Kind-Beziehung klären

Bei der Eigenanamnese der *Eltern* sollten vor allem folgende Punkte angesprochen werden:

- Impulsivität und dissoziales Verhalten (einschließlich Delinquenz) der Eltern oder anderer Familienmitglieder; Gewaltanwendung in der Familie einschließlich sexuellem Missbrauch.

Eigen-anamnese der Eltern

- Frühere oder aktuelle psychische Störungen der Eltern oder anderer Familienmitglieder, vor allem hyperkinetische Störung, Drogen-/Medikamentenmissbrauch, Entwicklungs- oder Lernstörungen, Persönlichkeitsstörung, Somatisierungsstörung, Affektstörung.

Bei der Exploration der Bedingungen *im Wohnumfeld, im Kindergarten/in der Schule und in der Gleichaltrigengruppe* sind neben den Angaben der Eltern auch die Informationen von Erziehern oder Lehrern von Bedeutung. Bei Kindern mit aggressiv-dissozialen Verhaltensauffälligkeiten sind insbesondere folgende Aspekte zu beachten:

- Erhöhte *psychosoziale Belastungen,* beispielsweise durch Armut, Arbeitslosigkeit, Leben in einem sozialen Brennpunkt.
- Die *Integration des Kindes/Jugendlichen* in verschiedene Gruppen im Kindergarten bzw. in der Schule, aber auch die Integration in andere Gleichaltrigengruppen, beispielsweise in der Nachbarschaft oder in Freizeitgruppen. Dazu gehört auch die Frage nach guten Freunden und nach der Dauerhaftigkeit freundschaftlicher Beziehungen.
- *Kontakt des Kindes/Jugendlichen zu anderen Kindern/Jugendlichen mit ähnlicher Problematik.* Kinder und vor allem Jugendliche mit aggressiv-dissozialen Verhaltensauffälligkeiten tendieren dazu, sich an andere (oft auch ältere) Kinder und Jugendliche mit ähnlicher Problematik zu binden (s. Leitlinie L1.3). Dieses Risiko ist umso höher, je stärker die soziale Belastung im Wohnumfeld ist und je mehr Kinder und Jugendliche mit dieser Problematik dort leben (oder in die gleiche Schule gehen).

Kontakt mit aggressiven Kindern

- *Belastende Bedingungen im Kindergarten/in der Schule*, wie Gruppen-/Klassengröße oder der Anteil verhaltensauffälliger Kinder sollten ebenfalls eruiert werden.

- Zu den *Ressourcen im Kindergarten/in der Schule* zählen die Möglichkeit zu Kleingruppenunterricht oder Kleingruppenbeschäftigung, Integrationsmaßnahmen und Förderunterricht.

Beziehung zu außer-familiären Bezugspersonen

- Die Beziehung zwischen Erzieher/Lehrer und Kind aber auch die Beziehung zwischen Erzieher/Lehrer und den Eltern ist häufig sehr belastet. Häufig haben Eltern, deren Kinder mit Problemen im Kindergarten/in der Schule kämpfen, das Gefühl, dass die Erzieher/Lehrer ihr Kind nicht mögen und nicht selten entwickelt sich neben der belasteten Eltern-Kind- und Lehrer-Kind-Beziehung auch noch eine angespannte Lehrer-Eltern-Beziehung. Positive Beziehungen zwischen Erzieher/Lehrer und Kind oder zwischen Erzieher/Lehrer und den Eltern sind eine wichtige Ressource, die in der Therapie genutzt werden sollte.

Hilfreiche Materialien

- Das *Explorationsschema für Psychische Störungen bei Kindern und Jugendlichen (EPSKI)* listet die allgemeinen Aspekte auf und in der Checkliste zur Exploration aggressiv-dissozialer Verhaltensstörungen (CAGDI) (s. M01, S. 150 f.) sind die in den Leitlinien genannten spezifischen Aspekte aufgeführt.

- Der *verhaltensanalytische Explorationsbogen* aus dem Training mit aggressiven Kindern (Petermann & Petermann, 2005) erfasst besonders differenziert die soziale Situation des Kindes und konkrete Familienkonflikte.

- Spezielle Fragebogen und Testverfahren zur Familiendiagnostik werden in Kapitel 2.6 beschrieben.

- Aktuelle assoziierte psychosoziale Umstände lassen sich nach der von Poustka und Mitarbeitern (1994) publizierten Übersetzung der Achse 5 des Multiaxialen Klassifikationsschemas für psychiatrische Erkrankungen im Kindes- und Jugendalter (ICD-10; Remschmidt et al., 2000) beurteilen und kodieren (genauere Ausführungen im Leitfaden zur Diagnostik psychischer Störungen im Kindes- und Jugendalter; Döpfner et al., 2000).

- Für eine differenzierte Exploration der Eltern-Kind-Interaktionen kann das *Elterninterview zur Eltern-Kind-Interaktion (EKI)* (s. Kap. 3.1.2) genutzt werden.

L1.6   Leitlinie 1.6:
Exploration der Eltern und der Erzieher/Lehrer zur störungsspezifischen Entwicklungsgeschichte des Kindes/Jugendlichen (hauptsächlich Elternexploration)

- Schwangerschafts-/Geburtskomplikationen (insbesondere Alkohol- oder Drogenabusus, Infektionen, Medikamenteneinnahme der Mutter während der Schwangerschaft); Komplikationen in der Neugeborenenperiode und Verzögerungen in der frühkindlichen Entwicklung (Elternexploration).

– Verzögerungen in der Körperkoodination, der Fein- und Visuomotorik, des Sprachverständnisses und der sprachlichen Differenziertheit im Kleinkind- und Kindergartenalter (Elternexploration).
– Ungünstige Temperamentsmerkmale im Säuglingsalter und Bewältigung der daraus resultierenden Belastungen durch die Bezugspersonen (Elternexploration).
– Beziehungsabbrüche, Bindungsverhalten und Bindungsstörung (z. B. bei Depression oder Substanzmissbrauch der Mutter).
– Hyperkinetisches oder impulsives Verhalten.
– Misshandlung oder sexueller Missbrauch (als Opfer oder als Täter).
– Beginn der oppositionellen, aggressiven oder dissozialen Symptome und damalige psychosoziale Bedingungen sowie Reaktionen der Bezugspersonen (hauptsächlich Elternexploration).
– Verlauf der Symptomatik (konstant, fluktuierend, Beeinflussung durch andere Belastungen).

Die Erfassung der störungsspezifischen Entwicklungsgeschichte des Kindes/Jugendlichen baut auf der allgemeinen Anamnese auf, wie sie im Rahmen des Leitfadens zur Diagnostik psychischer Störungen im Kindes- und Jugendalter beschrieben werden (Döpfner et al., 2000). Dieser Bereich wird hauptsächlich mit den Eltern exploriert. Erzieher oder Lehrer können meist nur für einen begrenzten Zeitraum Informationen geben, die jedoch besonders hilfreich sein können. Bei Kindern oder Jugendlichen mit aggressiv-dissozialen Störungen sind folgende Aspekte besonders zu beachten:

• *Schwangerschafts-/Geburtskomplikationen und Komplikationen in der Neugeborenenperiode* (z. B. Neugeborenenkrämpfe) treten bei diesen Kindern nicht notwendigerweise auf, dennoch können sie bei der Entwicklung der Störung eine Rolle spielen. Bei den Schwangerschafts-/Geburtskomplikationen sollte insbesondere auf Alkohol- oder Drogenabusus, Infektionen, Medikamenteneinnahme der Mutter während der Schwangerschaft geachtet werden. Verzögerungen in der frühkindlichen Entwicklung (z. B. beim Sitzen, Krabbeln, Laufen, erste Worte, Sauberkeit) müssen ebenfalls nicht notwendigerweise vorkommen, sie treten häufiger bei Kindern mit aggressiv-dissozialen Störungen auf und können Hinweise auf mögliche aktuelle Entwicklungsstörungen geben, die genauer abgeklärt werden müssen. Häufig lassen sich Entwicklungsverzögerungen auch erst im Kindergartenalter spezifischer erfassen, wenn sie sich in Verzögerungen bei der Körperkoordination, der Fein- und Visuomotorik, des Sprachverständnisses und der sprachlichen Differenziertheit äußern.

Komplikationen: Schwangerschaft und Geburt

• *Ungünstige Temperamentsmerkmale und Regulationsstörungen* können im Säuglingsalter häufiger auftreten. Auch sie müssen nicht notwendigerweise vorhanden sein, sie stellen aber häufig den Beginn von Eltern-Kind-Interaktionsproblemen dar, welche wiederum die Ausprägung der aggressiv-dissozialen Symptomatik beeinflussen können. Daher sollten Schlafprobleme, Störungen der Nahrungsaufnahme, häufiges Schreien, Koliken, Unruhe im Säuglingsalter und die Belastungen der Eltern dadurch differenziert erhoben werden.

- *Beziehungsabbrüche* (z. B. durch den Wechsel von Hauptbezugspersonen), *Auffälligkeiten im Bindungsverhalten und Bindungsstörungen* (z. B. in Form mangelnder Bereitschaft des Kindes oder der Bezugspersonen, Bindungen einzugehen) treten gehäuft im Vorfeld der Entwicklung von aggressiv-dissozialen Verhaltensauffälligkeiten auf. Die Entwicklung solcher Bindungsstörungen kann auch durch psychische Störungen der Bezugspersonen unterstützt werden (z. B. bei Depression oder Substanzmissbrauch der Mutter).

- *Hyperkinetisches oder impulsives Verhalten* gilt als Risikofaktor für die Entwicklung von aggressiv-dissozialen Verhaltensauffälligkeiten (vgl. Kap. 1) und sollte daher erfragt werden. Bei Jugendlichen mit aggressiv-dissozialen Verhaltensauffälligkeiten ist es möglich, dass hyperkinetische Auffälligkeiten zwar aktuell nicht mehr vorliegen (oder nur schwer erkennbar sind), aber in der Vorgeschichte die Entwicklung aggressiv-dissozialer Verhaltensauffälligkeiten deutlich beeinflusst haben.

- Kinder und Jugendliche mit aggressiv-dissozialen Verhaltensauffälligkeiten sind häufiger Opfer von *körperlicher Misshandlung* oder von *sexuellem Missbrauch*. Daher sollten diese Möglichkeiten auch bei der Eingangsexploration zumindest vorsichtig angesprochen werden (Ist das Kind schon einmal sehr geschlagen worden oder hat es in anderer Weise Gewalt erfahren? Ist das Kind schon einmal zu sexuellen Handlungen gezwungen worden?). Da Kinder und Jugendliche mit aggressiv-dissozialen Verhaltensauffälligkeiten auch gehäuft dazu neigen, andere körperlich zu misshandeln oder sexuelle Gewalt auszuüben, sollte auch dies erfragt werden. Dies ist aber üblicherweise schon im Rahmen der Abklärung der Diagnose erfolgt.

- Der *Beginn der oppositionellen, aggressiven oder dissozialen Symptome* sollte gezielt erfragt werden. Die Unterscheidung zwischen Kindern mit frühem Störungsbeginn (vor dem Alter von 10 Jahren) und spätem Beginn hat eine prognostische Relevanz (je früher der Beginn, umso ungünstiger). Initial entwickeln sich meist oppositionelle und aggressive Verhaltensauffälligkeiten in der Familie (gegenüber Eltern, Geschwister) oder der Nachbarschaft, die dann auf andere Lebensbereiche übergreifen können (Kindergarten, Schule, Freizeitgruppen). Auch dissoziale Auffälligkeiten (Lügen, Stehlen), die sich meist nach oppositionellen und aggressiven Auffälligkeiten entwickeln (vgl. Kap. 1), werden häufig zunächst im familiären Kontext beobachtet bevor sie auch andere Lebensbereiche betreffen. Die psychosozialen Bedingungen, insbesondere Belastungen bei Symptombeginn sowie die Reaktionen der Bezugspersonen auf die Entwicklung der Symptomatik, sollten möglichst genau abgeklärt werden.

- Die Exploration des *Verlaufs der Symptomatik* gibt weitere wichtige Hinweise, beispielsweise die Änderung des Symptombildes (oppositionelles, aggressives, dissoziales Verhalten); Schwankungen in der Symptomintensität und damit einhergehende Veränderungen (z. B. psychosoziale Belastungen, Entlastungen, Umzug, Änderung der Zusammensetzung der Familie).

Hilfreiche Materialien

– Das *Explorationsschema für Psychische Störungen bei Kindern und Jugendlichen (EPSKI)* listet die allgemeinen Aspekte auf und in der Checkliste zur Exploration aggressiv-dissozialer Verhaltensstörungen (CAGDI) (s. M01, S. 150 f.) sind die in den Leitlinien genannten spezifischen Aspekte aufgeführt.

L1.7 Leitlinie 1.7: Exploration der Eltern und der Erzieher/Lehrer zu Einstellungen zur Therapie

Entsprechend dem Leitfaden zur Diagnostik psychischer Störungen im Kindes- und Jugendalter:

– Bisherige Versuche des Kindes/Jugendlichen selbst und der Familie sowie des Kindergartens/der Schule zur Bewältigung der Problematik und ihre Ergebnisse.
– Vorbehandlungen einschließlich vorangegangener Maßnahmen der Jugendhilfe.
– Vorstellungen der Eltern, Erzieher/Lehrer und des Kindes/Jugendlichen zu den Ursachen der Störung (Störungskonzepte).
– Therapieerwartungen der Eltern, Erzieher/Lehrer und des Kindes/Jugendlichen.
– Bereitschaft der Eltern, Erzieher/Lehrer und des Kindes/Jugendlichen zur aktiven Mitarbeit.
– Behandlungsziele der Eltern, Erzieher/Lehrer und des Kindes/Jugendlichen (Zielsymptome).

Die Exploration der Eltern und der Erzieher/Lehrer zu den Einstellungen zur Therapie orientiert sich im wesentlichen an den Punkten, die in Leitlinie L 1.7 zusammengefasst sind. Eltern, Erzieher und Lehrer von Kindern mit aggressiv-dissozialen Verhaltensauffälligkeiten stehen meist unter einem erheblichen Leidensdruck und verknüpfen mit der Vorstellung des Kindes häufig klare Erwartungen oder große Hoffnungen. Die Erwartungen der Bezugspersonen können aber heftig differieren und unterscheiden sich meist deutlich von den Erwartungen des Kindes/Jugendlichen. Häufig berichten Eltern, sie hätten schon alles probiert und nichts habe geholfen. Allerdings werden solche Interventionen häufig nur unsystematisch oder zu kurz durchgeführt. Bisherige ärztliche oder psychologische Behandlungsmaßnahmen einschließlich ihrer Ergebnisse sollten erfragt werden. Es ist auch wichtig festzuhalten, welche Einstellung Kind und Eltern zu diesen früheren Versuchen haben. Mit Einverständnis der Eltern können Behandlungsberichte eingeholt werden.

Leidensdruck der Bezugspersonen

**Störungs-
konzepte
und
Therapie-
erfahrungen
erfragen**

Die Vorstellungen der Eltern, Erzieher oder Lehrer über die Ursachen der Störung *(Störungskonzepte)* können von organischen Konzepten (Hirnschädigung, Vererbung) bis zu ausschließlich psychosozialen Verursachungskonzepten (falsche Erziehung, Eheprobleme) reichen. Störungskonzepte können mehr oder weniger verfestigt sein. Aus den Störungskonzepten und den bisherigen Therapieerfahrungen lassen sich häufig die *Therapieerwartungen* ableiten. Die Exploration der Therapieerwartungen ist für die Therapieplanung von besonderer Bedeutung, weil starke Diskrepanzen zwischen den Therapieerwartungen der Eltern, Erzieher oder Lehrer und der Therapieplanung des Therapeuten zum Therapieabbruch führen können, wenn sie nicht angesprochen und vermindert werden.

**Therapie-
motivation
klären**

Die Bereitschaft der Eltern, Erzieher/Lehrer und des Kindes/Jugendlichen zur aktiven Mitarbeit *(Therapiemotivation)* bei verschiedenen Interventionsmöglichkeiten sollte abschließend erfragt werden. Die Behandlungsziele der Eltern, Erzieher/Lehrer und des Kindes/Jugendlichen sollten angesprochen werden. Endgültig vereinbart werden diese Ziele jedoch erst nach Abschluss der gesamten Diagnostik im Rahmen der Behandlungsplanung.

Die *Behandlungsziele* beziehen sich meist auf die Verminderung von umschriebenen Zielsymptomen, sie können aber auch die Verbesserung familiärer Beziehungen umfassen. Wichtig ist, dass die Ziele so formuliert sind, dass sie konkret überprüfbar sind. Die Konkretisierung sollte sich auf die Situation und auf die Häufigkeit und/oder Intensität beziehen, mit der das Verhalten in den Situationen auftritt. Eine Konkretisierung der Situation gelingt nicht immer, sollte aber nach Möglichkeit angestrebt werden, weil situationsunabhängig definierte Verhaltensprobleme im allgemeinen schwieriger zu behandeln sind. Konkrete Beschreibungen wären zum Beispiel:

Kasten 12. Beispiele für die Formulierung konkreter Verhaltensprobleme des Kindes, die durch die Behandlung vermindert werden sollen

---

- Beachtet folgende Regeln in der Familie so gut wie nie: Straßenschuhe ausziehen, Hände vor dem Essen waschen, Spielsachen nicht im Wohnzimmer und der Küche liegen lassen.
- Kommt nicht pünktlich nach Hause, sondern bleibt bis zu zwei Stunden länger weg.
- Bekommt jeden Tag mindestens zwei heftige Wutausbrüche, wirft dann mit Gegenständen um sich und schreit bis zu einer halben Stunde lang.
- Unterschlägt Hausaufgaben und Ergebnisse von Klassenarbeiten und fälscht die Unterschrift.
- Hat auf dem Schulhof mehrmals pro Woche heftige körperliche Auseinandersetzungen mit andern Kindern und Jugendlichen. Es vergeht kaum eine Woche, ohne dass sich Eltern dieser Kinder deswegen beschweren.

In der Regel sollten nicht mehr als vier Verhaltensprobleme für die Behandlung definiert werden. Falls Sie mehr als vier Problembereiche vorläufig definiert und abgegrenzt haben, besprechen Sie mit den Eltern, welche der problematischen Verhaltensweisen am stärksten belastend sind und welche diejenigen sind, die es vordringlich zu verändern gilt.

Hilfreiche Materialien

– Das *Explorationsschema für Psychische Störungen bei Kindern und Jugendlichen (EPSKI;* Döpfner et al., 2000) orientiert sich an dieser Leitlinie.

– Die definierten Verhaltensprobleme können in einen individuellen Problembeurteilungsbogen (PROBO) eingetragen werden, der von den Eltern, Erziehern oder Lehrern regelmäßig beurteilt wird (vgl. Abb. 9). Ein Schema für den Problembeurteilungsbogen ist im Leitfaden zur Diagnostik psychischer Störungen im Kindes- und Jugendalter abgedruckt (Döpfner et al., 2000).

– Aus diesen Problemdefinitionen können anhand des Zielbeurteilungsbogens (ZIEBO) konkrete Therapieziele in mehreren Schritten abgeleitet werden. Ein Schema für den Zielbeurteilungsbogen ist im Leitfaden zur Diagnostik psychischer Störungen im Kindes- und Jugendalter abgedruckt. Abbildung 10 zeigt beispielhaft die Formulierung von Therapiezielen anhand dieses Bogens.

Problembeurteilungsbogen PROBO

für: *Thomas*

Beurteiler: *Mutter*

Beurteilen Sie bitte für die vergangene Woche:

1. wie häufig das beschriebene Problemverhalten aufgetreten ist,
2. wie belastend oder beeinträchtigend Sie das Problemverhalten empfunden haben.

	Problemverhalten	wie häufig trat das Problemverhalten auf?						wie belastend war das Problem?									
		nie	ein-mal	2–3 Mal	täg-lich	mehrm. tägl.	stän-dig	kein Problem									es hätte nicht schlimmer sein können
		0	1	2	3	4	5	0	1	2	3	4	5	6	7	8	9
1	Wutausbruch mit Schreien und sich auf den Boden werfen	0	1	⊗2	3	4	5	0	1	2	3	4	5	6	7	⊗8	9
2	Geht abends bei Aufforderung nicht ins Bett, reagiert erst, wenn ich ihn richtig anschreie	0	1	2	3	⊗4	5	0	1	2	3	4	5	⊗6	7	8	9
3	Hat Streit mit Schwester und schlägt sie	0	1	2	⊗3	4	5	0	1	2	3	4	5	6	⊗7	8	9
4		0	1	2	3	4	5	0	1	2	3	4	5	6	7	8	9
5	Wie problematisch war das Verhalten des Kindes insgesamt?	0	1	2	3	4	5	0	1	2	3	4	5	6	7	⊗8	9

Abbildung 9. Beispiel Problembeurteilungsbogen

Zielbeurteilungsbogen ZIEBO

für: Thomas

Beurteiler:

Ziel		Therapiewochen						
		1. Woche	2. Woche	6. Woche	10. Woche	13. Woche	20. Woche	24. Woche
+3	erheblich verbessert, eigentlich kein Problem mehr: überhaupt keine Wutausbrüche mehr, selbst wenn er sehr gereizt wird.							
+2	deutlich verbessert: Keine heftigen Wutausbrüche mehr, beruhigt sich schnell						X	X
+1	etwas verbessert: Wutausbrüche noch mehrmals pro Woche, aber meist nicht mehr so heftig			X	X	X		
0	unverändert: Mehrmals pro Woche heftige Wutausbrüche, die bis zu 30 Min. andauern, ist kaum zu beruhigen, wirft sich auf den Boden, wirft mit Gegenständen.	X	X					
-1	verschlechtert: Es vergeht kaum ein Tag ohne massive Wutausbrüche, schlägt dann auch Eltern							
Datum								

Abbildung 10. Beispiel Zielbeurteilungsbogen

2.1.2 Exploration, Verhaltensbeobachtung und psychopathologische Beurteilung des Kindes/ Jugendlichen

L2	**Leitlinie 2** **Exploration und psychopathologische Beurteilung des Kindes/ Jugendlichen**

1. Explorationsbereiche, vor allem:

– Spielerische Kontaktaufnahme, Klärung des Zwecks der Exploration und Exploration zu Aktivitäten, Talenten und Interessen des Kindes/Jugendlichen.
– Vorstellungsanlass und Erwartungen des Kindes/Jugendlichen.
– Wichtigste Lebensbereiche (Familie, Kindergarten/Schule, Freizeit, Gleichaltrige).
– Spontan berichtete Problematik des Kindes/Jugendlichen.
– Aktuelle oppositionelle, aggressive oder dissoziale Symptomatik des Kindes/Jugendlichen (entsprechend Leitlinie L1.1).
– Spezifische psychische Komorbidität und differenzialdiagnostische Abklärung (entsprechend Leitlinie L1.2).
– Spezifische häufig kovariierende psychische Merkmale (entsprechend Leitlinie L1.3).
– Familiärer und sozialer Hintergrund (entsprechend Leitlinie L1.5).
– Störungsspezifische Entwicklungsgeschichte (entsprechend Leitlinie L1.6).
– Einstellungen zur Therapie (entsprechend Leitlinie L1.7).
– Andere psychische Auffälligkeiten des Kindes/Jugendlichen.
– Belastende Lebensereignisse und traumatische Erfahrungen.

2. Psychopathologische Beurteilung, vor allem hinsichtlich:

– Interaktionsverhalten.
– Aggressiv-dissoziales Verhalten.
– Intelligenz, Entwicklungsstörungen und schulische Fertigkeiten.
– Aktivität und Aufmerksamkeit.
– Angst und Zwang.
– Stimmung und Affekt.
– Denken und Wahrnehmung.
– Gedächtnis, Orientierung und Bewusstsein.

Exploration

Der allgemeine Rahmen, die konkreten Ziele und Methoden der Exploration des Kindes/Jugendlichen, wurde im Leitfaden zur Diagnostik psychischer Störungen im Kindes- und Jugendalter (Döpfner et al., 2000) ausführlich dargestellt. Die Exploration des Kindes/Jugendlichen sollte sowohl in Anwesenheit der Eltern als auch ohne sie erfolgen. Bei einer Exploration des Kindes/Jugendlichen in Anwesenheit der Eltern können Diskrepanzen in der Beurteilung einzelner Aspekte unmittelbar erkannt und angesprochen werden. Allerdings wird der Patient in einer solchen Situation bestimmte Informationen nicht geben (z.B. hinsichtlich seines Verhaltens in Gleichaltrigengruppen). Häufig ist es günstig, zunächst den Patienten in Anwesenheit der Eltern zu explorieren und anschließend noch einmal alleine kurz zu befragen. Wenn die Eltern-Kind-Beziehung sehr angespannt ist, empfiehlt sich, zunächst den Patienten alleine zu explorieren. Ziele der Exploration und Verhaltensbeobachtung des Kindes/Jugendlichen sind:

– Aufbau einer vertrauensvollen Beziehung zum Kind/Jugendlichen.

– Informationssammlung hinsichtlich des vorliegenden Problems, der Stärken und Defizite des Kindes/Jugendlichen sowie der psychosozialen Bedingungen.

– Psychologische und psychopathologische Beurteilung des Kindes/Jugendlichen in der Untersuchungssituation.

Der Aufbau einer vertrauensvollen Beziehung kann bei Kindern und vor allem Jugendlichen mit aggressiv-dissozialen Verhaltensauffälligkeiten besonders erschwert sein; deshalb sollte diesem Aspekt besondere Beachtung geschenkt werden. Häufig reagiert der Patient abwehrend oder verschlossen und möchte am liebsten alles schnell beenden, weil er fürchtet, dass der Therapeut (wie zuvor schon die Eltern und möglicherweise auch die Erzieher/Lehrer) ihn als den „Schuldigen" entlarvt beziehungsweise die Unzufriedenheit der Eltern/Erzieher/Lehrer mit seinem Verhalten und seiner ganzen Person bestätigt. Häufig, aber nicht immer, leiden die Patienten unter ihrer Problematik oder zumindest unter den Reaktionen des Umfeldes, sie können diesen Leidensdruck aber in der Regel nicht in eine entsprechende Therapiemotivation umsetzen. Probleme werden zunächst eher verdrängt oder externalisiert. Daher sollte man zunächst das Gespräch mit dem Kind/Jugendlichen auf dessen Interessen und bevorzugte Tätigkeiten lenken und erst danach die Probleme des Patienten ansprechen. Bei jüngeren Kindern sollte der Exploration eine spielerischer Beschäftigung von etwa 15 bis 20 Minuten vorangehen.

vertrauensvolle Beziehung aufbauen

Die Methoden der Exploration müssen in Abhängigkeit vom Entwicklungsstand des Kindes/Jugendlichen und dem zu explorierenden Funktionsbereich gewählt werden und reichen von interaktiven Spieltechniken über projektive Explorationstechniken bis hin zu direkter Befragung.

Exploration des Kindes

• Aktuelle oppositionelle, aggressive oder dissoziale Symptomatik des Kindes/Jugendlichen (entsprechend Leitlinie L1.1). Bei der Exploration der aktuellen aggressiv-dissozialen Symptomatik des Kindes/Jugendlichen sollte insbesondere beachtet werden, in welchem Umfang der Patient die aggressiv-dissoziale Symptomatik berichten kann (Problembewusstsein). Häufig werden Symptome vom Patienten im Vergleich zur Einschätzung von Eltern und Lehrern nur in geringem Maße beschrieben. Dies kann durch eine verzerrte Selbstwahrnehmung oder durch aktive Dissimulationen des Patienten begründet sein. Außerdem sollte das Ausmaß an Belastungen und Beeinträchtigungen erfragt werden, die der Patient durch die Symptomatik oder ihre Folgen (z. B. wenige Freunde, Probleme mit dem Lehrer und den Eltern) erlebt.

- Spezifische psychische Komorbidität und differenzialdiagnostische Abklärung (entsprechend Leitlinie L1.2). Bei der Exploration der spezifischen, psychischen Komorbidität und der differenzialdiagnostischen Abklärung sollten beim Patienten insbesondere depressive Symptome (z. B. negatives Selbstkonzept, mangelndes Selbstvertrauen) und Angststörungen (insbesondere Leistungsängste und generalisierte Angststörung) abgeklärt werden, da diese verdeckten Symptome oft von den Bezugspersonen kaum wahrgenommen werden. Außerdem sollten Verhaltensprobleme angesprochen werden, die von Eltern und Lehrern nur begrenzt beobachtet werden können, wie aggressives und dissoziales Verhalten in der Gleichaltrigengruppe und Drogengebrauch bei Jugendlichen.

depressive Symptome und Angst beachten *(Randnotiz)*

- Spezifische häufig kovariierende psychische Merkmale (entsprechend Leitlinie L1.3). Bei der Beurteilung spezifischer kovariierender psychischer Merkmale sind die Angaben des Patienten besonders wichtig, weil diese Merkmale nur über die Exploration des Patienten beurteilt werden können. Häufig wird die Exploration dieser Merkmale erst im Verlauf der Therapie ausführlich durchgeführt werden können und der Übergang von Exploration und therapeutischer Intervention ist fließend. Die kovariierenden psychischen Merkmale lassen sich am besten anhand konkreter Konfliktsituationen herausarbeiten, die von dem Patienten entweder real erlebt wurden oder die vom Untersucher als hypothetische Situationen vorgegeben werden. Tabelle 6 gibt Beispiele für die Exploration dieser Bereiche.

Einstieg zur Exploration *(Randnotiz)*

Tabelle 6. Einstiegsfragen zur Exploration des Kindes/Jugendlichen zu kovariierenden Merkmalen

Merkmal	Exploration: Anhand einer konkreten (real erlebten oder hypothetischen sozialen Situation), z. B.	Beispiel: Der Unterricht ist zu Ende und alle stürmen zur Tür. Da rempelt dich einer an.
Fehlwahrnehmung und Fehlinterpretation sozialer Situationen	Welche Gedanken gehen dir durch den Kopf?	Der soll abhauen; ich komme zuerst! Hey da will mich einer anmachen! Der macht das absichtlich!
Fähigkeit zur Affekt- und Impulskontrolle, zum Bedürfnisaufschub und zur Frustrationstoleranz	Wie fühlst du dich dann? Wie sehr würdest du dich darüber ärgern? (auf einer Skala von 0 – 100: Ärgerthermometer; vgl. M02, S. 152)	Ich würde mich ziemlich ärgern. Wert: 50
Mangelnde soziale Problemlösefähigkeit (Entwicklung und Bewertung von Handlungsalternativen)	Was könntest du tun? Was noch?	Zurückschubsen Ich sag ihm: Hör auf, sonst gibt's was auf's Maul.
	Was passiert dann? Hat das noch andere Folgen?	Der haut ab (positive Ergebniserwartung; erkennt langfristig negative Handlungsfolgen nicht)

Fortsetzung Tabelle 6

	Was würde passieren, wenn du ... (kompetente Handlungsalternative)	...wenn du sagst: Hey drängle nicht so? Er würde nicht reagieren (negative Ergebniserwartung)
Soziale Kompetenz-defizite auf der Verhaltensebene	Was tust du? (Verhaltenstendenz) Kannst du mir das vormachen? (soziale Fertigkeit im Rollenspiel) Lass uns eine andere Lösung durch-spielen... (soziale Fertigkeit bei alter-nativem Problemverhalten)	Ich würde einfach schubsen ...
Mangelnde Empathie	Wie fühlt sich der andere? Was denkt er?	Weiß nicht.
Moralische Entwicklung	Findest du das o.k. / fair? Wie würdest du dich fühlen, in einer solchen Situation? Welche Regel würdest du aufstellen, wenn du der Boss wärst und für alle Verantwortung hättest?	Das ist o.k.. Der Stärkere hat das Vorrecht.
Beeinträchtigte Bezie-hungen zu Familienmit-gliedern, zu Erziehern / Lehrern und zu Gleich-altrigen und Fähigkeit, stabile Bindungen einzugehen	(unabhängig von konkreter Situation) Wie kommst du mit deinen Eltern / Lehrern / anderen Jugendlichen zurecht (verglichen mit anderen)? Wenn du alleine auf einer Insel wärst, wen würdest du vermissen?	

- Familiärer und sozialer Hintergrund (entsprechend Leitlinie L1.5). Bei der Exploration zu den familiären Bedingungen und Beziehungen sollten vor allem die Beziehungen zu den Eltern und zu Geschwistern oder anderen Familienmitgliedern sowie das Erziehungsverhalten der Eltern aus der Perspektive des Patienten exploriert werden. Der Patient sollte ebenfalls intensiv hinsichtlich der Bedingungen in der Schule und in der Gleichaltrigengruppe befragt werden. Dabei sollten folgende Aspekte angesprochen werden:

familiäre Bedingungen klären

  - Integration des Kindes/Jugendlichen in Gruppen (Schule, Gleichaltrige, Freizeitgruppen), Freunde, Feinde usw.;
  - belastende Bedingungen in der Schule (z.B. Gruppen-/Klassengröße, andere verhaltensauffällige Kinder/Jugendliche, Ausgrenzungen, Cliquen-Bildungen);
  - Beziehungen zu Lehrern.

- Die störungsspezifische Entwicklungsgeschichte wird überwiegend über die Exploration der Eltern erhoben (entsprechend Leitlinie L1.6). Informationen des Kindes/Jugendlichen sind vor allem zum subjektiven Erleben zentraler Lebensereignisse (wie Beginn des Kindergartenbesuches, Schulbesuches, Schulwechsel, Wohnortwechsel, Vergrößerung oder Verkleinerung der Familie, Trennung von der Familie) oder traumatischer Erfahrungen von körperlicher Gewalt oder sexuellem Missbrauch in der Familie oder in der Umgebung von Bedeutung.

- Einstellungen zur Therapie (entsprechend Leitlinie L1.7). Für die Therapie sind weniger objektive Daten zum bisherigen Therapieverlauf als die bisherigen Erfahrungen des Patienten mit Therapie, seine Einstellungen zur Problematik und seine Motivation zur aktiven Mitarbeit von Bedeutung:

bisherige Therapie-erfahrungen erheben

  – *Bisherige Therapieerfahrungen* können die Einstellung des Patienten zur aktuellen Therapie entscheidend prägen. Wenn Vortherapien stattgefunden haben, sollte der Patient daher zu seinen Erfahrungen befragt werden.

  – Bisherige *eigene Bewältigungsversuche* können wichtige Ansatzpunkte für die Therapie darstellen (Hast du selbst schon etwas unternommen, um die Probleme in den Griff zu bekommen?).

  – *Störungskonzepte* des Kindes/Jugendlichen, das heißt seine Vorstellungen über die Ursachen der Probleme, sollten vor allem bei älteren Kindern und Jugendlichen erfragt werden (Was glaubst du, was sind die Ursachen für diese Probleme?). Dabei sollte vor allem überprüft werden, ob die Ursachen external (die anderen verursachen die Probleme; Pech) labil internal (mangelnde Anstrengung) oder stabil internal (mangelnde eigene Fähigkeiten) attribuiert werden.

Mitarbeits-bereitschaft klären

  – Die *Therapieerwartungen* des Kindes/Jugendlichen und seine *Bereitschaft* zur aktiven Mitarbeit bzw. das Ausmaß des Widerstandes bei verschiedenen Interventionsmöglichkeiten (z. B. Selbstmanagementtherapie, Einbeziehung der Eltern und der Familie oder der Schule) sollten erfragt werden.

  – Die *Behandlungsziele* des Kindes/Jugendlichen können von denen der Eltern differieren. Je älter der Patient ist, um so wichtiger ist seine aktive Mitarbeit und um so wichtiger ist es auch, mit ihm Behandlungsziele zu vereinbaren, die ebenfalls möglichst konkret formuliert sein sollten.

Hilfreiche Materialien

– Die Exploration der Probleme kann bei Kindern im Schulalter mit hyperkinetisch-aggressiver Problematik durch das erste Kapitel aus der Geschichte von *Wackelpeter & Trotzkopf* eingeleitet werden, die im Rahmen des Therapieprogramms für Kinder mit hyperkinetischem und oppositionellem Problemverhalten (THOP) entwickelt wurde (Döpfner et al., 2006). In diesem Kapitel wird Peter, ein hyperkinetisch-aggressiv auffälliger Junge vorgestellt, der von all seinen Schwierigkeiten und Problemen erzählt, die im Zusammenhang mit der aggressiv-dissozialen Problematik auftreten. Am Ende schreibt Peter eine Ärgerliste und fordert den Leser auf, für sich selbst eine solche Liste anzulegen. Diese Geschichte kann dem Kind vorgelesen werden oder es kann die Geschichte auch selbst lesen. Danach ergeben sich meist genügend Anhaltspunkte, um mit dem Kind über dessen eigene Probleme zu sprechen. Bei Jugendlichen kann auf den Leitfaden aus dem Trainingsprogramm für Jugendliche (Petermann & Petermann, 2007) zurückgegriffen werden. In diesem Explorationsbogen werden gute und schlechte „Verhaltensgewohnheiten", Hobbys, Sorgen und Veränderungswünsche von Jugendlichen angesprochen.

– Zur weiteren Exploration des Patienten kann das *Explorationsschema für Psychische Störungen bei Kindern und Jugendlichen (EPSKI)* in Verbindung mit der Checkliste zur Exploration aggressiv-dissozialer Verhaltensstörungen (CAGDI) (s. M01, S. 150 f.) benutzt werden, wobei nicht alle Sektionen vollständig exploriert werden.

– Etwa ab dem Alter von 10 Jahren kann der individuelle Problembeurteilungsbogen (PROBO) auch mit Kindern und Jugendlichen benutzt werden (vgl. Abb. 9), in den die mit dem Jugendlichen definierten Verhaltensprobleme eingetragen und regelmäßig beurteilt werden (s. Kap. 2.1.3). Ein Schema für den Problembeurteilungsbogen ist im Leitfaden zur Diagnostik psychischer Störungen im Kindes- und Jugendalter abgedruckt (Döpfner et al., 2000).

– Aus diesen Problemdefinitionen können dann mit dem Kind/Jugendlichen anhand des Zielbeurteilungsbogens (ZIEBO) oder anhand eines Detektivbogens konkrete Therapieziele in mehreren Schritten abgeleitet werden. Verschiedene Beispiele für die Gestaltung und den Einsatz des Detektivbogens sind im Training mit aggressiven Kindern (Petermann & Petermann, 2005) wiedergegeben.

Verhaltensbeobachtung und psychopathologische Beurteilung des Kindes/Jugendlichen

Das Verhalten des Patienten wird während der Exploration der Eltern, während der Exploration des Patienten selbst, während Spielsituationen und während anderer Untersuchungen (z.B. testpsychologische Untersuchung, körperliche Untersuchung) beobachtet und psychopathologisch beurteilt. Ausgeprägte Symptome einer aggressiv-dissozialen Störung sind bei den ersten Kontakten zwar meist nicht beobachtbar; in abgemilderter Form können sie jedoch auftreten, darüber hinaus sind häufiger auch komorbide Symptome zu erkennen. Häufiger lassen sich folgende Auffälligkeiten beobachten:

begleitende Verhaltensbeobachtungen

– oppositionelles und verweigerndes Verhalten gegenüber Bezugspersonen;

– mangelnde Kooperation mit dem Untersucher;

– mangelnde Beachtung sozialer Regeln (im Jugendalter);

– Distanzminderung;

– gereizt-dysphorische Stimmung;

– Impulsivität, Unruhe;

– Aufmerksamkeitsschwächen;

– mangelnde sprachliche Differenziertheit.

Hilfreiche Materialien

– Das *Explorationsschema für Psychische Störungen bei Kindern und Jugendlichen (EPSKI)* (s. M01, S. 150 f.) kann benutzt werden. Für die psychopathologische Beurteilung des Kindes/Jugendlichen in der Untersuchungssituation stellt das EPSKI einen eigenen Bereich zur Verfügung.

– Der Beobachtungsbogen für aggressives Verhalten *(BAV)* (s. M03, S. 153) kann zur Beobachtung und Beurteilung aggressiver Verhaltensauffälligkeiten eingesetzt werden.

– *Diagnose-Checklisten* aus dem *Diagnostik-System für Psychische Störungen im Kindes- und Jugendalter nach ICD-10 und DSM-IV, DISYPS-KJ* (Döpfner & Lehmkuhl, 2000a, Beschreibung des Verfahren im Leitfaden zur Diagnostik psychischer Störungen im Kindes- und Jugendalter; Döpfner et al., 2000) ermöglichen eine ausführliche Exploration von Symptomen aus verschiedenen Diagnosegruppen (hyperkinetische Störungen, Störungen des Sozialverhaltens, Angststörungen, depressive Störungen, Tiefgreifende Entwicklungsstörungen, Tic-Störungen, Störungen sozialer Funktionen). Sie können auch bei der Exploration von Kindern/Jugendlichen, vor allem der differenzierten Beschreibung eines Problembereiches, hilfreich sein.

– Das Verhalten während testpsychologischer Untersuchungen lässt sich genauer durch den Bogen zur Verhaltensbeobachtung während der Untersuchung (VEWU; vgl. Leitfaden zur Diagnostik psychischer Störungen im Kindes- und Jugendalter; Döpfner et al., 2000) einschätzen.

2.1.3 Fragebogenverfahren zur Verhaltens- und Psychodiagnostik

Leitlinie 3 gibt eine Übersicht über die Empfehlungen zur Anwendung von standardisierten Fragebogenverfahren, die optional ist, aber eine wesentliche Erleichterung bei der Diagnostik aggressiv-dissozialer Störungen darstellen kann. Selbstbeurteilungsfragebögen zur Erfassung der aggressiv-dissozialen Symptomatik können nützlich sein, vor allem um das Problembewusstsein des Patienten und um die aggressiv-dissoziale Symptomatik zu erfassen, die von Eltern oder Erziehern/Lehrern nicht beurteilbar ist, weil die Bezugspersonen in der Situation nicht anwesend sind (Stehlen, aggressives Verhalten in Gleichaltrigengruppen, Zerstören von Gegenständen). Die Fremdbeurteilungen durch Eltern und Erzieher/Lehrer sind jedoch meist valider.

L3 | **Leitlinie 3:**
Fragebogen- und Beobachtungsverfahren zur Verhaltens- und Psychodiagnostik

1. Standardisierte Fragebögen für Eltern, für ältere Kinder/Jugendliche und für Erzieher/Lehrer zur Erfassung der oppositionellen, aggressiven oder dissozialen Symptomatik und komorbider Symptome und Probleme können nützlich sein.

2. Bei der Erfassung oppositioneller, aggressiver und dissozialer Symptome sind Eltern- und Erzieher-/Lehrerfragebögen in der Regel valider als Selbstbeurteilungsverfahren. Wenn der Jugendliche bereit ist, Fragebogen offen zu beantworten, können Selbstbeurteilungsverfahren besonders wichtige Hinweise geben.

3. Bei der Erfassung komorbider emotionaler Symptome können Selbstbeurteilungsverfahren sensitiver sein als Fremdbeurteilungsverfahren.

Fragebogenverfahren lassen sich in Basisverfahren und störungsspezifische Verfahren unterteilen. *Basisverfahren* erfassen ein breites Spektrum psychischer Störungen während *störungsspezifische Verfahren* ein umgrenztes Störungsbild ausführlicher erheben. Die Basisverfahren sind im Rahmen des Leitfadens zur Diagnostik psychischer Störungen im Kindes- und Jugendalter (Döpfner et al., 2000) ausführlich dargestellt worden.

Hilfreiche Materialien

Basisverfahren

– Für das Elternurteil kann bei 1½ bis 5-jährigen Kindern der *Elternfragebogen über das Verhalten von Kleinkindern (CBCL 1½-5)* herangezogen werden (Arbeitsgruppe Deutsche Child Behavior Checklist, 2000a). Bei drei- bis sechsjährigen Kindern kann der *Elternfragebogen des Verhaltensbeurteilungsbogens für Vorschulkinder (VBV-EL;* Döpfner et al., 1993) eingesetzt werden. Ab dem Schulalter findet der *Elternfragebogen über das Verhalten von Kindern und Jugendlichen (CBCL 4-18;* Arbeitsgruppe Deutsche Child Behavior Checklist, 1998a) Anwendung, der auch bereits ab vier Jahren durchgeführt werden kann. Allerdings sind im *VBV-EL* die alterstypische Ausprägungen der Verhaltensauffälligkeiten besser erfasst.

– Für das Erzieherurteil kann entweder der *Fragebogen für ErzieherInnen von Klein- und Vorschulkinder (CRF/1½-5;* Arbeitsgruppe Deutsche Child Behavior Checklist, 2000b) oder der *Erzieherfragebogen des Verhaltensbeurteilungsbogens für Vorschulkinder (VBV-ER;* Döpfner et al., 1993) eingesetzt werden.

– Für das Lehrerurteil steht der *Lehrerfragebogen über das Verhalten von Kindern und Jugendlichen (TRF) zur Verfügung* (Arbeitsgruppe Deutsche Child Behavior Checklist, 1993).

– Zur Erfassung des Selbsturteils kann in dem Alter von 9 bis 14 Jahren der Persönlichkeitsfragebogen für Kinder (PFK) von Seitz und Rausche (2004) oder ab dem Alter von 11 Jahren der Fragebogen für Jugendliche (YSR; Arbeitsgruppe Deutsche Child Behavior Checklist, 1998b) eingesetzt werden.

Generell sind die Zusammenhänge zwischen Eltern-, Erzieher- bzw. Lehrer- und Selbsturteil von Kindern und Jugendlichen eher gering, so dass eine gesonderte Beurteilung wichtig ist. Durch einen Vergleich der Beurteilungen können wichtige Hinweise auf das Ausmaß der Generalisierung der Problematik gewonnen werden (vgl. Döpfner et al., 2002).

Störungsspezifische Verfahren erfassen aggressiv-dissoziales Verhalten in differenzierter Weise. Die genannten Breitbandverfahren enthalten Subskalen, die aggressiv-dissoziales Verhalten erfassen. Der Elternfragebogen über das Verhalten von Kindern und Jugendlichen (CBCL/4-18) und die davon abgeleiteten Verfahren erfassen in getrennten Subskalen aggressives und dissoziales Verhalten, der Verhaltensbeurteilungsbogen für Vorschulkinder erfasst in einer Subskala oppositionell-aggressives Verhalten. Auch bei den störungsspezifischen Verfahren wird zwischen Selbst- und Fremdbeurteilungsverfahren unterschieden. Selbstbeurteilungsverfahren sind hauptsächlich dann hilfreich, wenn die Patienten bereit sind, Informationen über ihr Verhalten weiterzugeben. Falls eine hohe Abwehr besteht, erfassen diese Verfahren hauptsächlich Tendenzen zu sozial erwünschten Antworten.

Hilfreiche Materialien

Fremdurteil

– Im *Elternfragebogen über Problemsituationen in der Familie, HSQ-D* (vgl. Kap. 3.1.4) schätzen die Eltern ein, wie problematisch sie das Verhalten des Kindes in 16 alltäglichen familiären Situationen erleben. Der Fragebogen ist parallel zum Elterninterview zur Eltern-Kind-Interaktion (EKI) (vgl. Kap. 3.1.2) aufgebaut. Wenn der Fragebogen vor dem Elterninterview zur Eltern-Kind-Interaktion (EKI) ausgefüllt wird, kann dieses Interview zielgerichteter und schneller durchgeführt werden.

– Anhand des Beobachtungsbogens für aggressives Verhalten *(BAV)* (s. M03, S. 153) können Eltern und Lehrern aggressive Verhaltensauffälligkeiten in Alltagssituationen einschätzen.

Selbsturteil

– Der *Erfassungsbogen für aggressives Verhalten in konkreten Situationen (EAS)* (vgl. Kap. 3.1.5) (Petermann & Petermann, 2000c) erfasst bei Kindern im Alter von neun bis knapp 13 Jahren anhand von 22 Bildgeschichten – getrennt für Jungen und Mädchen – aggressive Verhaltenstendenzen.

– Der *Fragebogen zur Erfassung kindlicher Steuerung (FEKS;* Pauls & Reicherts, 1991) erfasst das Verhalten von Kindern im Alter von acht bis zwölf Jahren in Eltern-Kind-Situationen, in denen es um einen Konflikt oder eine Anforderung von Eltern an das Kind geht. Das Kind soll angeben, welche der angebotenen drei Verhaltensalternativen es in der beschriebenen Situation bevorzugt, um gegenüber den Eltern seine Ziele durchzusetzen (vgl. Kap. 3.1.9).

– Das *State-Trait-Ärgerausdrucks-Inventar (STAXI;* Schwenkmezger et al., 1992) erfasst bei Jugendlichen ab dem Alter von 14 Jahren situationsbezogenen Ärger (als Zustand, state) sowie vier dispositionelle Ärgerdimensionen (vgl. Kap. 3.1.6).

Polyperspektivische Verfahren

Polyperspektivische Verfahren erfassen Auffälligkeiten oder Kompetenzen aus der Perspektive verschiedener Beurteiler.

– Der *Fremdbeurteilungsbogen für Störungen des Sozialverhaltens (FBB-SSV)* (vgl. Kap. 3.1.3) kann sowohl von den Eltern als auch von Erziehern/Lehrern beurteilt werden. Dieser Fragebogen ist Bestandteil des umfassenden *Diagnostik-Systems für Psychische Störungen im Kindes- und Jugendalter nach ICD-10 und DSM-IV, DISYPS-KJ* (Döpfner & Lehmkuhl, 2000a). Der Bogen enthält (wie die entsprechende Diagnose-Checkliste, DCL-HKS [vgl. Kap. 3.1.1]) die Diagnosekriterien für Störungen des Sozialverhaltens. Wenn der Fragebogen vor der Exploration der Eltern oder der Erzieher bzw. Lehrer ausgefüllt wird, dann kann die Exploration sehr gezielt erfolgen und der Untersucher kann sich sein eigenes Urteil durch gezielte Nachfragen bilden, das er dann auf der Diagnose-Checkliste dokumentieren kann. Der *Selbstbeurteilungsbogen für Störungen des Sozialverhaltens (FBB-SSV)* (vgl. 3.1.3) kann von Patienten ab dem Alter von elf Jahren bearbeitet werden und ist parallel zum Fremdbeurteilungsbogen aufgebaut. Dadurch wird ein Vergleich zwischen Fremd- und Selbstbeurteilung erleichtert.

– Das *Inventar zum Konfliktverhalten zwischen Eltern und Jugendlichen (IKOV)* (vgl. Kap. 3.1.8) ist eine deutschsprachige Adaptation des Conflict Behavior Questionnaire (Prinz et al., 1979; Foster & Robin, 1988) und erfasst anhand von 23 Items das Konfliktverhalten von Familienmitgliedern untereinander aus vier Perspektiven (Jugendlichen bezogen auf Vater und auf Mutter und Mutter bezogen auf Jugendlichen sowie Vater bezogen auf Jugendlichen).

Individualisierte Verfahren

– Der individuelle Problembeurteilungsbogen (PROBO; s. Abb. 9) kann zur Erfassung der individuell definierten Symptomatik und zu ihrer Verlaufskontrolle eingesetzt werden. Er kann sowohl von Eltern als auch Erziehern/Lehrern und von Kindern und Jugendlichen (etwa ab dem Alter von 10 Jahren) eingesetzt werden. Dabei können die zur beurteilenden Verhaltensweisen für die einzelnen Beurteiler durchaus variieren.

Verhaltensbeobachtungsverfahren

– Neben den Fragebogenverfahren liegen auch Beobachtungssysteme vor (vgl. Mees, 1988; Petermann & Petermann, 2000b), die allerdings wegen ihres hohen Aufwandes in der klinischen Praxis wenig Verwendung finden. Dazu zählen das Kategoriensystem zur Erfassung aversiver Kindverhaltensweisen (KAZEAK; vgl. Mees, 1988), das Beobachtungsverfahren zur Analyse von aggressionsbezogenen Interaktionen im Schulunterricht (BAVIS) von Humpert und Dann (1988). Der Beobachtungsbogen für aggressives Verhalten *(BAV)* (s. M03, S. 153) kann sehr ökonomisch zur Beobachtung und Beurteilung aggressiver Verhaltensauffälligkeiten eingesetzt werden.

2.1.4 Ergänzende psychologische Diagnostik

Leitlinie 4 fasst die Empfehlungen für die Durchführung ergänzender psychologischer Diagnostik zusammen, die optional ist, jedoch häufig eine unverzichtbare Ergänzung darstellt. Die ergänzende Diagnostik bezieht sich auf die Entwicklungs-, Intelligenz- und Leistungsdiagnostik sowie die Familiendiagnostik.

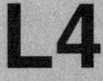 **Leitlinie 4:**
Ergänzende psychologische Diagnostik

– Bei Vorschulkindern wird eine orientierende Entwicklungsdiagnostik empfohlen, da Entwicklungsstörungen (vor allem Sprachentwicklungsstörungen) gehäuft bei Kindern mit aggressiven Verhaltensauffälligkeiten vorkommen, und wegen der meist fehlenden zuverlässigen Angaben zum Entwicklungsstand.

– Bei Schulkindern ist immer dann eine ausführliche testpsychologische Untersuchung der Intelligenz und von schulischen Teilleistungen notwendig, wenn Hinweise auf Leistungsprobleme (Noten, Klassenwiederholung, Sonderbeschulung) oder auf schulische Unterforderung vorliegen.

– Familiendiagnostische Verfahren können eine wichtige Ergänzung zur Exploration der Eltern und des Kindes/Jugendlichen zu den familiären Bedingungen sein.

Eine *Entwicklungs-, Intelligenz- und Leistungsdiagnostik* ist vor allem dann indiziert, wenn sich anhand der Exploration oder der psychopathologischen Beurteilung des Kindes/Jugendlichen in der Untersuchungssituation Hinweise auf entsprechende Defizite (oder auch auf besonders hohe Begabung) ergeben. Bei Vorschulkindern wird eine orientierende Entwicklungsdiagnostik empfohlen, da Entwicklungsstörungen (vor allem Sprachentwicklungsstörungen) gehäuft bei Kindern mit aggressiven Verhaltensauffälligkeiten vorkommen und weil Eltern häufig wenig zuverlässige Angaben zum Entwicklungsstand des Kindes machen können. Bei Schulkindern ist eine ausführliche testpsychologische Untersuchung der Intelligenz und von schulischen Teilleistungen notwendig, wenn Hinweise auf Leistungsprobleme (Noten, Klassenwiederholung, Sonderbeschulung) vorliegen, weil die aggressive Symptomatik auch einen Hinweis auf eine schulische Überforderung darstellen kann, weil auch im Schulalter aggressive Auffälligkeiten und Leistungsstörungen gehäuft gemeinsam auftreten und weil Leistungsstörungen den weiteren Verlauf der aggressiven Symptomatik eher ungünstig beeinflussen. Mitunter kann aggressives Verhalten auch auf schulische Unterforderung hinweisen. Daher ist auch in solchen Fällen eine entsprechende Leistungsdiagnostik notwendig.

Vorschulalter: orientierende Entwicklungsdiagnostik

Leistungsdiagnostik notwendig

Die Entwicklungs-, Intelligenz- und Leistungsdiagnostik bietet auch die Möglichkeit zur Beobachtung des Patienten in Anforderungssituationen und kann weitere Hinweise auf Verhaltensprobleme liefern (z. B. Misserfolgsmotivation, Durchhaltevermögen, Ablenkbarkeit, Leistungsunsicherheit, Impulsivität).

Da bei Kindern und Jugendlichen gehäuft Störungen der familiären Beziehungen festzustellen sind, können familiendiagnostische Verfahren eine wichtige Ergänzung zur Exploration der Eltern und des Kindes/Jugendlichen über die familiären Bedingungen und Beziehungen darstellen.

Hilfreiche Materialien

– Bei Schulkindern gibt die Einschätzung der schulischen Leistungen durch den Lehrer (exploriert oder im *Lehrerfragebogen über das Verhalten von Kindern und Jugendlichen* TRF) einen Überblick über die schulische Leistungsfähigkeit des Kindes.

– Eine umfassende Darstellung der Verfahren zur Entwicklungs-, Intelligenz- und Leistungsdiagnostik und ihres Einsatzes ist dem Leitfaden zur Diagnostik psychischer Störungen im Kindes- und Jugendalter (Döpfner et al., 2000) zu entnehmen.

– Das Testverhalten kann mit dem *Bogen zur Verhaltensbeobachtung während der Untersuchung* (VEWU) eingeschätzt werden, der dem Leitfaden zur Diagnostik psychischer Störungen im Kindes- und Jugendalter (Döpfner et al., 2000) entnommen werden kann.

2.1.5 Anamnese bezüglich körperlicher Symptome und somatische Diagnostik

L5 **Leitlinie 5:**
Anamnese bezüglich körperlicher Symptome und somatische Diagnostik

- Familienanamnese zu psychischen Störungen, Eigenanamnese zu körperlichen Symptomen bei komorbiden psychischen Störungen (s. auch Leitlinie L1.2)
- Eine orientierende internistische und neurologische Untersuchung sollte durchgeführt werden.
- Weitergehende medizinische Untersuchungen, falls indiziert.
- Bei medikamentöser Therapie können weitere spezifische Untersuchungen nötig sein (s. Leitlinie L 15).

Die Leitlinie folgt der Aufzählung der komorbiden Störungen in der Leitlinie 1.2. Die Befragung bezüglich körperlicher Symptome kann bei Jugendlichen direkt erfolgen, soweit keine anderen Angaben gemacht sind. Bei Kindern muss man immer die Eltern einbeziehen. Vorgeschaltet wird der Befragung die Exploration bezüglich einschlägiger Störungen bei leiblichen Verwandten. Eine familiäre Häufung tritt vor allem bei hyperkinetischen Störungen, umschriebenen Entwicklungsstörungen, Intelligenzminderungen, depressiven Störungen, Angststörungen, Substanzmissbrauch und Zwangsstörungen auf.

familiäre Häufung komorbider Störungen beachten

- Zur Differenzierung gegenüber hyperkinetischen Störungen gelten die Fragen nach dem Beginn der Symptomatik (seit dem 6. Lebensjahr), der Kontinuität der Symptomatik und ihres Vorkommens in unterschiedlichen Kontexten. Von Interesse sind weiter Hinweise auf Verzögerungen der Entwicklung einzelner Körperfunktionen (Motorik, Sprechen/Sprache, Blasenkontrolle).
- Hinweise auf umschriebene Entwicklungsstörungen ergeben sich ebenfalls aus der verlangsamten Entwicklung einzelner Funktionen. Vegetative Symptome können auf Leistungsangst infolge von umschriebenen Entwicklungsstörungen hinweisen.
- Auch für Intelligenzminderungen gilt die Entwicklungsgeschichte als wesentlicher Indikator: Hat ein Kind sich in sämtlichen Verhaltensdimensionen verlangsamt entwickelt? Falls ja, ist nach Erkrankungen zu fragen, die diese Entwicklungsverzögerung verursacht haben könnten.
- Autistische Störungen sind in der Regel im Verhaltensspektrum erkennbar. Falls dieses Verhaltensspektrum vorliegt, muss nach körperlichen Erkrankungen gesucht werden, mit denen autistisches Verhalten häufiger gemeinsam vorkommt, wenn es auch die Minderheit autistischer Kinder betrifft (z. B. tuberöse Sklerose, Rötelnembryopathie).

– Finden sich Hinweise auf Bindungsstörungen, kommen als körperliche Korrelate Entwicklungsverzögerungen und Gedeihstörungen in Frage.

– Bei depressiven Störungen kommt ein weites Spektrum körperlicher Symptome in Betracht: Kopfschmerzen, gastrointestinale Beschwerden, Schlafstörungen, vegetative Symptome, allgemeine Verlangsamung. Bis auf Schlafstörungen treten diese Störungen erst jenseits der Pubertät auf. Bei Jugendlichen ist also auch die Befragung der Angehörigen notwendig.

körperliche Symptome bei depressiven Störungen

– Auch Angststörungen weisen in der Regel körperliche Symptome wie vegetative Auffälligkeiten und manchmal Schlafstörungen auf.

– Bei posttraumatischen Belastungsstörungen können Paniksymptome auftreten, die mit vegetativen Begleiterscheinungen verbunden sind; solche Symptome treten jedoch in der Regel erst bei Jugendlichen auf.

– Vegetative Begleiterscheinungen können auch sichtbar werden, wenn aggressiv-dissoziales Verhalten im Rahmen von Anpassungsstörungen mit gemischter emotionaler und introversiver und extroversiver Symptomatik auftritt.

– Angesichts der Häufung von Substanzmissbrauch im Kontext aggressiv-dissozialen Verhaltens muss sich die Anamnese regelhaft auf diesen Bereich erstrecken. Die Wahrscheinlichkeit für Substanzmissbrauch steigt mit der Breite des Spektrums aggressiv-dissozialen Verhaltens. Zu fragen ist nach dem Genuss von Nikotin, Alkohol und dem Konsum von Drogen und Medikamenten. Dabei geht es um die Art der konsumierten Substanzen, den Beginn des Konsums, die Häufigkeit und das Ausmaß und – falls angegeben wird, dass der Substanzmissbrauch inzwischen aufgegeben wurde – auch um den Zeitpunkt des letzten Konsums.

Substanzmissbrauch abklären

– Bei Jugendlichen mit emotional instabiler Persönlichkeitsstörung ist die Differenzierung zwischen Selbstverletzungen und suizidalen Handlungen in der Vorgeschichte notwendig, um eventuelle Narben richtig zu beurteilen.

– Bei den ansonsten als komorbide Störungen genannten Auffälligkeiten ergeben sich keine spezifischen anamnestischen Fragen bezüglich körperlicher Symptome. Da hirnorganische Beeinträchtigungen aggressives Verhalten in jedem Fall begünstigen können, besteht aber generell die Notwendigkeit, nach abgelaufenen Erkrankungen oder Schädigung des Zentralnervensystems zu fragen. Das betrifft Komplikationen schon während der Schwangerschaft im Zusammenhang mit der Geburt oder Nachgeburtsphase und in der frühen Kindheit, die Frage nach entzündlichen Erkrankungen des Gehirns und eventuellen Verletzungen sowie nach Operationen im Kopfbereich.

Die körperliche Diagnostik erstreckt sich auf wenige wichtige Felder: Es sollen Zeichen der Vernachlässigung durch Pflegepersonen oder bezüglich der Sorge für den eigenen Körper erkannt werden. Des Weiteren wird der Ernährungszustand beurteilt; ebenso lässt der Zahnstatus in der Regel Selbstvernachlässigungen erkennen. Bei der Inspektion der Haut ergeben sich Hinweise auf selbstbeigebrachte oder unfachmännische Tätowierungen, Einstichstellen, Narben von Einstichstellen, Narben von Spritzenabszessen, Venenentzündungen, auch Narben von Selbstverletzungen oder nach suizidalen Handlungen. Hautmarken bei jungen Kindern können Hinweise auf körperliche Misshandlungen geben. Zeichen von Vernachlässigung sind häufig auch unbehandelte körperliche Symptome. Pathologische Befunde, die im Rahmen der internistischen Untersuchung erhoben werden, müssen deswegen immer die Frage nach sich ziehen, seit wann sie bestehen und warum nichts dagegen unternommen wurde.

auf Zeichen der Vernachlässigung achten

Die neurologische Diagnostik achtet bei der Untersuchung der Hirnnerven auf Veränderungen an den Pupillen, die auf Drogenkonsum hinweisen können, auf Residualsymptomen, frühere Hirnerkrankungen (entzündliche Erkrankungen oder Verletzungen), auf Koordinationsstörungen und feinneurologische Zeichen (soft signs) als Ausdruck einer Verzögerung der motorischen Entwicklung infolge verlangsamter Reifung des Zentralnervensystems.

verzögerte motorische Entwicklung abklären

Treten solche Symptome auf, dann ist bei allen Hinweisen auf eine Entwicklungsverzögerung die Ableitung eines Hirnstrombildes indiziert, je nach Befund ggf. auch eine bildgebende Untersuchung von Schädel und Gehirn. Sonstige Laboruntersuchungen dienen dem Nachweis von Drogen oder dem Beleg für chronischen Alkoholmissbrauch. Chronischer Drogenmissbrauch ist bislang nicht nachweisbar, ebenso wenig Nikotinkonsum.

2.1.6 Leitlinien zur Verlaufskontrolle

Leitlinie 6 sind die Empfehlungen für die Durchführung der Verlaufskontrolle zu entnehmen. Bei einer medikamentösen Behandlung sind darüber hinaus spezifische Verlaufskontrollen nötig, die in Leitlinie L15 dargestellt sind.

L6 Leitlinie 6: Verlaufskontrolle

Überprüfung des Verlaufs hinsichtlich der Zielsymptome oder anderer Therapieziele, vor allem:
– von oppositionellem, aggressivem oder dissozialem Verhalten (insbesondere Zielsymptome) in der Familie, im Kindergarten/in der Schule, in der Gleichaltrigengruppe und in anderen Lebensbereichen

- anderer psychischer Auffälligkeiten
- von kovariierenden psychischen Merkmalen (z. B. Beziehungsfähigkeit, Empathie, moralische Entwicklung, Impulskontrolle)
- Leistungen in der Schule/Entwicklungsstand (bei Leistungsstörungen)
- Beziehungen in der Familie, zu Lehrern/Ausbildern und zu Gleichaltrigen
- Integration in Gleichaltrigengruppen und Freizeitaktivitäten

Bei medikamentöser Therapie sind weitere spezifische Verlaufskontrollen nötig (s. Leitlinie L 15).

Die Verlaufskontrolle erfolgt vor allem durch Exploration des Patienten und seiner Bezugspersonen und kann durch individualisierte oder standardisierte Fragebogen ergänzt werden. Verlaufskontrollen sind bei der Durchführung von Therapien aber auch bei den oft längerfristig angelegten Maßnahmen der Jugendhilfe angezeigt. Wie bei der Therapieverlaufskontrolle sollten auch im Rahmen der Fortschreibung von Jugendhilfeplänen Beurteilungen von Eltern, Lehrern und dem Patienten selbst berücksichtigt werden.

Hilfreiche Materialien

- Die zentralen Erhebungsverfahren zur Verlaufskontrolle bilden systematische Beobachtungsverfahren, wie der BAV (s. M03, S. 153), die von den Bezugspersonen eingeschätzt werden.

- Für eine Verlaufskontrolle in kurzen Abständen (in der Regel zu jedem Therapiekontakt) kann der individuelle Problembeurteilungsbogen (PROBO) benutzt werden, der sowohl von Jugendlichen selbst als auch den Eltern, Erziehern oder Lehrern regelmäßig beurteilt wird (s. Abb. 9). Ein Schema für den Problembeurteilungsbogen ist im Leitfaden zur Diagnostik psychischer Störungen im Kindes- und Jugendalter abgedruckt (Döpfner et al., 2000).

- Noch besser eignet sich der Zielbeurteilungsbogen (ZIEBO), in dem die konkreten Therapieziele und der Grad der Zielerreichung in mehreren Schritten beschrieben werden (s. Abb. 10). Ein Schema für den Zielbeurteilungsbogen ist im Leitfaden zur Diagnostik psychischer Störungen im Kindes- und Jugendalter abgedruckt (Döpfner et al., 2000).

- In größeren Abständen (mehrere Monate) können zur Überprüfung der aggressiv-dissozialen Symptomatik der *Fremdbeurteilungsbogen für Störungen des Sozialverhaltens (FBB-SSV)* (s. Kap. 3.1.3) von den Eltern und von der Erzieherin/Lehrerin beurteilt werden.

- Bei Jugendlichen kann auch der *Selbstbeurteilungsbogen für Störungen des Sozialverhaltens (SBB-SSV)* (s. Kap. 3.1.3) eingesetzt werden.

- Darüber hinaus können in größeren Abständen Basisverfahren eingesetzt werden, die ein breites Spektrum psychischer Störungen abdecken – z. B. *Verhaltensbeurteilungsbogen für Vorschulkinder- Elternfragebogen; Erzieherfragebogen;* VBV-EL; VBV-ER; *Elternfragebogen über das Verhalten von Kindern und Jugendlichen,* CBCL 4-18; *Lehrerfragebogen über das Verhalten von Kindern und Jugendlichen,* TRF; *Fragebogen über das Verhalten von Jugendlichen,* YSR).

2.2 Leitlinien zu Behandlungsindikationen

Leitlinie 7 fasst die Kriterien für die Wahl des Interventionssettings zusammen. Interventionen können im ambulanten, teilstationären oder stationären Rahmen durchgeführt werden. Neben den Krankenkassen ist die Jugendhilfe ein wesentlicher Kostenträger.

**L7 | Leitlinie 7:
Indikationen für die Wahl des Interventionssettings**

Das Interventionssetting wird in Abhängigkeit von

– der Stärke und dem Chronifizierungsgrad der oppositionellen, aggressiven oder dissozialen Symptomatik,

– dem Auftreten komorbider Störungen und

– den Ressourcen des Patienten, seiner Familie und seinem Umfeld

gewählt.

Das Interventions- und Behandlungssetting kann sich auf ambulante, stationäre oder teilstationäre Maßnahmen oder auf Interventionen im natürlichen Umfeld beziehen. Alle Settings können durch Kostenträger aus dem Gesundheitssystem (Krankenkassen) oder der Jugendhilfe finanziert werden.

Darüber hinaus sind präventive Interventionen hilfreich, die auf der Ebene der Gemeinde, der Familie, des Kindergartens, der Schule, der Freizeiteinrichtungen angesiedelt sein können und die auch individuelle Interventionen bei Kindern und Jugendlichen mit ausgeprägten aggressiv-dissozialen Störungen unterstützen können.

Jugendhilfemaßnahmen sind vor allem dann geeignet, wenn zeitlich enger begrenzte ambulante, teilstationäre oder stationäre Interventionen, die vom Gesundheitssystem getragen werden, nicht hinreichend sind. Häufig kann auch eine Kombination von Maßnahmen aus dem Gesundheitssystem und aus der Jugendhilfe angezeigt sein.

Eine stationäre bzw. teilstationäre kinder- und jugendpsychiatrische Maßnahme kann unter folgenden Bedingungen indiziert sein:

– bei akuter Eigen- oder Fremdgefährdung in Verbindung mit interventionsbedürftiger psychischer Störung (z. B. Suizidalität, mangelnde Impulskontrolle unter Drogeneinfluss; nur stationäre Therapie); eine Fremdgefährdung ohne begleitende psychische Störung, welche die Fremdgefährdung wesentlich beeinflusst, stellt keine Indikation für eine stationäre kinder- und jugendpsychiatrische Maßnahme dar;

– bei besonders schwer ausgeprägter und chronifizierter aggressiver/dissozialer Symptomatik vor allem im Kindesalter, die durch zeitlich begrenzte stationäre Interventionen vermutlich beeinflussbar ist;

– bei besonders schwer ausgeprägten und chronifizierten komorbiden Störungen (z. B. hyperkinetischen Störungen, depressiven Störungen);

– bei mangelnden Ressourcen in der Familie oder im Kindergarten bzw. in der Schule oder besonders ungünstigen psychosozialen Bedingungen, die durch zeitlich begrenzte stationäre Interventionen vermutlich beeinflussbar sind;

– nach nicht erfolgreicher ambulanter Therapie.

Bei dauerhaft unzureichenden Ressourcen in der Familie oder extrem ausgeprägter Symptomatik (einschließlich komorbider Symptome) können längerfristige stationäre oder teilstationäre Maßnahmen der Jugendhilfe (möglicherweise im Anschluss an eine stationäre oder teilstationäre kinderpsychiatrische Behandlung) geeignet sein.

Das Interventionssetting wird in Abhängigkeit von der Stärke und dem Chronifizierungsgrad der oppositionellen, aggressiven oder dissozialen Symptomatik, dem Auftreten komorbider Störungen und den Ressourcen bei dem Patienten selbst, seiner Familie und dem Umfeld gewählt. Je stärker die Störung (Häufigkeit, Intensität, Generalisierungsgrad der aggressiv-dissozialen Symptomatik), je größer der Grad der Chronifizierung, je ausgeprägter komorbide Störungen sind und je weniger Ressourcen in der Familie (z. B. schwere psychische Störung eines Elternteils, geringer Organisationsgrad in der Familie), bei dem Patienten (z. B. intellektuelle Retardierung) oder in seinem Umfeld (Wohnumfeld, Schule) vorhanden sind, um so eher ist eine teilstationäre oder stationäre Intervention geeignet.

teilstationäre /stationäre Interventionen

Der Beginn einer teilstationären oder stationären Behandlung bewirkt meist zunächst eine Entlastung in der Familie, in der Schule und häufig auch beim Patienten selbst. Für einen dauerhaften Therapieerfolg ist eine intensive Einbeziehung der Familie und der Herkunftsschule von außerordentlicher Bedeutung, weil die Generalisierung von Behandlungseffekten auf das natürliche Umfeld (Familie, Schule) meist nur dann gelingen kann, wenn auch in dem Umfeld Veränderungen erzielt werden können. Falls mittelfristig (im Zeitraum von wenigen Monaten) durch eine stationäre/teilstationäre Therapie in einer Klinik keine Veränderung bei der Symptomatik des Patienten oder bei den notwendigen familiären oder schulischen Rahmenbedingungen erzielt werden kann, dann ist eine längerfristige teilstationäre oder stationäre Intervention im Rahmen der Jugendhilfe geeignet.

Einbezug der Familie zentral

Eine Intervention im natürlichen Umfeld ist vor allem dann angezeigt, wenn Voraussetzungen für eine ambulante Behandlung nicht gegeben sind (z. B. begrenzte Ressourcen oder Kooperationsbereitschaft in der Familie; Schwierigkeiten erarbeitete Interventionen in der Familie oder im Kindergarten/in der Schule umzusetzen). Sie kann auch in Kombination mit einer ambulanten oder teilstationären Therapie indiziert sein, und die Wirksamkeit dieser Therapien unterstützen. Interventionen im natürlichen Umfeld werden bislang durch Krankenkassen leider kaum finanziert; im Rahmen der ambulanten Jugendhilfe sind Maßnahmen der sozialpädagogischen Familienhilfe möglich. Solche oft sehr hilfreichen Interventionen sollten jedoch nicht dazu dienen, notwendige teil- oder vollstationäre Interventionen (in einer Klinik oder einer Jugendhilfeeinrichtung) zu verzögern. Daher ist auch bei Interventionen im natürlichen Umfeld eine genaue Interventionsplanung und mittelfristige Überprüfung der Interventionseffekte dringend erforderlich.

Abbildung 11 zeigt eine Übersicht, die in Anlehnung an die Leitlinien der Deutschen Gesellschaft für Kinder- und Jugendpsychiatrie und der kinder- und jugendpsychiatrischen Berufsverbände (2003) die Wahl des Interventionssettings beschreibt.

Eine ambulante Therapie (oder eine Intervention im natürlichen Milieu) ist im Anschluss an eine stationäre Behandlung so gut wie immer notwendig, wobei besonders darauf zu achten ist, dass Veränderungen sich stabilisieren, die während der stationären Therapie erzielt wurden. Eine enge Verschränkung von stationärer und ambulanter Therapie ist daher nötig.

ambulante Therapie nach stationärer Behandlung notwendig

Neben den individuellen Interventionen, die sich an dem aggressiv-dissozial auffälligen Kind oder Jugendlichen orientieren, sind präventive Interventionen hilfreich, die auf der Ebene der Gemeinde, der Familie, des Kindergartens, der Schule oder der Freizeiteinrichtungen angesiedelt sein können und welche im Rahmen von individuellen Interventionen genutzt werden können. Dazu gehören beispielsweise Freizeitangebote, um Jugendliche aus einem ungünstigen Umfeld herauszulösen, Interventionen im Kindergarten oder in der Schule zur Reduktion von Aggressivität im Klassenzimmer/in der Gruppe oder auch während der Pause (inklusive Streitschlichterprogramme).

Unabhängig vom Setting wird die Behandlung in der Regel als multimodale Therapie durchgeführt. Die Behandlung bezieht sich sowohl auf die aggressiv-dissoziale als auch auf die komorbide Symptomatik.

Die *multimodale Behandlung der aggressiv-dissozialen Symptomatik* kann folgende Interventionen umfassen:

multimodale Therapie die Methode der Wahl

- *Aufklärung und Beratung (Psychoedukation)* der Eltern, des Kindes/ Jugendlichen und des (der) Erziehers (Erzieherin) bzw. des (der) Klassenlehrers (Klassenlehrerin).
- *Elterntraining und Interventionen in der Familie* einschließlich Problemlöse- und Kommunikationstraining und Familientherapie bei Jugendlichen zur Verminderung der Symptomatik in der Familie.
- *Interventionen im Kindergarten/in der Schule* unter Einbeziehung der Bezugspersonen (Erzieher/Lehrer) und auch von Gleichaltrigen (im Rahmen von Streitschlichter-Programmen) zur Verminderung der Symptomatik im Kindergarten bzw. in der Schule.
- *Kognitiv-behaviorale Therapie* des Kindes/Jugendlichen zur Veränderung von psychischen Merkmalen, die vermutlich zur Entwicklung und Aufrechterhaltung der aggressiv-dissozialen Symptomatik beitragen, wie mangelnder Fähigkeit zur Empathie, zur sozial-kognitiven Problemlösung, zur Impuls- und Affektkontrolle, zu sozial kompetentem Verhalten und mangelnder moralischer Urteilsbildung.

Kognitiv-behaviorale Therapie des Kindes

- *Pharmakotherapie* zur Verminderung aggressiver Symptomatik oder komorbider Störungen, die aggressive Symptome aufrechterhalten.

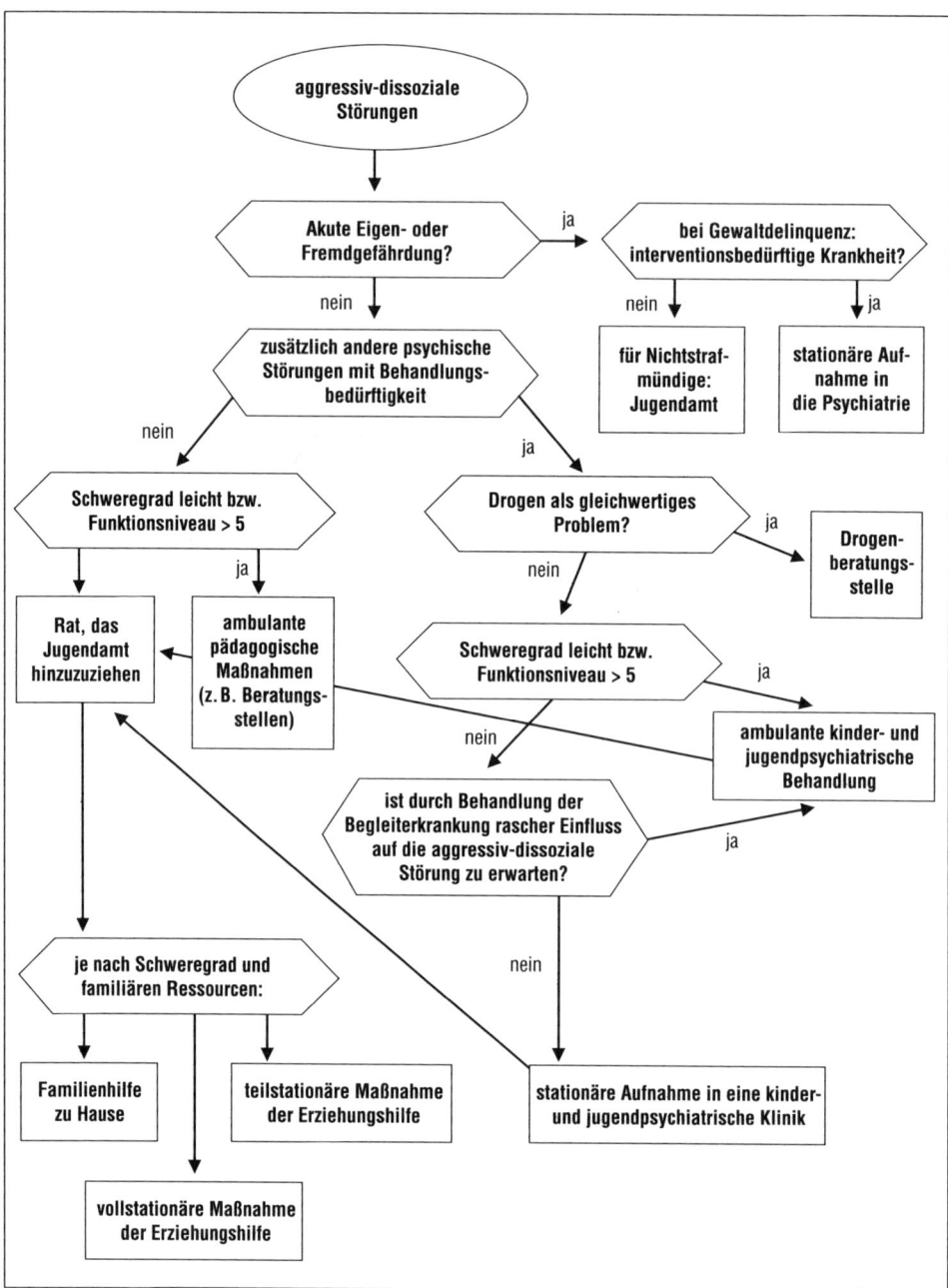

Abbildung 11. Interventionssetting bei Störungen des Sozialverhaltens (mod. nach Deutscher Gesellschaft für Kinder- und Jugendpsychiatrie und -psychotherapie, 2003, S. 268)

Daneben können Interventionen zur Behandlung komorbider Störungen des Kindes/Jugendlichen und zur Veränderung weiterer aufrechterhaltender Bedingungen (psychische Störungen eines Elternteils, Partnerschaftskonflikte) nötig sein.

Leitlinie 8 fasst die Empfehlungen für die Behandlungsindikationen zusammen. Grundlage der multimodalen Behandlung ist die Aufklärung und Beratung der Eltern und des Kindes/Jugendlichen (ab dem Schulalter), die immer durchgeführt wird. Bei milden und wenig chronifizierten Formen von aggressiv-dissozialen Verhaltensstörungen können solche psychoedukativen Interventionen ausreichend sein. Ansonsten ist in der Regel eine Kombination mehrerer Interventionen erforderlich. Da das soziale Umfeld in der Regel wesentlich zur Aufrechterhaltung der Symptomatik beiträgt, sind ausschließlich auf den Patienten bezogene Interventionen (inkl. Pharmakotherapie) in der Regel nicht ausreichend.

Aufklärung und Beratung als erster Schritt

Die einzelnen Interventionen werden bei entsprechenden Indikationen durchgeführt. Abbildung 12 (S. 96) stellt anhand eines Entscheidungsbaumes die Indikationen dar.

L8 Leitlinie 8: Indikationen für eine multimodale Behandlung

Die Behandlung muss entsprechend der Stärke und dem Chronifizierungsgrad der Symptomatik, dem Vorliegen komorbider Störungen und den Ressourcen des Patienten und seines Umfeldes individuell zugeschnitten werden.

– Bei milden nicht chronifizierten Formen von aggressiv-dissozialen Verhaltensstörungen sind eng begrenzte Interventionen, vor allem Psychoedukation/Beratung der Bezugspersonen indiziert.

– Bei schwereren und chronifizierten Formen ist in der Regel eine multimodale Behandlung unabhängig vom Interventionssetting indiziert, die Interventionen in der Familie, der Schule und der Gleichaltrigengruppe mit patientenzentrierten einzel- oder gruppentherapeutischen Maßnahmen kombiniert. Medikamentöse Therapie kann vor allem bei komorbiden psychischen Störungen nötig sein (z.B. hyperkinetische Störungen, affektive Störungen), die auch zur Aufrechterhaltung der aggressiv-dissozialen Symptomatik beitragen können (s. Leitlinie L15).

– Ausschließlich intrapsychisch orientierte Interventionen (tiefenpsychologisch fundierte Psychotherapie; nondirektive Spiel- oder Gesprächspsychotherapie) sind in der Regel nicht ausreichend und daher nicht indiziert.

Grundlage der multimodalen Behandlung ist die Aufklärung und Beratung (Psychoedukation) der Eltern und des Kindes/Jugendlichen. Auf dieser Basis werden folgende Indikationen für die einzelnen Behandlungskomponenten einer multimodalen Therapie gestellt (s. Entscheidungsbaum, Abb. 12).

– Liegen psychosoziale Bedingungen vor, die das Kindeswohl gefährden (Misshandlung oder sexueller Missbrauch) oder die vermutlich wesentlich zur Aufrechterhaltung der Symptomatik beitragen und die vermutlich nicht durch zeitlich begrenzte Interventionen verändert werden können (z.B. schulische Überforderung, chaotische familiäre Umstände, enge Einbindung in eine delinquente Gleichaltrigengruppe), so ist die Möglichkeit des Wechsels des beeinträchtigenden psychosozialen Umfeldes vor der Durchführung intensiver therapeutischer Maßnahmen abzuklären (z. B. Schulwechsel, ambulante, teilstationäre oder stationäre Maßnahmen der Jugendhilfe).

– Bei ausgeprägten psychischen Störungen der Eltern (z. B. depressive Störung, Substanzabhängigkeit) oder bei ausgeprägten Störungen der Partnerschaftsbeziehung der Eltern sind entsprechende parallele therapeutische Maßnahmen vor allem dann indiziert, wenn diese Störungen vermutlich wesentlich die aggressive oder dissoziale Symptomatik aufrechterhalten. Sind solche Maßnahmen nicht durchführbar oder nicht erfolgreich, dann können Jugendhilfe-Interventionen zur Stützung (sozialpädagogische Familienhilfe, Erziehungsbeistandschaft) oder zum Wechsel des familiären Umfeldes (teilstationäre oder stationäre Maßnahme der Jugendhilfe) erforderlich sein.

– Bei Substanzabhängigkeit ist zunächst eine Behandlung der Abhängigkeit inklusive Entgiftung erforderlich.

– Bei komorbiden Störungen, die vermutlich wesentlich zur Aufrechterhaltung der aggressiv-dissozialen Störung (z. B. hyperkinetische Störung, ausgeprägte depressive Störung) beitragen, kann eine primäre oder zumindest begleitende Therapie der komorbiden Symptomatik einschließlich Pharmakotherapie nötig sein. Komorbide Störungen, die vermutlich eher die Folge der aggressiv-dissozialen Symptomatik sind (z. B. depressive Symptome), sollten eher nachrangig behandelt werden.

– Bei oppositionellem, aggressivem oder dissozialem Verhalten des Kindes oder Jugendlichen in der Familie und/oder bei mangelnder Wärme in der Eltern-Kind-Beziehung und/oder bei inkonsistentem Erziehungsverhalten der Eltern ist ein Elterntraining mit Interventionen in der Familie unter Einbeziehung des Kindes/Jugendlichen indiziert. Bei Präadoleszenten und Jugendlichen sind Interventionen zur Lösung von Konflikten zwischen Jugendlichen und Eltern (Problemlöse- und Kommunikationstraining) sowie Methoden des Selbstmanagements angemessen. Die Einbeziehung anderer Familienmitglieder (Geschwister) kann sehr wichtig sein.

– Bei oppositionellem, aggressivem oder dissozialem Verhalten des Kindes oder Jugendlichen im Kindergarten, in der Schule oder am Arbeitsplatz und/oder bei Störung der Erzieher-/Lehrer-Kind-Beziehung und/oder bei inkonsistentem Erziehungsverhalten der Bezugspersonen sind Interventionen im Kindergarten, in der Schule oder am Arbeitsplatz unter Einbeziehung des Kindes oder Jugendlichen (Selbstmanagement-Methoden), der erwachsenen Bezugspersonen und der Gleichaltrigen (Streitschlichter-Programme) nötig.

– Bei aggressivem oder dissozialem Verhalten im Verband mit anderen aggressiv oder dissozial auffälligen Gleichaltrigen (oder Älteren), sind Interventionen zur Herauslösung der Kindes/Jugendlichen unter Einbeziehung des Kindes oder Jugendlichen (Selbstmanagement-Methoden) aus dem Verband und zur Integration in eine angemessene Gleichaltrigengruppe indiziert.

– Bei mangelnden sozial-kognitiven Problemlösefähigkeiten, mangelnder Affekt- und Impulskontrolle, mangelnden sozialen Fertigkeiten oder mangelnder moralischer Urteilsbildung ist eine Einzel-/Gruppentherapie des Kindes oder Jugendlichen, hauptsächlich unter Anwendung kognitiv-behavioraler (einschließlich Selbstmanagement-Methoden) angemessen.

– Interventionen, die am sozialen Umfeld ansetzen, sollten vor oder gleichzeitig mit patientenzentrierten Interventionen (Einzel- oder Gruppentherapie) durchgeführt werden.

– Wenn Auffälligkeiten sowohl in der Familie als auch in der Schule oder in anderen sozialen Kontexten auftreten, dann sollten die entsprechenden Interventionen in der

> Familie, in der Schule oder in anderen sozialen Kontexten parallel durchgeführt werden, da Generalisierungen von einem Lebensbereich auf den anderen nicht von vornherein erwartet werden können.

Die Behandlung muss entsprechend der Stärke und dem Chronifizierungsgrad der Symptomatik, dem Vorliegen komorbider Störungen und den Ressourcen des Patienten und seines Umfeldes individuell zugeschnitten werden. Bei schwereren und chronifizierten Formen ist in der Regel eine multimodale Behandlung unabhängig vom Interventionssetting nötig, die Interventionen in der Familie, der Schule und der Gleichaltrigengruppe mit patientenzentrierten einzel- oder gruppentherapeutischen Maßnahmen kombiniert. Medikamentöse Therapie kann vor allem bei komorbiden psychischen Störungen indiziert sein (z.B. hyperkinetische Störungen, affektive Störungen), die die aggressiv-dissoziale Symptomatik aufrechterhalten können (s. Leitlinie L15).

medikamentöse Therapie bei komorbiden Störungen

Ausschließlich intrapsychisch orientierte Interventionen (tiefenpsychologisch fundierte Psychotherapie; nondirektive Spiel- oder Gesprächspsychotherapie) sind in der Regel nicht ausreichend und daher nicht geeignet.

Im Einzelnen lassen sich folgende Indikationen für die verschiedenen Interventionen unter ambulanten, teilstationären oder stationären Bedingungen benennen:

- Zunächst sollte geprüft werden, ob psychosoziale Bedingungen vorliegen, die das Kindeswohl gefährden, wie Misshandlung oder sexueller Missbrauch. Besteht die Gefahr einer fortgesetzten Misshandlung oder eines fortgesetzten Missbrauchs, dann sollte geprüft werden, ob ein Wechsel des Umfeldes (z.B. Unterbringung des Kindes oder Trennung vom misshandelnden Vater) notwendig ist, bevor intensive therapeutische Maßnahmen umgesetzt werden. Ähnliche Überlegungen müssen angestellt werden, wenn Bedingungen im Umfeld vorliegen, die vermutlich wesentlich zur Aufrechterhaltung der Symptomatik beitragen und die vermutlich nicht durch zeitlich begrenzte Interventionen verändert werden können. Dazu zählt beispielsweise eine schulische Überforderung, in deren Folge das Kind mit aggressivem Verhalten reagiert oder auch chaotische familiäre Umstände, die eine ambulante Arbeit mit den Eltern unmöglich erscheinen lassen. Auch eine enge Einbindung des Jugendlichen in eine delinquente Gleichaltrigengruppe kann sich beispielsweise im Rahmen einer ambulanten Behandlung als kaum veränderbar herausstellen, so dass durch eine stationäre Jugendhilfemaßnahme erst die Vorraussetzungen für eine Behandlung geschaffen werden müssen. Mitunter ist die Veränderbarkeit solcher Rahmenbedingungen zu Behandlungsbeginn schwer abzuschätzen. In solchen Fällen kann ein Behandlungsversuch nähere Aufschlüsse geben. Allen an der Therapie Beteiligten sollte aber klar sein, dass es sich zunächst um eine

Misshandlung/ Missbrauch abklären

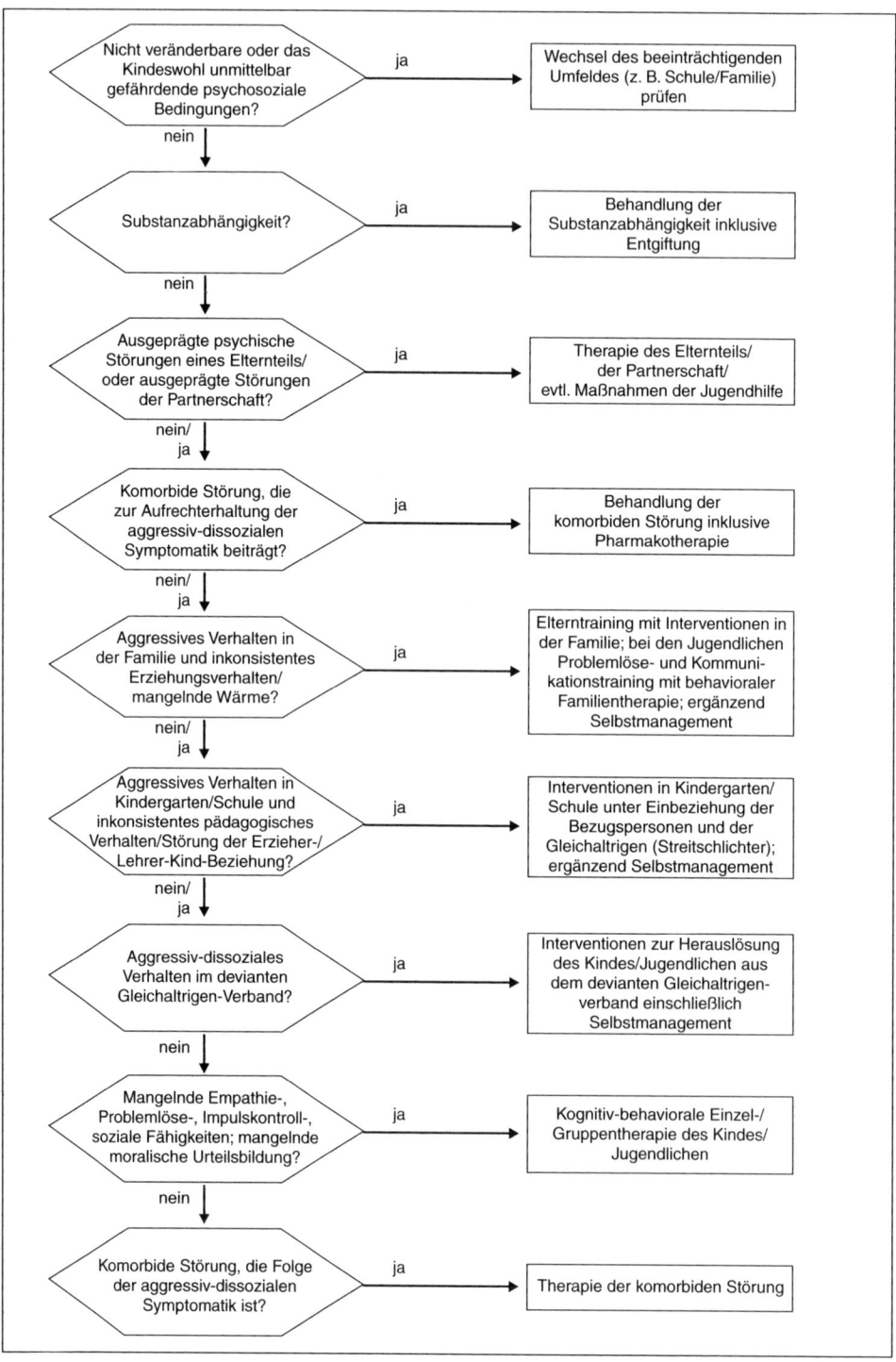

Abbildung 12. Entscheidungsbaum zur Indikationsstellung (nach Döpfner, 2000; Döpfner & Petermann, 2004)

Probetherapie handelt, und in welchem Zeitraum eine Überprüfung stattfindet.

- Liegt eine Substanzabhängigkeit bei Jugendlichen vor, dann muss diese vordringlich behandelt werden – einschließlich der notwendigen medizinischen Maßnahmen (Entgiftung). Die Bedingungen, unter denen nach einer Entgiftung eine ambulante Therapie durchgeführt werden kann, sollten klar definiert werden.

- Bei ausgeprägten psychischen Störungen der Eltern (z. B. depressive Störung, Substanzabhängigkeit) oder bei ausgeprägten Störungen der Partnerschaftsbeziehung der Eltern sind entsprechende parallele therapeutische Maßnahmen vor allem dann indiziert, wenn diese Störungen vermutlich wesentlich zur Aufrechterhaltung der aggressiven oder dissozialen Symptomatik beitragen oder die Kooperationsfähigkeit der Eltern bei der Behandlung wesentlich beeinflussen. Dies ist bei ausgeprägten Störungen in der Regel der Fall. Sind solche therapeutischen Maßnahmen bei den Eltern nicht durchführbar oder nicht erfolgreich, dann können Jugendhilfemaßnahmen zur Stützung (sozialpädagogische Familienhilfe, Erziehungsbeistandschaft) oder zum Wechsel des familiären Umfeldes (teilstationäre oder stationäre Maßnahme der Jugendhilfe) nötig sein. Werden entsprechende therapeutische Interventionen durchgeführt, dann sollten parallel auch schon andere symptomzentrierte Maßnahmen zur Verminderung der aggressiv-dissozialen Symptomatik eingeleitet werden.

> **psychische Störungen der Eltern beachten**

> **unterstützende Jugendhilfemaßnahmen**

- Liegen komorbide Störungen vor, die vermutlich wesentlich die aggressiv-dissoziale Störung aufrechterhalten, dann ist eine primäre oder zumindest begleitende Therapie der komorbiden Symptomatik indiziert. Zu den die aggressiv-dissoziale Symptomatik aufrechterhaltenden komorbiden Störungen zählen in der Regel hyperkinetische und meist auch affektive Störungen (Depressivität), wenn sie stark ausgeprägt sind. Bei diesen Störungen kann neben Psychotherapie auch Pharmakotherapie indiziert sein. Aber auch umschriebene Entwicklungsstörungen (z. B. Sprachstörungen im Vorschulalter oder schulische Teilleistungsstörungen) können wesentlich zur Aufrechterhaltung der aggressiv-dissozialen Symptomatik beitragen. Falls eine isolierte Therapie der komorbiden Störung keine Veränderung bei der aggressiv-dissozialen Symptomatik bewirkt, sollten symptomzentrierte Interventionen zügig begonnen werden. Komorbide Störungen, die vermutlich eher die Folge der aggressiv-dissozialen Symptomatik sind (z. B. depressive Symptome), sollten eher nachrangig behandelt werden.

> **komorbide Störungen: Pharmakotherapie möglich**

Ein Elterntraining mit Interventionen in der Familie unter Einbeziehung des Kindes/Jugendlichen ist dann nötig, wenn

- das oppositionelle, aggressive oder dissoziale Verhalten des Kindes oder Jugendlichen in der Familie auftritt und/oder

– die Eltern-Kind-Beziehung durch einen Mangel an Wärme charakterisiert ist und/oder

– die Eltern ein inkonsistentes Erziehungsverhalten haben.

Selbstmanagement ab 9 Jahre

Mit Hilfe von Methoden des Selbstmanagements (Festlegung eigener Ziele, Selbstbeobachtung, Selbstkontrolle, Selbstverstärkung) kann das Kind (etwa ab 9 Jahren) und vor allem der Jugendliche aktiv einbezogen werden. Bei älteren Kindern und Jugendlichen sind die Elterntrainings durch spezifische auf das Alter und die besondere Problematik im Jugendalter zugeschnittene Interventionen zu ergänzen, vor allem durch Interventionen zur Lösung von Konflikten zwischen Jugendlichen und Eltern (Problemlöse- und Kommunikationstraining). Die Einbeziehung anderer Familienmitglieder (Geschwister) im Rahmen einer behavioralen Familientherapie kann sehr wichtig sein.

Interventionen im Kindergarten, in der Schule oder am Arbeitsplatz unter Einbeziehung des Kindes oder Jugendlichen, der erwachsenen Bezugspersonen sind dann nötig, wenn

– das oppositionelle, aggressive oder dissoziale Verhalten des Kindes oder Jugendlichen im Kindergarten bzw. in der Schule auftritt,

– im Kindergarten/in der Schule ein inkonsistentes Erziehungsverhalten zu erkennen ist oder

– die Erzieher-/Lehrer-Kind-Beziehung stark belastet ist.

bei Problemen mit Gleichaltrigen: Streitschlichter-Programm

Wie bei den Familien-Interventionen sollten auch diese Interventionen etwa ab dem Alter von neun Jahren durch Methoden des Selbstmanagements ergänzt werden. Wenn das aggressiv-dissoziale Verhalten in der Schule vor allem auf Gleichaltrige gerichtet ist, dann sollten nach Möglichkeit auch Gleichaltrige im Rahmen von Streitschlichter-Programmen einbezogen werden.

Wenn ältere Kinder oder Jugendliche aggressives oder dissoziales Verhalten im Verband mit anderen aggressiv oder dissozial auffälligen Gleichaltrigen ausführen, dann sind Interventionen zur Herauslösung des Kindes/Jugendlichen aus dem Verband und zur Integration in eine angemessene Gleichaltrigengruppe nötig, bevor eine intensive kognitiv-behaviorale Therapie des Kindes/Jugendlichen durchgeführt wird.

Lassen sich beim Kind/Jugendlichen mangelnde sozial-kognitive Problemlösefähigkeiten, mangelnde Affekt- und Impulskontrolle, mangelnde soziale Fertigkeiten oder mangelnde moralischer Urteilsbildungsfähigkeit diagnostizieren, dann ist eine Einzel-/Gruppentherapie des Kindes oder Jugendlichen, hauptsächlich unter Anwendung kognitiv-behavioraler Interventionen indiziert. Allerdings lassen sich solche Auffälligkeiten nicht bei allen Kindern oder Jugendlichen mit aggressiv-dissozialen Störungen feststellen. Wenn das aggressive Verhalten wesentlich durch die Verstärkung von aggressivem Verhalten im Umfeld aufrechterhalten wird (z. B. weil das Kind durch sein Verhalten sein Ziel erreicht oder dafür von Gleichaltrigen positiv verstärkt wird), dann sind solche kognitiv-behavioralen Interventionen wenig erfolgversprechend.

kognitiv-behaviorale Therapie bei Problemen des Umfeldes wenig erfolgreich

Daher sollten Interventionen, die am sozialen Umfeld ansetzen vor oder zumindest gleichzeitig mit patientenzentrierten Interventionen (Einzel- oder Gruppentherapie) durchgeführt werden. Wenn aggressiv-dissoziale Auffälligkeiten sowohl in der Familie als auch in der Schule oder in anderen sozialen Kontexten auftreten, dann sollten die entsprechenden Interventionen in der Familie, in der Schule oder in anderen sozialen Kontexten parallel durchgeführt werden, da Generalisierungen von einem Lebensbereich auf den anderen nicht von vornherein erwartet werden können.

Ansatzpunkt für Interventionen: der soziale Kontext

Liegen nach den genannten Interventionen weitere psychische Auffälligkeiten vor (z. B. Selbstwertprobleme, depressive Symptome, sozialer Rückzug, umschriebene Entwicklungsstörungen, Aufmerksamkeitsprobleme), dann sollten entsprechende therapeutische Maßnahmen zur Behandlung dieser komorbiden Problematik durchgeführt werden.

2.3 Leitlinien zur Therapie

Tabelle 7 gibt eine Übersicht über die Leitlinien zur Therapie von Kindern und Jugendlichen mit aggressiv-dissozialen Störungen.

Tabelle 7. Übersicht über die Leitlinien zur Therapie

L9	Beratung der Eltern, der Erzieher/Lehrer und des Kindes/Jugendlichen (Psychoedukation)
L10	Elterntraining und Interventionen in der Familie im Kindesalter
L11	Kognitiv-behaviorale Interventionen in der Familie im späten Kindesalter und im Jugendalter
L12	Interventionen im Kindergarten/in der Schule
L13	Interventionen in der Gleichaltrigengruppe
L14	Kognitiv-behaviorale Therapie des Kindes/Jugendlichen
L15	Medikamentöse Behandlung

2.3.1 Beratung und Interventionen in der Familie und im Kindergarten/in der Schule

Die Interventionen in der Familie und im Kindergarten/in der Schule umfassen:

– Beratung der Eltern, der Erzieher/Lehrer und des Kindes/Jugendlichen (Psychoedukation)
– Elterntraining und Interventionen in der Familie im Kindesalter

- kognitiv-behaviorale Interventionen in der Familie im Jugendalter
- Interventionen im Kindergarten/in der Schule

Die Leitlinien zu Interventionen in der Familie und im Kindergarten/in der Schule überschneiden sich in mehreren Bereichen mit den entsprechenden Empfehlungen aus dem Leitfaden für hyperkinetische Störungen, da sich die Symptomatik und die Interventionen bei beiden Störungsbildern ähneln. Allerdings lassen sich auch deutliche Unterschiede in einzelnen Aspekten herausarbeiten.

Beratung der Eltern, der Erzieher/Lehrer und des Kindes/ Jugendlichen (Psychoedukation)

Leitlinie 9 fasst die Empfehlungen zur Aufklärung und Beratung (Psychoedukation) der Eltern, der Erzieher/Lehrer und des Kindes/Jugendlichen zusammen. Die Aufklärung und Beratung der Eltern wird immer durchgeführt. Sie stellt die Basis aller nachfolgenden Interventionen dar. Eine Psychoedukation des Kindes kann etwa ab dem Schulalter erfolgen, muss aber dem Entwicklungsalter des Kindes/Jugendlichen angepasst werden. Die Beratung der Erzieher oder Lehrer sollte mit Einverständnis der Eltern (und ab dem Jugendalter auch der Jugendlichen selbst) immer dann durchgeführt werden, wenn im Kindergarten/in der Schule behandlungsbedürftige Auffälligkeiten auftreten.

**Elternein-
verständnis
bei Beratung
des
Umfeldes**

L9 | **Leitlinie 9:**
**Beratung der Eltern, der Erzieher/Lehrer und des Kindes/Jugend-
lichen (Psychoedukation)**

Die Aufklärung und Beratung der Eltern erfolgt immer. Die Aufklärung und Beratung des Kindes kann etwa ab dem Schulalter in altersangemessener Form durchgeführt werden. Die Beratung der Erzieher, der Lehrer oder der Ausbilder wird mit Einverständnis der Eltern immer dann realisiert, wenn im Kindergarten, in der Schule oder am Arbeitsplatz behandlungsbedürftige Auffälligkeiten auftreten. Die Beratung des Patienten oder seiner Bezugspersonen kann bei milden Störungsformen ausreichen, bei stärker ausgeprägten und chronifizierten Störungen ist sie jedoch nicht ausreichend und kann lediglich eine umfassende multimodale Behandlung einleiten (s. Leitlinie L8).

**Die Aufklärung und Beratung der Eltern und der Erzieher/Lehrer oder anderer
wichtiger Bezugspersonen umfasst:**

- Informationen hinsichtlich der Symptomatik und ihrer Folgen, der vermuteten Ätiologie und des vermutlichen Verlaufes sowie der Behandlungsmöglichkeiten.
- Beratung hinsichtlich pädagogischer Interventionen zur Bewältigung konkreter Problemsituationen, insbesondere durch
  - Stärkung der positiven Beziehung zum Kind oder Jugendlichen,
  - Festlegung von Regeln in der Familie, der Kindergartengruppe oder der Schule,
  - positive Zuwendung bei angemessenem Verhalten,

– angemessene Aufforderungen und Grenzsetzungen in einer eindeutigen Weise,
– angemessene negative Konsequenzen bei auffälligem Verhalten,
– angemessene Hilfestellung bei der Bewältigung von Konfliktsituationen.

Dabei müssen die konkreten familiären oder schulischen Bedingungen und Belastungen berücksichtigt werden.

Die Psychoedukation des Kindes/Jugendlichen:

Sie wird ab dem Schulalter entsprechend dem Entwicklungsstand des Kindes/Jugendlichen durchgeführt und umfasst:
– Informationen hinsichtlich der Symptomatik und ihrer Folgen, der vermuteten Ätiologie und des vermutlichen Verlaufes sowie der Behandlungsmöglichkeiten,
– Anleitung zur Selbstbeobachtung und Selbststeuerung,
– Anleitung zur Affektkontrolle, zur Problemlösung und zu sozial kompetentem Handeln in Konfliktsituationen.

Eltern, Erzieher/Lehrer oder andere wichtige Bezugspersonen sollten *Informationen* hinsichtlich der Symptomatik und ihrer Folgen, der vermuteten Ätiologie und des vermutlichen Verlaufes sowie der Behandlungsmöglichkeiten erhalten.

– Ausgangspunkt dieser Psychoedukation sollten die *Störungskonzepte* der Bezugspersonen sein (Welche Vorstellungen haben die Bezugspersonen hinsichtlich der Ursachen der Probleme?), die in der Exploration (s. Kap. 2.1) erhoben wurden. **Ausgangspunkt: Störungskonzept der Bezugsperson**

– Dann können zunächst die wichtigsten *diagnostischen Befunde* mitgeteilt werden und in Zusammenhang mit der Diagnose interpretiert werden.

– Daran schließt sich in der Regel die Frage nach den *Ursachen der Symptomatik* an. Diese sollte – ausgehend von den Vorstellungen der Bezugspersonen über die Ursachen der Symptomatik – ausführlich besprochen werden. Dabei sollte ein biopsychosoziales Modell zugrunde gelegt werden, nach dem biologische Faktoren möglicherweise eine Grundlage für die Entwicklung der Störung darstellen (z.B. erhöhte Impulsivität im Sinne einer Prädisposition), aber psychosoziale Faktoren wesentlich zur Entwicklung und Aufrechterhaltung der Problematik beitragen. Dabei sollte darauf geachtet werden, in welcher Weise diese Informationen Schuldgefühle auslösen oder Schuldzuschreibungen (beispielsweise gegenüber dem Partner) erleichtern. Bei der Betrachtung der individuellen Faktoren sollten auch jene Bedingungen berücksichtigt werden, die psychosoziale Belastungen für das Kind verursacht haben (z.B. Wie kam es zu Partnerschaftsproblemen?) und es sollte eine lösungsorientierte Perspektive angesprochen werden, die darauf abzielt, die Faktoren die veränderbar sind, zu identifizieren und an ihrer Veränderung zu arbeiten (Was kann man tun, damit die Partnerprobleme oder die inkonsistenten Erziehungshaltungen sich ändern?). **biopsychosoziales Ursachenmodell**

Bei der Erarbeitung der psychosozialen Faktoren sollten erstens auf einer globalen (molaren) Ebene mögliche Belastungen in der Familie (z. B. psychische oder körperliche Gesundheitsprobleme anderer Familienmitglieder, Eheprobleme, finanzielle Schwierigkeiten, Probleme am Arbeitsplatz) oder auch im Kindergarten/in der Schule (Gruppen-/Klassengröße, andere Kinder mit Auffälligkeiten, Belastung der Erzieherin/Lehrerin) berücksichtigt werden. Auf einer molekularen Ebene sollten die Faktoren erarbeitet werden, die unmittelbar zur Entstehung und Aufrechterhaltung der aggressiven Symptomatik beitragen.

wesentlich: Verstärkung aggressiven Verhaltens

Dabei sollte als wesentlicher Faktor die positive oder negative Verstärkung von aggressivem Verhalten herausgearbeitet werden: Kinder und Jugendliche zeigen vor allem dann aggressives Verhalten, wenn es zumindest kurzfristig erfolgreich ist, das heißt, wenn sie entweder aufgrund ihres aggressiven Verhaltens ein Ziel erreichen (positive Verstärkung) oder ihre aufgestaute Spannung abreagieren können (negative Verstärkung). Die typischen „Interaktions- oder Eskalationsfallen" auf der Ebene der alltäglichen Eltern-Kind- oder Erzieher-Kind-/Lehrer-Kind-Interaktionen, die zur Entstehung und Aufrechterhaltung der Symptomatik beitragen, sollten dargestellt werden. Dabei kann der in Abbildung 13 dargestellte Teufelskreis benutzt werden, der die Eskalation aus Wiederholen von Aufforderungen und Nichtbefolgen zeigt. Oppositionelles und aggressives Verhalten des Kindes/Jugendlichen ist häufig erfolgreich, weil das Kind/der Jugendliche unangenehme Dinge vermeiden kann (negative Verstärkung) oder weil er sich erfolgreich durchsetzen kann (positive Verstärkung) und es hat vermehrte, wenn auch negativ getönte Aufmerksamkeit zur Folge. Angemessenere (weniger oppositionelle) Handlungen werden jedoch häufig kaum beachtet (weil man sich dann schnell mit anderen Dingen, die liegengeblieben sind, beschäftigt). Wenn sich Eltern durchsetzen, dann reagieren sie häufig auch massiv aggressiv (Schreien, Beschimpfen, körperliche Züchtigung) und sind damit ein Vorbild für aggressives Verhalten. Dieser Teufelskreis sollte den Eltern anhand der konkreten familiären Situation nahe gebracht werden.

Teufelskreis der familiären Erpressung

Bei Jugendlichen, die aggressives Verhalten im devianten Gleichaltrigenverband zeigen, sollte die Bedeutung der Anerkennung durch diese Gleichaltrigen herausgearbeitet werden (die die Jugendlichen meist andernorts – in der Familie, der Schule oder in ihrem natürlichen Gleichaltrigenverband – nicht erfahren haben).

Weitere psychosoziale Faktoren, die neben der Verstärkung von aggressivem Verhalten zu der Entwicklung der Symptomatik beitragen können, sollten herausgearbeitet werden:

– Aggressive Modelle in der Familie, im Gleichaltrigenverband, im Fernsehen unterstützen die Entwicklung aggressiven Verhaltens (Lernen am Modell).

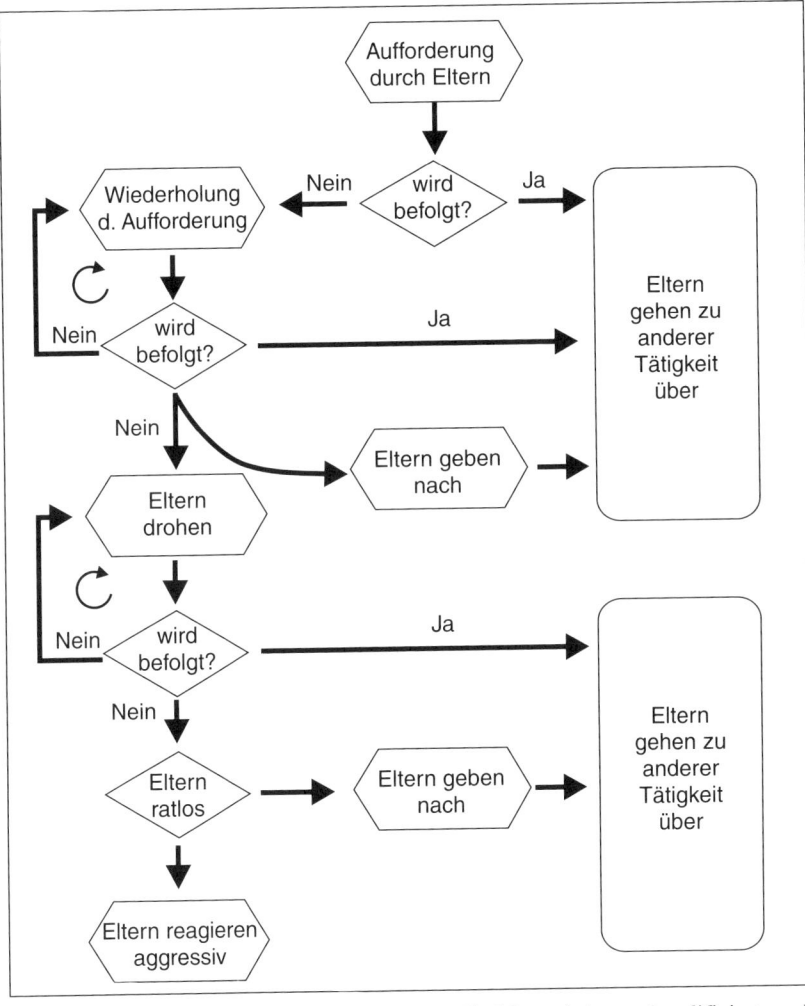

Abbildung 13. Teufelskreis negativer Eltern-Kind-Interaktionen (modifiziert nach Barkley, 1987; aus Döpfner et al., 2006)

– Aggressiv auffällige Kinder und Jugendliche nehmen soziale Situationen schneller als feindselig wahr und ihnen fallen vor allem aggressive Handlungsmöglichkeiten als Problemlösung ein und sie glauben auch, dass aggressive Lösungen erfolgreich sind (auffällige sozial-kognitive Informationsverarbeitung).

– Aggressiv auffällige Kinder und Jugendliche fehlt es mitunter an den nötigen sozialen Fähigkeiten, sich in einer Situation kompetent (sozial geschickt) zu verhalten (soziale Kompetenzdefizite).

– Aggressiv auffällige Kinder und Jugendliche haben häufig eine hohe Impulsivität und können in einer konkreten Situation ihre Impulse und aggressiven Affekte schlecht kontrollieren (mangelnde Impuls- und Affektsteuerung).

mangelnde Impuls- steuerung

– Aggressiv auffälligen Kindern und Jugendlichen fällt es mitunter schwer, stabile Beziehungen und Bindungen zu anderen Menschen aufzubauen und sich in andere Menschen hineinzuversetzen (mangelnde Bindungsfähigkeit, mangelnde Empathie).

– Aggressiv auffälligen Kindern und Jugendlichen fällt es mitunter schwer, zwischen richtig und falsch zu unterscheiden oder ihr eigenes Verhalten danach auszurichten (Störungen in der moralischen Urteilsbildung).

Bei Jugendlichen können auch alterstypische Ablösungskonflikte als eine Komponente bei der Entwicklung der Störung betrachtet werden, ohne dass dadurch aggressives Verhalten als tolerabel eingeordnet wird.

Mit Erziehern/Lehrern sollten nicht nur die familiären Faktoren für die Entwicklung der Problematik besprochen werden, sondern es sollte vor allem erarbeitet werden, welche Bedingungen im Kindergarten/in der Schule das aggressive Verhalten aufrecht erhalten.

Sorgen und Ängste der Eltern berücksichtigen

Nach der Klärung der Ursachen der Symptomatik können Fragen zum *weiteren Verlauf* der Störung und zu den *Behandlungsmöglichkeiten* besprochen werden. Bei der Besprechung des Verlaufes sollten die Sorgen und Ängste der Eltern und Bezugspersonen berücksichtigt werden. Eltern, die sich sehr große Sorgen machen, sollten besonders auf die Chancen einer Therapie aufmerksam gemacht werden. Eltern, die eher sorglos sind, sollten auf die langfristigen Folgen hingewiesen werden. Prinzipiell sollten die verschiedenen Behandlungsmöglichkeiten angesprochen sowie die Notwendigkeit zur Kooperation dargestellt werden.

Elternberatungsziele

Zur Bewältigung konkreter Problemsituationen in der Familie bezieht sich die *Beratung* der *Eltern* insbesondere auf die Notwendigkeit von:

– Stärkung der positiven Beziehung zum Kind,
– Festlegung von Familienregeln und angemessene Grenzsetzungen,
– positiver Zuwendung bei angemessenem Verhalten,
– angemessenen negativen Konsequenzen bei auffälligem Verhalten,
– angemessener Hilfestellung bei der Bewältigung von Konfliktsituationen.

Ansatzpunkte für diese Interventionen können mit den Eltern anhand des Teufelskreises (s. Abb. 13) erarbeitet werden. In der Beratung werden die Interventionen, die im Rahmen des Elterntrainings mit Interventionen in der Familie (s. Leitlinien L10/L11) und im Rahmen der Interventionen im Kindergarten/in der Schule (s. Leitlinie L12) durchgeführt werden, in kompakter Form vermittelt.

belastete Eltern-Kind-Beziehung ändern

Stärkung der positiven Eltern-Kind-Beziehung. Bei der Mehrzahl der Kinder und Jugendlichen mit aggressiv-dissozialen Verhaltensauffälligkeiten in der Familie ist auch die Eltern-Kind-Beziehung massiv belastet. Diese Belastung verhindert häufig das konstruktive Arbeiten an den Konfliktthemen, daher sind häufig Interventionen zur Stärkung der positiven Eltern-Kind-Beziehung vordringlich. Das Herausarbeiten und gezielte Beachten von positiven Verhaltensweisen des Kindes, seiner Stärken und seiner liebenswerten Seiten, das gemeinsame Spiel in einer angenehmen Atmosphäre sind wichtige Interventionsbausteine.

Festlegung von Familienregeln und angemessene Grenzsetzungen. Unklare Familienregeln und ein häufiger und unvorhersehbarer Wechsel von Regeln sind in Familien mit aggressiv-dissozial auffälligen Kindern und Jugendlichen häufig zu beobachten. Die Erarbeitung von zentralen Familienregeln stellt daher eine wichtige Aufgabe in der Beratung der Eltern dar. Je älter die Kinder sind, umso wichtiger ist ihre Einbeziehung in diesen Prozess. Die Eltern sind hinsichtlich angemessener und eindeutiger Aufforderungen und Grenzsetzungen zu beraten. Die Beratung muss sich an konkreten Alltagssituationen orientieren.

unklare und häufig wechselnde Regeln

Positive Zuwendung. Der Teufelskreis zeigt, dass negative Eltern-Kind-Interaktionen in der Beziehung zwischen Eltern und Kind überwiegen und positive Reaktionen der Eltern auf angemessene Verhaltensweisen des Kindes eher selten sind. Sowohl die Eltern als auch das Kind gewinnen den Eindruck, dass fast ausschließlich Ermahnungen, Grenzsetzungen, Verbote und Bestrafungen erfolgen. Wenn das Kind einmal positives und angemessenes Verhalten zeigt, dann reagieren die Eltern selten positiv, sondern empfinden dieses Verhalten als selbstverständlich oder sie bestrafen ihr Kind noch mit Äußerungen wie: „Warum denn nicht gleich so?" Die Eltern sollten im Beratungsgespräch erkennen können, wie wichtig es ist, dass sie ganz bewusst positive Verhaltensansätze ihres Kindes anerkennen und loben.

positive Eltern-reaktionen fehlen

Angemessene negative Konsequenzen. Ein weiteres Kernproblem, das anhand des Teufelskreises verdeutlicht werden kann, stellen die fehlenden angemessenen negativen Konsequenzen bei auffälligem Verhalten dar. Diese können mit den Eltern zumindest exemplarisch anhand konkreter Problemsituationen in der Familie erarbeitet werden. Im Jugendalter ist es wichtig, dass negative Konsequenzen auch bei dissozialem Verhalten erfolgen und sich die Eltern nicht schützend vor die Jugendlichen stellen. Jugendliche müssen die Erfahrung machen, dass die Eltern nicht immer das Eisen für sie aus dem Feuer holen. Das heißt, dass Stehlen zum Beispiel im Supermarkt zur Konsequenz hat, dass Eltern mit dem Jugendlichen zusammen in den Supermarkt gehen und eventuelle negative Konsequenzen (Hilfsarbeiten im Supermarkt verrichten) mittragen.

Angemessene Hilfestellung bei der Bewältigung von Konfliktsituationen. Kinder mit aggressiven Verhaltensauffälligkeiten können Konfliktsituationen häufig nicht lösen, weil

– sie ihre Affekte in dieser Situation nicht kontrollieren können oder

– es ihnen nicht gelingt, die Konsequenzen von aggressiven Handlungen zu bedenken und alternative nicht-aggressive Handlungsmöglichkeiten zu berücksichtigen oder

– es ihnen schwer fällt, sozial kompetente Konfliktlösungen umzusetzen.

Eltern können ihren Kindern bei der Bewältigung solcher Situationen helfen, indem sie

Hilfen zur produktiven Problemlösung

– mit dem Kind ein Signal vereinbaren, das sie auffordert, erst einmal innezuhalten und sich selbst zu beruhigen (z. B. Finger auf den Mund legen);

– dem Kind helfen, alternative Handlungsmöglichkeiten zu entwickeln, ohne sie ihm direkt vorzugeben (Was passiert, wenn du das machst? Was könntest du noch tun?);

– mit ihm kompetente Lösungen einüben.

Dies gelingt in der Regel leichter, wenn die Eltern nicht selbst Konfliktpartner sind. In diesem Fall ist es wichtig, dass es Eltern und Kind gelingt, erst einmal Ruhe in die Situation zu bringen, meist indem sie etwas Zeit verstreichen lassen, bevor sie versuchen, den Konflikt zu lösen.

Beratung der Erzieher oder Lehrer. Die Beratung der *Erzieher/Lehrer* hinsichtlich *pädagogischer Interventionen* zur Bewältigung konkreter Problemsituationen orientiert sich an den gleichen Prinzipien wie die Beratung der Eltern: Oppositionelle und aggressive Verhaltensweisen sollen

positive Gestaltung der Erzieher-/Lehrer-Beziehung

durch Stärkung der positiven Erzieher-/Lehrer-Kind-Beziehung, durch Festlegung von Regeln im Kindergarten und in der Schule und durch angemessene Grenzsetzung sowie durch positive Zuwendung bei angemessenem und durch negative Konsequenzen bei auffälligem Verhalten vermindert werden. Außerdem ist hier auch die angemessene Hilfestellung bei der Bewältigung von Konfliktsituationen wichtig. Diese Interventionen sollten auf Maßnahmen auf Kindergarten-/Schulebene oder auf Gruppen-/Klassenebene aufbauen. Bei Schulkindern kann auch die Aktivierung von Streitschlichterprogrammen hilfreich sein, vor allem wenn Konflikte unter den Schülern, die von den Lehrern nicht direkt beobachtet werden (auf dem Schulweg, in der Pause), ein zentrales Thema sind.

Die besondere Situation des Kindergartens bzw. der Schule muss bei der Beratung berücksichtigt werden, vor allem die Gruppensituation und die begrenzten Ressourcen von Erziehern und Lehrern, auf das Kind individuell einzugehen. Ausgangspunkt der Gespräche kann auch hier der Teufelskreis (s. Abb. 13) sein, der in Gruppensituationen sich besonders häufig einstellt. Aufgrund der erhöhten Anforderungen in der Gruppensituation fällt es der Bezugsperson besonders schwer, kontinuierlich positiv auf angemessene Verhaltensansätze des Kindes einzugehen und negative Konsequenzen auf ein Problemverhalten frühzeitig und kontinuierlich erfolgen zu lassen.

Wenn die Erzieher/Lehrer-Kind-Beziehung stark belastet ist, sollten Möglichkeiten zur Steigerung der positiven Aufmerksamkeit und Zuwendung der Bezugspersonen zum Kind diskutiert werden (z. B. regelmäßige kurze positive Rückmeldung nach Ende des Unterrichtes; kurze Spielzeiten mit dem Kind; Herausarbeiten positiver Eigenschaften des Kindes). Ältere Kinder und Jugendliche können in diesen Prozess aktiv einbezogen werden.

Zusammen mit der Erzieherin/Lehrerin sollten die Zusammensetzung der Gruppe/Klasse und ungünstige Einflüsse durch andere auffällige Kinder thematisiert werden. Außerdem sollten Möglichkeiten zur Festlegung von Verhaltensregeln für die ganze Gruppe/Klasse und entsprechende positive bzw. negative Konsequenzen besprochen werden. Dabei ist darauf zu achten, dass die Kompetenz der Erzieherin/Lehrerin nicht in Frage gestellt, sondern eher ein gemeinsames Erarbeiten der besten Lösungen angestrebt wird. Falls die aggressive Symptomatik sehr stark ausgeprägt ist und der Kindergarten/die Schule mit der Bewältigung der Problematik überfordert ist, sollte eine Platzierung in einer Sondereinrichtung/Sonderschule diskutiert werden. **Verhaltensregeln für die Klasse**

Möglichkeiten zur Hilfestellung der Erzieherin/Lehrerin bei der Bewältigung von Konfliktsituationen sollten ebenfalls entsprechend den für die Elternberatung aufgezeigten Punkten thematisiert werden. Die Möglichkeit zur Bearbeitung dieses Themas im Rahmen der Gruppe/Klasse unabhängig vom Kind sollte abgeklärt werden.

Psychoedukation des Kindes/Jugendlichen. Die Psychoedukation des Kindes/Jugendlichen muss entsprechend dem Entwicklungsstand des Kindes/Jugendlichen durchgeführt werden. Sie ist um so wichtiger, je älter das Kind ist und setzt etwa ab dem Schulalter an dem individuellen Störungskonzept, den Vorstellungen des Kindes/Jugendlichen über die Probleme und ihre Ursachen an. Bei Kindern im Vorschulalter können einfache sozial-kognitive Problemlöseprozesse, wie die Entwicklung von Handlungsalternativen (Was kannst du noch tun, wenn du geärgert wirst?) oder die Bewertung von aggressiven Alternativen (Was passiert dann, wenn du den ... schlägst?) angesprochen werden und entsprechende Handlungsalternativen können im Rollenspiel (unter Einsatz von Puppen) eingeübt werden. **Alternativen im Rollenspiel einüben**

Etwa ab dem Schulalter sollten die psychoedukativen Interventionen zunächst damit beginnen, dass das Kind/der Jugendliche die Probleme aus seiner Perspektive benennt. Darauf aufbauend sollte eine Änderungsmotivation entwickelt werden, indem die negativen Folgen des aggressiven Verhaltens herausgearbeitet werden und konkrete Ziele mit dem Patienten erarbeitet werden. Auf der Grundlage dieser Ziele kann der Patient zu Selbstbeobachtung und Selbststeuerung angeleitet werden. Eine Anleitung zur Affektkontrolle (cool bleiben!), zur Problemlösung (suche nach Alternativen!) und zu sozial kompetentem Handeln in Konfliktsituationen sollten im Zentrum der psychoedukativen Maßnahmen stehen. **Entwickeln der Änderungsmotivation**

Elterntraining und Interventionen in der Familie

Psychoedukative Interventionen mit den Eltern sind häufig nicht ausreichend, um nachhaltige Verhaltensänderungen bei Eltern und Kind zu bewirken; sie bilden aber eine Grundlage für intensivere Elterntrainings und Interventionen in der Familie, in denen Eltern und Kind konkreter angeleitet werden, entsprechende Interventionen in der Familie umzusetzen. Leitlinie 10 gibt eine Überblick über die Empfehlungen zur Durchführung von Elterntrainings und Interventionen in der Familie bei Kindern mit oppositionellem und aggressivem Verhalten. Im Jugendalter sind teilweise andere Interventionen indiziert, die in Leitlinie L11 zusammengefasst werden.

L10 — Leitlinie 10: Elterntraining und Interventionen in der Familien im Kindesalter

Die Kooperationsbereitschaft der Hauptbezugsperson sowie das Vorhandensein von Ressourcen in der Familie, die bei den Interventionen hilfreich sein können (z.B. Zeit, positive Beziehungsanteile, Fähigkeit zur Umsetzung von Interventionen), sind Voraussetzung für die Durchführung von Elterntrainings und von Interventionen in der Familie:

– Familiäre Belastungen (z.B. Partnerschaftskonflikte, psychische Störungen der Eltern) und außerfamiliäre Belastungen (z.B. problematisches Wohnumfeld, Belastung am Arbeitsplatz), die zur Einschränkung der familiären Ressourcen führen, sind bei der Durchführung von Interventionen in der Familie zu beachten. Ergänzende Maßnahmen (z.B. Psychotherapie eines Elternteils) können indiziert sein.

– Das Elterntraining, einschließlich der verhaltenstherapeutischen Interventionen in der Familie, zielt vor allem auf die Verminderung von oppositionellen oder aggressiven Verhaltensauffälligkeiten des Kindes/Jugendlichen in der Familie. Auffälligkeiten außerhalb des familiären Rahmens (Schule, Freizeit) können ebenfalls Ziel der Interventionen sein. Diese Ziele sind aber häufig aufgrund der begrenzten Kontrollierbarkeit dieser Situationen durch die Eltern schwerer zu erreichen.

Zu Beginn der Therapie sollten einfachere Interventionen durchgeführt werden, bei denen ein Behandlungserfolg wahrscheinlicher ist. Je älter das Kind ist, um so aktiver wird es in die Interventionen einbezogen. Folgendes Vorgehen hat sich als nützlich erwiesen:

1. Identifikation spezifischer Problemsituationen und Problemverhaltensweisen des Kindes/Jugendlichen (Zielprobleme) in der Familie und Kontrolle ihres Verlaufs während der Behandlung.

2. Analyse positiver und negativer Konsequenzen für angemessenes und für auffälliges Verhalten gemeinsam mit den Eltern (und dem Kind). Häufig zeigt sich ein inkonsistentes Erziehungsverhalten mit unklaren Familienregeln und fehlenden positiven und negativen Konsequenzen bei angemessenem bzw. problematischem Verhalten. Mitunter lassen sich auch zu strenge Reaktionen der Bezugspersonen feststellen.

3. Wenn negative Eltern-Kind-Interaktionen dominieren, sollten zunächst Interventionen zur Steigerung der positiven Aufmerksamkeit und Zuwendung der Eltern zum Kind, auch während spezieller Spielzeiten, durchgeführt werden.

4. Anleitung der Eltern, Familienregeln klar zu formulieren, wirkungsvoll Aufforderungen zu geben, Grenzen zu setzen und sich dem Kind positiv zuzuwenden, wenn Auf-

forderungen und Grenzen beachtet werden. Diese Verhaltensweisen sollen situationsspezifisch eingeübt und ihre Umsetzung kontrolliert werden.

5. Anleitung der Eltern, angemessene negative Konsequenzen bei auffälligem Verhalten
   des Kindes zu setzen. Diese Konsequenzen sollten eng mit dem Problemverhalten verknüpft sein und sie sollten jedes Mal erfolgen, wenn das Problemverhalten auftritt.
   Diese Verhaltensweisen sollen situationsspezifisch eingeübt und ihre Umsetzung kontrolliert werden.

6. Token-Systeme zur Verstärkung von angemessenem Verhalten in spezifischen Situationen sollen dann eingesetzt werden, wenn die bereits genannten Maßnahmen nicht
   wirksam waren. Als Eintauschverstärker sollten beliebte Aktivitäten materiellen Verstärkern vorgezogen werden.

7. Verstärker-Entzugs-Systeme (response cost) eignen sich vor allem, um besonders häufiges Problemverhalten zu vermindern und um milde negative Konsequenzen auf ein
   Problemverhalten folgen zu lassen.

8. Die Anwendung von Auszeit ist vor allem bei ausgeprägten Formen von oppositionellem Verhalten indiziert (z. B. Wutausbrüche) und wenn negative Konsequenzen auf
   das Problemverhalten (vgl. Punkt 6) nicht hinreichend erfolgreich sind. Diese Intervention muss besonders sorgfältig durchgeführt und kontrolliert werden.

9. Unterstützung des Kindes bei der angemessenen Wahrnehmung einer Konfliktsituation, der Entwicklung von Handlungsalternativen, der Beachtung von Handlungskonsequenzen sowie der Umsetzung von Problemlösungen.

10. Unterstützung des Kindes bei einer angemessenen moralischen Bewertung des eige-
    nen Verhaltens und dem anderer.

11. Unterstützung des Kindes bei einer Kontrolle von emotionalen Impulsen und dem an-
    gemessenen Ausdruck von Ärger sowie angemessener Selbstbehauptung.

Selbstmanagement-Interventionen (mit Selbstbeobachtung, Selbstbeurteilung und Selbstverstärkung) sollten ab dem Schulalter Bestandteil der Interventionen in der Familie sein
(s. Leitlinie L11).

Bei Störungen der familiären Beziehungen können familientherapeutische Interventionen
(auf verhaltenstherapeutischer, struktureller, systemischer oder tiefenpsychologischer Basis) hilfreich sein.

Eine hinreichende Kooperationsbereitschaft der Hauptbezugsperson ist
Voraussetzung für die Durchführung von Elterntrainings und von Interventionen in der Familie. In der Regel muss mindestens ein Elternteil kontinuierlich (meist in wöchentlichem Rhythmus) eine Sitzung wahrnehmen können. Ambulant können weniger massive Störungen im Rahmen
einer Kurzzeittherapie (von bis zu 25 Sitzungen) behandelt werden, bei
stärker ausgeprägter Symptomatik, geringeren Ressourcen und höherem
Chronifizierungsgrad sind intensivere Interventionen nötig. Etwa ab dem
Schulalter sind meist gemeinsame Sitzungen mit mindestens einem Elternteil und dem Kind indiziert. Die Einbeziehung des zweiten Elternteils
und anderer Familienmitglieder ist meist hilfreich, mitunter auch unum-
gänglich. Die Interventionen setzen an den in Leitlinie L9 dargestellten
Beratungsprinzipien an und vertiefen sie. Das Elterntraining, einschließlich der verhaltenstherapeutischen Interventionen in der Familie, beinhaltet die Anwendung positiver Verstärkung und negativer Konsequenzen bei

wenigstens ein Elternteil muss mitarbeiten

umschriebenem Problemverhalten in spezifischen Problemsituationen unter Einbeziehung spezieller verhaltenstherapeutischer Techniken (Token-Systeme, Verstärker-Entzug, Auszeit). Durch Token-Systeme und Verstärker-Entzugssysteme lassen sich spezifische Probleme leichter fokussieren und die Eltern werden zu einem konsistenten Erziehungsverhalten mit regelmäßigem Verstärken angemessener Verhaltenselemente angeleitet. Die Eintauschverstärkung motiviert das Kind zur Verhaltensänderung. Auszeit kann besonders bei ausgeprägt aggressivem Verhalten sehr hilfreich sein, muss aber mit der nötigen Umsicht eingesetzt werden und bedarf einer kontinuierlichen Überwachung.

Die Unterstützung des Kindes bei der angemessenen Wahrnehmung einer Konfliktsituation, der Entwicklung von Handlungsalternativen, der Beachtung von Handlungskonsequenzen sowie der Umsetzung von Problemlösungen setzt an den bereits im Rahmen der psychoedukativen Maßnahmen beschriebenen Strategien an. Meist erarbeitet der Therapeut die einzelnen Schritte gemeinsam mit dem Kind/Jugendlichen im Rahmen einer behavioral-kognitiven Therapie des Kindes/Jugendlichen (s. Leitlinie L11) und lässt die Eltern an einigen Sitzungen teilnehmen, wenn die Problemlöseschritte mit dem Kind/Jugendlichen erarbeitet werden. Mit Eltern und Kind kann dann besprochen werden, wie die Eltern in entsprechenden Situationen dem Kind durch Hinweissignale helfen können, an die einzelnen Schritte zu denken. Zudem können Verstärkersysteme eingesetzt werden, wenn es dem Kind gelingt, entsprechende Problemlöseschritte umzusetzen. Die gleiche Strategie wird für die Einbeziehung der Eltern bei der Unterstützung des Kindes bei einer Kontrolle von emotionalen Impulsen und dem angemessenen Ausdruck von Ärger und angemessener Selbstbehauptung eingeschlagen.

familien-
therapeu-
tische
Interventio-
nen sind
hilfreich

Bei Störungen der familiären Beziehungen und bei Jugendlichen können familientherapeutische Interventionen (auf verhaltenstherapeutischer, struktureller, systemischer oder tiefenpsychologischer Basis) hilfreich sein, wobei die Wirksamkeit verhaltenstherapeutischer Interventionen am besten belegt ist.

Bei Jugendlichen müssen diese Prinzipien durch spezifische auf das Alter und die besondere Problematik im Jugendalter zugeschnittene Interventionen ergänzt werden. Leitlinie 11 fasst die Grundprinzipien kognitiv-behavioraler Interventionen in Familien mit aggressiv-dissozial auffälligen Jugendlichen zusammen, die dann indiziert sind, wenn ausgeprägte Konflikte in der Familie zwischen Eltern und Jugendlichen ausgetragen werden.

L11 Leitlinie 11:
Kognitiv-behaviorale Interventionen in der Familie im späten Kindesalter und im Jugendalter

– Ab dem späten Kindesalter (etwa ab 10 Jahren) ergänzen oder ersetzen spezifische Interventionen das Elterntraining und die im Kindesalter durchführbaren Interventionen (s. Leitlinie L10).

– Kognitiv-behaviorale Interventionen in Familien mit aggressiv-dissozial auffälligen Jugendlichen sind indiziert, wenn ausgeprägte Konflikte in der Familie zwischen Eltern und Jugendlichen ausgetragen werden.

– Voraussetzung für die Durchführung von kognitiv-behavioralen Interventionen in Familien mit aggressiv-dissozial auffälligen Jugendlichen ist zumindest die Kooperationsbereitschaft der Hauptbezugsperson sowie des Jugendlichen. Die Einbeziehung anderer Familienmitglieder ist meist hilfreich.

– Die kognitiv-behavioralen Interventionen in der Familie beinhalten in der Regel mehrere Komponenten, vor allem Problemlösetraining, Kommunikationstraining, kognitive Umstrukturierung bei Eltern und Jugendlichen und funktionelle/strukturelle Interventionen in der Familie.

– Das Problemlösetraining zielt darauf ab, die beteiligten Familienmitglieder zu einer gemeinsamen Lösung von Problemen anzuleiten, die bislang Familienkonflikte auslösten.

– Beim Kommunikationstraining werden destruktive Kommunikationsmuster identifiziert und konstruktive Kommunikation eingeübt.

– Die kognitive Umstrukturierung bei den Eltern und dem Jugendlichen zielt auf die Identifikation und Veränderung irrationaler Kognitionen beim Jugendlichen bezüglich seiner Eltern und bei den Eltern bezüglich ihres Kindes ab.

– Durch funktionelle oder strukturelle Interventionen in der Familie werden zunächst die Funktionen des Problemverhaltens für das Familiensystem analysiert und Familienstrukturen identifiziert, die die Problematik aufrechterhalten. Daraus werden Interventionen abgeleitet, die zu einer Veränderung dieser aufrechterhaltenden Strukturen beitragen.

Voraussetzung für die Durchführung solcher Interventionen ist die Bereitschaft der Hauptbezugsperson sowie des Jugendlichen zu kooperieren, das heißt, regelmäßig zu Sitzungen meist im wöchentlichen oder zweiwöchigem Abstand zu erscheinen. Die Motivation des Jugendlichen zur Therapie muss häufig aufgebaut werden. Dazu eignen sich meist Einzelsitzungen mit dem Jugendlichen (s. Leitlinie L11). Wenn möglich sollten beide Elternteile an diesen Sitzungen teilnehmen, da in der Regel beide Elternteile in den Konflikt involviert sind. Auch die Beteiligung von Geschwistern kann etwa ab dem Schulalter nötig sein, wenn die Geschwister in die Konflikte einbezogen sind.

Motivierung von Jugendlichen erforderlich

In Leitlinie 11 sind die Komponenten aufgeführt, aus denen sich kognitiv-behaviorale Interventionen in der Familie zusammensetzen und die im Rahmen des Konfliktlöseprogramms von Robin und Foster (1989) und der multisystemischen Therapie nach Henggeler et al. (1998) ausführlich beschrieben sind. Im deutschen Sprachraum wurde auf dieser

Grundlage im Rahmen des Therapieprogramms für Jugendliche mit Selbstwert-, Leistungs- und Beziehungsstörungen SELBST entwickelt und evaluiert (Kühn, 1999; Walter et al., 2007).

Problemlösetraining. Im Problemlösetraining werden die beteiligten Familienmitglieder zu einer gemeinsamen Lösung von Problemen angeleitet, die bislang Familienkonflikte auslösten. Dabei geht man systematisch in vier Schritten vor:

Schritte des Problemlösetrainings

1. Problemdefinition

2. Entwicklung von Lösungsalternativen

3. Bewertung der Lösungsalternativen und Entscheidung für eine Lösung

4. Planung der Umsetzung der Lösungsalternativen

Tabelle 8 beschreibt diese einzelnen Schritte detailliert, wie sie im Therapieprogramm bei Eltern-Adoleszenten-Konflikten formuliert wurden, das sich an die Programme von Robin und Foster (1989) sowie von Henggeler und Mitarbeiter (1998) anlehnt.

Tabelle 8. Regeln für den Problemlöseprozess im Therapieprogramm bei Eltern-Adoleszenten-Konflikten (Walter et al., 2007)

SELBST: Programm bei Eltern-Adoleszenten-Konflikten

Teilnehmer: mindestens ein Elternteil und Jugendliche
A. Definition des Problems
– *Konkrete Problembeschreibung:* Ein Teilnehmer sagt, was ihn stört oder ärgert, indem er das störende Verhalten eines anderen Familienmitglieds genau beschreibt.
– *Ich-Botschaften:* Beginnen Sie die Äußerung mit „Ich", fassen Sie sich kurz und beschuldigen oder beschimpfen Sie andere Familienmitglieder nicht.
– *Rückmeldung:* Ist Ihre Problembeschreibung verständlich? Bitten Sie die anderen Familienmitglieder das genannte Problem zu umschreiben, um zu prüfen, ob alle Familienmitglieder von dem selben Problem sprechen. Wenn ja, dann machen Sie weiter, wenn nein, dann verbessern Sie ihre Problembeschreibung.
B. Entwicklung von Lösungsmöglichkeiten
– *Ideen entwickeln:* Alle Familienmitglieder nennen abwechselnd Lösungsideen, die ihnen einfallen.
– *Regeln beachten:* Beachten Sie dabei folgende drei Regeln:
– Schreiben Sie so viele Ideen wie möglich auf.
– Bewerten Sie die Ideen nicht.
– Seien Sie kreativ. Alles ist erlaubt.
– *Ideen aufschreiben:* Ein Familienmitglied schreibt die Vorschläge auf ein Arbeitsblatt.
C. Bewertung und Auswahl der Lösungsalternativen
1. Bewerten Sie jede einzelne Idee.
– Jeder sagt, was passieren würde, wenn die Familie der Idee folgt.
– Jeder bewertet die Idee auf dem Arbeitsblatt mit plus oder minus.
– Wählen Sie die beste Lösung aus.
– Sortieren Sie alle Lösungen aus, die von allen positiv bewertet wurden.
2. Wählen Sie eine dieser Lösungen oder
– kombinieren Sie diese Lösungen;
– einigen Sie sich auf einen Kompromiss, wenn es keine Lösung gibt, die von allen positiv bewertet wird.

Fortsetzung Tabelle 8

3. Wählen Sie eine Idee aus, die von einem Elternteil und dem Jugendlichen positiv beurteilt wurde

– Entwickeln Sie verschiedene Kompromissmöglichkeiten.
– Bewerten Sie die einzelnen Kompromissmöglichkeiten (entsprechend Stufe C1 und C2).
– Erzielen Sie eine für alle akzeptable Lösung.
– Wenn Sie noch keine Lösung finden, versuchen Sie es in der nächsten Therapiesitzung noch einmal.

D. Planung der Umsetzung der Lösung

– Entscheiden Sie, wer was wie und wann tun wird.
– Entscheiden Sie, wer die Umsetzung der Lösung überwachen wird.
– Entscheiden Sie über die Konsequenzen, wenn die Lösung umgesetzt wird und wenn sie nicht umgesetzt wird.

Kommunikationstraining. Beim Kommunikationstraining werden gemeinsam mit den Familienmitgliedern destruktive Kommunikationsmuster identifiziert und konstruktive Kommunikationstechniken zunächst in der Therapiesitzung eingeübt, die dann auch auf die Familiensituation übertragen werden. Tabelle 9 gibt Beispiele für typische negative Kommunikationsmuster, die nach Robin und Foster (1989) häufig in Familien mit aggressiv-dissozial auffälligen Adoleszenten zu beobachten sind (Walter et al., 2007).

Aufbau konstruktiver Kommunikationstechniken

Tabelle 9. Beispiele für negative Kommunikationsmuster (vgl. Walter et al., 2007)

Problematisches Verhalten	Mögliche Alternativen
Durch Dritte sprechen.	Direkt zu der anderen Person sprechen.
Anklagende, beschuldigende, verteidigende Aussagen.	Ich-Botschaften (Ich fühle mich ..., wenn ...passiert.).
Niedermachen, beschämen.	Eigenen Anteil am Konflikt akzeptieren, Ich-Botschaften.
Unterbrechen.	Zuhören, Handheben oder anders zeigen, dass man sprechen möchte; kurze Aussagen machen.
Verallgemeinern, extreme, rigide Aussagen, Katastrophen an die Wand malen.	Qualifizieren, vorsichtige Aussagen machen (manchmal, evtl.); zutreffende quantitative Aussagen.
Vorträge halten, belehren, moralisieren.	Kurze, explizite Problemaussagen machen (Ich möchte gerne ...).
Sarkastischer Tonfall.	Neutraler Tonfall.
Keinen Augenkontakt halten.	Die Person anschauen, mit der man spricht.
Zappeln, unruhiges Hin- und Herrutschen, gestikulieren trotz Angesprochensein.	Sich entspannt hinsetzen; sich für seine Unruhe entschuldigen.
Gedankenlesen.	Überlegen, umschreiben, überprüfen.
Das Thema verlassen.	Sich selbst zurückholen und zum definierten Problem zurückkehren.

Aufbau neuer Kommunikationsmuster

Veränderung dysfunktionaler Kognitionen

Kognitive Umstrukturierung. Typischerweise lassen sich sowohl bei den Eltern bezüglich ihrer Kinder als auch bei den Jugendlichen hinsichtlich ihrer Eltern dysfunktionale Kognitionen und Erwartungen identifizieren, die über kognitive Interventionen (z. B. sokratischer Dialog) hinterfragt, geprüft und durch angemessene Kognitionen ersetzt werden sollen. Tabelle 10 gibt einige Beispiele aus dem Therapieprogramm bei Eltern-Adoleszenten-Konflikten.

Tabelle 10. Beispiele für dysfunktionale und funktionale Kognitionen aus dem Therapieprogramm SELBST (Walter et al., 2007)

Dysfunktionale Kognitionen	Funktionale Kognitionen
1. Kognitionen von Eltern bezüglich der Jugendlichen	
Böswillige Intention Mein Kind verhält sich absichtlich schlecht, um mich oder meinen Ehepartner aufzuregen, zu verletzen oder um uns zu ärgern.	Jugendliche planen ihr schlechtes Benehmen normalerweise nicht im voraus. Welche anderen Erklärungen könnte es dafür geben, dass es so erscheint, als wolle mein Kind mich verletzen?
Ruinierung Werden meinem Kind Freiheiten zugestanden und werden die Regeln gelockert, dann werden katastrophale Konsequenzen daraus resultieren und seine Zukunft wird ruiniert sein.	Vielen Jugendlichen werden zusätzliche Freiräume gegeben ohne schlimme Folgen. Bin ich wirklich realistisch?
2. Kognitionen von Jugendlichen bezüglich der Eltern	
Ruinierung Die elterlichen Regeln werden mein Leben ruinieren, indem sie verhindern, dass ich Spaß habe, Freunde habe oder tun kann, was jeder Jugendliche tut.	Wann war das letzte Mal, dass eine elterliche Regel nicht zu meinen Plänen passte? Ist dann alles zusammen gebrochen? Habe ich alle Freunde verloren? Was ist das Schlimmste, was passieren kann?
Autonomie Mir sollte absoluter Freiraum gegeben werden, das zu tun, was ich will – ohne die Einmischung der Eltern.	Hat wirklich irgend jemand diese Freiheit? Will ich wirklich nie Hilfe? Eltern haben das Recht, mich anzuleiten, genau wie ich das Recht habe zu sagen, was ich denke. Wir müssen gegenseitig unsere Rechte anerkennen.

Hinführung zu funktionalen Kognitionen

Funktionelle/strukturelle Interventionen in der Familie. In Familien mit ausgeprägten Eltern-Adoleszenten-Konflikten werden häufig folgende Strukturen festgestellt:

Veränderung familiärer Strukturen

1. Schwache elterliche Koalitionen

2. Generationenübergreifende Koalitionen

3. Triangulation

4. Problemverhalten des Jugendlichen verhindert Ehekonflikte

5. Spirale aus Überbehütung und Rebellion

Solche übergeordneten Familienstrukturen oder Funktionen des adoleszenten Problemverhaltens in der Familie werden herausgearbeitet und entsprechende Interventionen zur Veränderung werden entwickelt.

Interventionen im Kindergarten und in der Schule

Leitlinie 12 gibt eine Übersicht über die Empfehlungen zu Interventionen im Kindergarten oder in der Schule. Wie die Leitlinien zu Interventionen in der Familie schließen sich auch diese Leitlinien an die Empfehlungen zur Aufklärung und Beratung an (L11) und vertiefen diese.

L12 Leitlinie 12: Interventionen im Kindergarten/in der Schule

– Bei Vorschulkindern mit stark ausgeprägter Symptomatik kann eine Platzierung in einer vorschulischen Sondereinrichtung nötig sein.

– Bei Schulkindern Zusammenarbeit mit der Schule, den Schulbehörden und den Eltern bei der Platzierung des Kindes in einer Schule/Klasse, die der grundlegenden schulischen Leistungsfähigkeit des Kindes entspricht. Eine Sonderbeschulung ist jedoch nicht grundsätzlich notwendig.

– Interventionen im Kindergarten/in der Schule auf verhaltenstherapeutischer Basis setzen Kooperation der Erzieher bzw. des Lehrpersonals sowie Ressourcen voraus, die durch die Interventionen aktiviert werden können.

– Interventionen, die auf ein einzelnes Kind oder einen einzelnen Jugendlichen zentriert sind, sollten an präventiven Maßnahmen anknüpfen, die auf der Ebene der Gruppe/Klasse oder des Kindergartens/der Schule ansetzen (z.B. Streitschlichterprogramme, Thema soziale Kompetenz oder Fairness im Unterricht, Gestaltung des Pausenhofes und der Pausenaufsicht; Erarbeitung von Regeln für die Gruppe oder Klasse).

– Interventionen im Kindergarten oder in der Schule zielen auf die Verminderung von oppositionellen oder aggressiven Verhaltensauffälligkeiten des Kindes oder Jugendlichen in diesem Lebensbereich. Folgendes Vorgehen hat sich als nützlich erwiesen:

1. Unterstützung einer Kooperation zwischen Eltern und Erziehern/Lehrern.

2. Überprüfung der Gruppen-/Klassenstruktur, Festlegen von Verhaltensregeln für die ganze Gruppe/Klasse und entsprechende positive Konsequenzen bei Regeleinhaltung sowie negative Konsequenzen bei Regelübertretung.

3. Identifikation spezifischer Problemsituationen und Problemverhaltensweisen des Kindes/Jugendlichen (Zielprobleme) im Kindergarten /in der Schule und Kontrolle ihres Verlaufs während der Intervention.

4. Analyse positiver und negativer Konsequenzen für angemessenes und für auffälliges Verhalten gemeinsam mit dem Erzieher/Lehrer. Häufig fällt es der Bezugsperson schwer, vor allem in der Gruppensituation konsistent mit positiven bzw. negativen Konsequenzen bei angemessenem bzw. problematischem Verhalten zu reagieren. Mitunter sind die Konsequenzen, die von Gleichaltrigen gesetzt werden (Beifall, erfolgreiches Durchsetzen), wichtiger als die Konsequenzen der Bezugspersonen.

5. Wenn negative Erzieher/Lehrer-Kind-Interaktionen dominieren, sollten zunächst Interventionen zur Steigerung der positiven Aufmerksamkeit und Zuwendung der Bezugspersonen zum Kind durchgeführt werden (z. B. regelmäßige kurze positive Rückmeldung nach Ende des Unterrichts; gemeinsames Spiel im Kindergarten).

6. Diskussion von allgemeinen Verhaltensregeln für die Gruppe/Klasse als Ganzes, sowie von Möglichkeiten Aufforderungen wirkungsvoll zu stellen, Grenzen zu setzen und dem Kind/Jugendlichen eine positive Rückmeldung zu geben, wenn Aufforderungen und Grenzen beachtet werden. Dabei muss der Gruppenkontext beachtet werden. Durch regelmäßige (tägliche) Rückmeldung an die Familie (per Tagesbeurteilung) kann die positive Rückmeldung durch die Familie unterstützt werden.

7. Erarbeitung von angemessenen negativen Konsequenzen bei auffälligem Verhalten des Kindes/Jugendlichen. Diese Konsequenzen sollten eng mit dem Problemverhalten verknüpft sein und sie sollten jedes Mal erfolgen, wenn das Problemverhalten auftritt. Aufgrund rechtlicher Begrenzungen sind die Spielräume jedoch teilweise sehr eng. In diesem Fällen können Token-Systeme oder Verstärker-Entzugs-Systeme eingesetzt werden (s.u.).

8. Anwendung von Token-Systemen, um angemessenes Verhalten in spezifischen Situationen im Kindergarten oder in der Schule zu verstärken (z. B. aktive Mitarbeit im Unterricht; keine Wutausbrüche im Kindergarten). Die Eintauschverstärkung kann im Kindergarten/in der Schule (z. B. spezielle Spielzeit oder weniger Hausaufgaben), zu Hause (Tagesbeurteilungen von der Schule) oder beim Therapeuten (z. B. spezielle Spielzeit) erfolgen.

9. Anwendung von Verstärker-Entzugs-Systemen (response cost), um besonders häufiges Problemverhalten (z. B. ständiges Aufstehen im Unterricht, Stören anderer) zu vermindern.

10. Anwendung von Auszeit (das Kind muss das Klassenzimmer/den Gruppenraum verlassen) vor allem bei ausgeprägten Formen von oppositionellem Verhalten und wenn negative Konsequenzen auf das Problemverhalten (vgl. Punkt 7) nicht hinreichend erfolgreich sind. Das Verlassen des Klassenzimmers/des Gruppenraumes darf von dem Kind aber nicht als belohnend erlebt werden. Die Aufsichtspflicht muss sichergestellt sein. Diese Intervention muss besonders sorgfältig durchgeführt und kontrolliert werden.

11. Im Jugendalter werden statt Token-Systemen therapeutische Verträge eingesetzt und vermehrt Selbstmanagement-Verfahren benutzt (s. Leitlinie L11).

12. Unterstützung des Kindes/Jugendlichen bei der angemessenen Wahrnehmung einer Konfliktsituation, der Entwicklung von Handlungsalternativen, der Beachtung von Handlungskonsequenzen sowie der Umsetzung von Problemlösungen entweder im Rahmen eines strukturieren Angebotes (Unterricht), eines Streitschlichterprogrammes oder in der Einzelarbeit mit dem Kind.

13. Unterstützung des Kindes/Jugendlichen bei einer angemessenen moralischen Bewertung von eigenem Verhalten und dem anderer.

14. Unterstützung des Kindes/Jugendlichen bei einer Kontrolle von emotionalen Impulsen und dem angemessenen Ausdruck von Ärger und angemessener Selbstbehauptung.

Selbstmanagement-Interventionen (mit Selbstbeobachtung, Selbstbeurteilung und Selbstverstärkung) sollten ab dem Schulalter Bestandteil der Interventionen in der Schule sein (s. Leitlinie L11).

Treten oppositionelle, aggressive oder dissoziale Auffälligkeiten im Kontext des Kindergartens oder der Schule auf, dann sind entsprechende Interventionen auf dieser Ebene angezeigt. Zunächst sollte überprüft werden, ob das Kind in der vorschulischen/schulischen Einrichtung richtig platziert ist. Bei Kindern mit stark ausgeprägter aggressiver Symptomatik und komorbiden Störungen kann eine Platzierung in einem Sonderkindergarten/integrativem Kindergarten nötig sein. Bei Schulkindern sollte überprüft werden, ob der besuchte Schultyp der Intelligenz des Kindes entspricht. Bei ausgeprägter intellektueller Überforderung kann eine Umschulung oder eine Klassenwiederholung indiziert sein. Eine Sonderbeschulung wegen der aggressiv-dissozialen Symptome sollte erst dann in Erwägung gezogen werden, wenn sich entsprechende therapeutische Interventionen nicht als hinreichend erfolgreich herausgestellt haben. Die Häufung von Schülern mit aggressiv-dissozialem Verhalten in einer Schule kann besonders problematisch sein und die weitere Entwicklung der Schüler eher ungünstig beeinflussen.

Überforderung in der Schule als Teilursache

Spezifische verhaltenstherapeutische Interventionen im Kindergarten/in der Schule setzen eine hinreichende Kooperation der Erzieher bzw. des Lehrpersonals sowie andere Ressourcen voraus, die durch die Interventionen aktiviert werden können (z.B. positive Lehrer-Kind-Beziehung, Bereitschaft der Bezugspersonen an der Verminderung der Verhaltensprobleme des Kindes aktiv mitzuwirken, Möglichkeit der Arbeit in kleinen Gruppen). Solche Voraussetzungen sind nicht immer gegeben. Sie können durch eine sorgfältige kooperative Aufklärung der Bezugspersonen des Kindes jedoch häufig hergestellt werden (s. Kap. 2.3.1).

Kooperation mit dem Kindergarten und der Schule zentral

Häufig treten auch zwischen den Eltern und den Erziehern/Lehrern erhebliche Konflikte auf, wodurch in der Regel das Problemverhalten des Kindes/Jugendlichen noch verschärft wird. Daher sind Maßnahmen zur Unterstützung der Kooperation zwischen Eltern und Erziehern/Lehrern oft initial sehr wichtig, zum Beispiel durch gemeinsame Gespräche von Eltern, Erzieher/Lehrer und Therapeut, in denen gegenseitige Erwartungen abgeklärt und gemeinsame Ziele definiert, sowie konkrete gemeinsame Interventionen vereinbart werden.

Konflikte zwischen Elternhaus und Schule beachten

Therapeutische Interventionen im Kindergarten/in der Schule sollten an präventiven Maßnahmen anknüpfen, die auf der Ebene der Gruppe/Klasse oder des Kindergartens/der Schule ansetzen (z.B. Gestaltung der Pausen, Pausenaufsicht, Beschäftigungsangebote in Freizeiten, Thematisierung von Aggression und Gewalt im Unterricht, Gestaltung des Gruppen-/Klassenzimmers, Regeln für die Gruppe/Klasse). Solche Maßnahmen sollten mit der Bezugsperson diskutiert werden. Falls sich die Gruppe/Klasse in ihrer Zusammensetzung als ungünstig (z.B. zu groß, zu unruhig) erweist, sollten Möglichkeiten zum Wechsel in eine andere Gruppe/Klasse bedacht werden. Weitere Interventionen auf Gruppen-/Klassenebene, die mit der Bezugsperson diskutiert werden sollten, sind Sitzposition des Kindes in der Klasse (Kind sollte nahe beim Lehrer

Wechsel der Schulklasse prüfen

sitzen), Strukturierungsgrad des Gruppenangebotes bzw. Unterrichtes (stärker strukturiertes Angebot ist meist sinnvoller, Festlegen von Verhaltensregeln für die ganze Gruppe/Klasse und entsprechende positive bzw. negative Konsequenzen (mit der Klasse allgemeine Regeln und Konsequenzen erarbeiten). Thematisierung von Aggressivität im Rahmen von Unterrichtseinheiten, Durchführung von Problemlöse- und Kompetenztrainings in der Kindergartengruppe/Klasse, gemeinsame positive Aktivitäten mit der ganzen Gruppe/Klasse.

in Gruppen: Einsatz von Tokens und Verstärkern

Verhaltenstherapeutische Interventionen im Kindergarten/in der Schule beinhalten die Anwendung positiver Verstärkung und negativer Konsequenzen bei umschriebenem Problemverhalten in spezifischen Problemsituationen (z. B. provoziert Mitschüler durch Gesten, reagiert nicht auf Anweisungen der Lehrerin) unter Einbeziehung spezieller verhaltenstherapeutischer Techniken (Token-Systeme, Response-Cost, Auszeit). Besonders in Gruppensituationen lassen sich durch Token-Systeme und Verstärker-Entzugssysteme spezifische Probleme leichter fokussieren und die Bezugspersonen werden zu einem konsistenten Erziehungsverhalten mit regelmäßigem Verstärken angemessener Verhaltenselemente angeleitet.

Die Unterstützung des Kindes bei der angemessenen Wahrnehmung einer Konfliktsituation, der Entwicklung von Handlungsalternativen, der Beachtung von Handlungskonsequenzen sowie der Umsetzung von Problemlösungen setzt an den bereits im Rahmen der psychoedukativen Maßnahmen beschriebenen Strategien an. Meist erarbeitet der Therapeut gemeinsam mit dem Kind/Jugendlichen im Rahmen einer kognitiv-behavioralen Therapie des Kindes (s. Leitlinie L11) die einzelnen Schritte und informiert dann die Erzieher/Lehrer über entsprechende Interventionen und bespricht mit ihnen Möglichkeiten der Übernahme/Umsetzung im Kindergarten/in der Klasse. Die gleiche Strategie wird für die Unterstützung des Kindes durch Erzieher/Lehrer bei einer Kontrolle von emotionalen Impulsen, dem angemessenen Ausdruck von Ärger und angemessener Selbstbehauptung eingeschlagen.

ab Schulalter: Selbstmanagement

Eine erschöpfende Darstellung der verhaltenstherapeutischen Interventionen in der Familie und in der Schule ist an dieser Stelle nicht möglich. Ausführliche Interventionsprogramme hierüber liegen jedoch vor (s. Hilfreiche Materialien). Selbstmanagement-Interventionen (mit Selbstbeobachtung, Selbstbeurteilung und Selbstverstärkung) sollten ab dem Schulalter Bestandteil der Interventionen in der Familie und in der Schule sein (vgl. Kap. 2.3.3).

Hilfreiche Materialien

Für die Beratung der Eltern, der Erzieher/Lehrer und des Kindes/Jugendlichen (Psychoedukation), für das Elterntraining und Interventionen in der Familie im Kindesalter, für kognitiv-behaviorale Interventionen in der Familie im Jugendalter und für Interventionen im Kindergarten/in der Schule liegen mehrere Programme und Materialien vor:

– Das *Therapieprogramm für Kinder mit hyperkinetischem und oppositionellem Problemverhalten (THOP)* enthält Materialien zur Beratung und Psychoedukation des Patienten und der Begleitpersonen, sowie Behandlungsbausteine, die für das Elterntraining mit Interventionen in der Familie als auch für Interventionen im Kindergarten und in der Schule genutzt werden können (vgl. Kap. 3.2.3). In ähnlicher Weise können Bausteine aus dem *Training mit aggressiven Kindern* (vgl. Kap. 3.2.1) oder aus dem *Training mit Jugendlichen* herangezogen werden (vgl. Kap. 3.2.2).

– *Wackelpeter und Trotzkopf* ist ein Ratgeber, der auf dem *Therapieprogramm THOP* aufbaut und für die Hand der Eltern, aber auch Erzieher oder Lehrer gedacht ist. Das Buch enthält im ersten Teil Informationen zu dem Störungsbild (sowohl hyperkinetische als auch oppositionelle und aggressive Störungen). Im zweiten und dritten Teil wird ein Selbsthilfeprogramm beschrieben. Das Buch ist besonders für Bezugspersonen gedacht, die sich eigenständig informieren möchten und schriftliche Instruktionen in Alltagshandeln ohne weitere Hilfestellung umsetzen können. Es wird aber auch im Rahmen von psychologischen Therapien eingesetzt (vgl. Kap. 3.2.4).

– Das *Training mit aggressiven Kindern* fokussiert hauptsächlich kindzentrierte Interventionen, gibt aber auch differenzierte Hinweise zur begleitenden Elternarbeit (vgl. Kap. 3.2.1).

– Der *Ratgeber Aggressives Verhalten* (Petermann et al., 2001) informiert in kompakter Weise zum Störungsbild, zu den Ursachen und zum Verlauf aggressiv-dissozialer Störungen und gibt Bezugspersonen und Jugendlichen grundlegende Ratschläge zur Problembewältigung.

– Das *Therapieprogramm SELBST* (vgl. Kap. 3.2.5) wurde auf der Grundlage der Programme von Robin und Foster (1989) und Henggeler und Mitarbeiter (1998) entwickelt und umfasst die in Leitlinie L11 genannten Komponenten zur Bearbeitung von Konflikten zwischen Eltern und Jugendlichen.

– Das *Konstanzer Trainingsmodell, KTM* (Tennstädt et al., 1995) richtet sich an Lehrer; in Tandems werden fünf Trainingsbausteine erarbeitet: (1) Beobachten, unterscheiden bewerten und verstehen, (2) Kausale und finale Erklärungen, (3) Kommunikation verbessern, (4) Zeit gewinnen, (5) Handlungsspielraum erweitern.

– *Gewalt in der Schule* (Olweus, 2006). In diesem Programm werden in knapper Form Interventionen in der Schule auf der Schulebene, der Klassenebene und auf der individuellen Ebene beschrieben (vgl. Kap. 3.2.6).

2.3.2 Interventionen in der Gleichaltrigengruppe

Wenn aggressives oder dissoziales Verhalten gegenüber Gleichaltrigen (oder Jüngeren) oder gemeinsam mit Gleichaltrigen (oder Älteren) auftritt, sind Interventionen in der Gleichaltrigengruppe nötig, besonders bei älteren Kindern und bei Jugendlichen. Diese Interventionen zielen sowohl auf die Verminderung von gleichaltrigenbezogener Aggression und die Förderung sozial kompetenter Gleichaltrigeninteraktionen als auch auf die Herauslösung des Kindes/Jugendlichen aus einer devianten Gleichaltrigengruppe und die Integration in nicht-deviante Gruppen. Da die Interventionen direkt am sozialen Umfeld ansetzen, in dem das aggressive Verhalten sich entwickelt, können diese Interventionen wir-

Herauslösung aus einer devianten Gruppe

kungsvoller sein als eine primäre kognitiv-behaviorale Therapie des Kindes oder Jugendlichen. Die Interventionen in der Gleichaltrigengruppe sollten eine kognitiv-behaviorale Therapie flankieren, weil sie in besonderem Maße die Generalisierung von Verhaltensänderungen aus der Therapiesituation in das soziale Umfeld des Kindes/Jugendlichen unterstützen. Wenn das Kind/der Jugendliche fest in eine deviante Gleichaltrigengruppe integriert ist, dann sind die in Leitlinie L13 aufgeführten Interventionen vordringlich durchzuführen.

L13	**Leitlinie 13:** **Interventionen in der Gleichaltrigengruppe**

- Interventionen in der Gleichaltrigengruppe sind erforderlich, wenn aggressives oder dissoziales Verhalten gegenüber Gleichaltrigen (oder Jüngeren) oder gemeinsam mit Gleichaltrigen (oder Älteren) auftritt.

- Voraussetzung für die Durchführung von Interventionen in der Gleichaltrigengruppe ist die Kooperationsbereitschaft der Hauptbezugsperson sowie des Kindes/Jugendlichen, wobei initiale Motivationsprobleme beim Kind/Jugendlichen üblich und Motivierungsstrategien Bestandteil der Therapie sind. Die Einbeziehung von Erziehern/Lehrern ist meist ebenfalls notwendig oder zumindest hilfreich.

- Interventionen in der Gleichaltrigengruppe können die Verminderung von gleichaltrigenbezogener Aggression und die Förderung sozial kompetenter Gleichaltrigeninteraktionen, die Herauslösung des Kindes/Jugendlichen aus einer devianten Gleichaltrigengruppe und die Integration in nicht-deviante Gruppen zum Ziel haben.

- Interventionen in der Gleichaltrigengruppe werden vom Therapeuten meist indirekt über das Kind/den Jugendlichen selbst, seine Eltern, seine Erzieher/Lehrer oder Freizeitpädagogen durchgeführt.

- Interventionen über das Kind/den Jugendlichen umfassen den Aufbau von kompetentem Sozialverhalten durch kognitiv-behaviorale Interventionen, wenn Kompetenzdefizite aggressives Verhalten aufrecht erhalten oder wenn sie die Aufnahme von Kontakten zu nicht-devianten Gleichaltrigen erschweren (s. Leitlinie L14). Darüber hinaus werden im Rahmen eines Problemlöseansatzes mit dem Jugendlicher Vor- und Nachteile der Mitgliedschaft in devianten und nicht-devianten Gruppen erarbeitet und Talente oder Interessen (z. B. Sport) des Jugendlichen erarbeitet, denen er in nicht-devianten Gruppen nachkommen kann.

- Interventionen über die Eltern und über die Erzieher/Lehrer können erfolgen durch
  - die Verbesserung der Aufsicht über das Kind/den Jugendlichen,
  - die Unterstützung von Talenten und Interessen,
  - die Integration in supervidierte Freizeitgruppen (Sport, Freizeit),
  - die Kooperation mit Eltern von nicht-devianten Kindern/Jugendlichen,
  - die Platzierung des Kindes/Jugendlichen in einem anderen Umfeld (Klinik, Heim, andere Schule), wenn andere Interventionen zur Herauslösung aus einer devianten Gruppe versagt haben;
  - Interventionen über die Gleichaltrigen (in Verbindung mit Lehrern) durch Anwendung von Streitschlichterprogrammen in der Schule.

Die Interventionen in der Gleichaltrigengruppe werden vom Therapeuten meist indirekt entweder über das Kind/den Jugendlichen selbst, seine Eltern, seine Erzieher/Lehrer oder Freizeitpädagogen durchgeführt. In Kooperation mit der Jugendhilfe können aber auch Interventionen in Gruppen vor Ort stattfinden.

Falls Kompetenzdefizite, aggressives Verhalten aufrecht erhalten oder wenn sie die Aufnahme von Kontakten des Kindes/Jugendlichen zu nicht-devianten Gleichaltrigen erschweren (z. B. weil das Kind/der Jugendliche aufgrund seiner geringen sozialen Kompetenz von nicht-devianten Gruppen ausgeschlossen wird), dann sind kognitiv-behaviorale Interventionen beim Kind/Jugendlichen in Einzel-, besser in Gruppentherapie indiziert (s. Leitlinie L14). Häufig wird die Mitgliedschaft in devianten Gruppen oder der Kontakt zu einzelnen devianten Gleichaltrigen durch die positive Verstärkung (Anerkennung des Jugendlichen in dieser Gruppe) und weniger durch Kompetenzdefizite des Kindes/Jugendlichen aufrecht erhalten. In diesen Fällen sollten Interventionen sowohl über den Patienten als auch über seine Bezugspersonen durchgeführt werden, die eine Herauslösung des Jugendlichen aus der devianten Gruppe und eine Integration in nicht-deviante Gruppen zum Ziel haben. Diese Interventionen sind in Leitlinie L13 aufgelistet. Falls diese Maßnahmen nicht erfolgreich sind und das aggressive oder dissoziale Verhalten des Kindes/Jugendlichen wesentlich durch den devianten Gleichaltrigenverband aufrecht erhalten wird, dann kann eine Herauslösung des Kindes/Jugendlichen aus dem Verband durch die Platzierung in einem anderen Umfeld (Klinik, Heim, andere Schule) indiziert sein.

Einzel-/ Gruppentherapie bei Kompetenzdefiziten des Kindes

Fremdplatzierung ein Ausweg

Interventionen über die Gleichaltrigen werden im Rahmen einer Therapie des Kindes/Jugendlichen selten umgesetzt. Manchmal kann es hilfreich sein, nicht-deviante Gleichaltrige in eine Einzel- oder Gruppentherapie zu integrieren, um in diesem Rahmen Kontakt aufzubauen. Häufiger ist der Rückgriff auf Streitschlichterprogramme möglich, die an Schulen durchgeführt werden. Sie können bei der Verminderung gleichaltrigenbezogener Aggression im schulischen Kontext (Pausen, Schulweg usw.) hilfreich sein. Der Kontakt kann über einen Verbindungs-/Vertrauenslehrer erfolgen.

Streitschlichterprogramme an Schulen

Hilfreiche Materialien

– Schrumpf und Mitarbeiter (1991) haben in den USA ein Programm entwickelt, das Mediationsstrategien benutzt, um Konflikte zu lösen, die aggressiv-dissoziale Jugendliche mit Gleichaltrigen erleben. In Deutschland haben Jeffreys und Noack (1996) ein analoges Schüler-Streit-Schlichter-Programm entworfen.

– Ein Leitfaden zum Schlichtungsgespräch im Rahmen des Streitschlichtungsprogrammes, modifiziert nach Graun und Hünicke (1996), ist in Kapitel 4 (s. M04, S. 154 f.) wiedergegeben. Es kann in dieser Form in der Sekundarstufe 1 und in vereinfachter Form auch in der Grundschule eingesetzt werden.

2.3.3 Kognitiv-behaviorale Therapie des Kindes/ Jugendlichen

Eine kognitiv-behaviorale Therapie des Kindes/Jugendlichen ist nicht immer indiziert. Interventionen, die im Umfeld des Kindes/Jugendlichen (in der Familie, dem Kindergarten, der Schule, der Gleichaltrigengruppe) ansetzen, sind häufig erfolgversprechender, vermutlich weil sie

– jene Faktoren verändern, die ganz wesentlich zur Entwicklung und Aufrechterhaltung der Störung beitragen (Verstärkung von aggressivem Verhalten und mangelnde Verstärkung von sozial kompetentem Verhalten) und weil sie

– direkt auf eine Verhaltensänderung in dem sozialen Umfeld abzielen, in dem das Problemverhalten auftritt und damit Generalisierungsprobleme von Interventionen in spezifischen therapeutischen Bedingungen (Einzeltherapie, Gruppentherapie) vermeiden.

falsche sozial- kognitive Informations- verarbeitung ist folgen- reich

Die kognitiv-behaviorale Therapie des Kindes/Jugendlichen ist vor allem dann indiziert, wenn aggressiv-dissoziale Verhaltensweisen durch Störungen in der sozial-kognitiven Informationsverarbeitung, der Affekt- und Impulskontrolle oder durch soziale Kompetenzdefizite auf der Verhaltensebene (mit)verursacht werden und wenn sich Interventionen in der Familie, der Schule oder in der Gleichaltrigengruppe nicht erfolgreich oder nicht durchführbar sind. Diese Interventionen sollten aber immer in Interventionen in der Familie, der Schule oder der Gleichaltrigengruppe eingebettet sein, um die Generalisierung der Verhaltensänderungen aus der Therapiesituation auf das natürliche soziale Umfeld des Kindes/Jugendlichen zu unterstützen.

Während aggressiv-dissoziales Verhalten im Zusammenhang mit erwachsenen Bezugspersonen (Eltern, Erzieher, Lehrer) bei jüngeren Kindern sich eher über die Einbeziehung dieser Bezugspersonen in die Therapie behandeln lässt, ist jedoch bei älteren Kindern und bei Jugendlichen, bei denen die gleichaltrigenbezogene Aggressivität als Problematik im Vordergrund steht, eine Therapie des Kindes/Jugendlichen meist indiziert, weil erwachsene Bezugspersonen meist nicht anwesend sind, wenn die aggressiven Handlungen durchgeführt werden.

Leitlinie 14 gibt eine Übersicht über jene Aspekte, die bei der kognitiv-behavioralen Therapie des Kindes oder Jugendlichen beachtet werden sollten.

L14 Leitlinie 14:
Kognitiv-behaviorale Therapie des Kindes/Jugendlichen

– Die kognitiv-behaviorale Therapie des Kindes/Jugendlichen ist vor allem dann indiziert, wenn aggressiv-dissoziales Verhalten durch Störungen in der sozial-kognitiven Informationsverarbeitung, der Affekt- und Impulskontrolle oder durch soziale Kompetenzdefizite auf der Verhaltensebene (mit)verursacht werden und wenn sich Interventionen in der Familie, der Schule oder in der Gleichaltrigengruppe als nicht erfolgreich oder als nicht durchführbar erwiesen haben. Eine Therapie des Kindes/Jugendlichen ist vor allem bei älteren Kindern und bei Jugendlichen indiziert, bei denen gleichaltrigenbezogene Aggressivität als Problematik dominiert, weil diese Symptomatik durch andere Interventionen oft nicht hinreichend gut erreicht werden kann.

– Die kognitiv-behaviorale Therapie des Kindes/Jugendlichen kann als Einzel- oder Gruppentherapie durchgeführt werden. Die Interventionen können bereits im Kindergartenalter eingesetzt werden, sie müssen aber dem Entwicklungsstand des Kindes oder Jugendlichen angepasst werden. Je älter das Kind ist, um so wichtiger werden diese Interventionen.

– Voraussetzung für die Durchführung einer kognitiv-behavioralen Therapie ist die Kooperationsbereitschaft des Kindes/Jugendlichen, wobei initiale Motivationsprobleme beim Kind/Jugendlichen üblich und Motivierungsstrategien Bestandteil der Therapie sind.

– Die Therapie wird auf die jeweilige Problematik individuell zugeschnitten, wobei das Entwicklungsalter, die realen sozialen Problemsituationen und die Faktoren beachtet werden, die in diesen Situationen das aggressive Verhalten vermutlich aufrechterhalten. Standardisierte Behandlungspakete, die verschiedene Interventionskomponenten integrieren, können nützlich sein, wenn sie auf die individuelle Situationen angepasst werden.

– Wenn Tendenzen zur Fehlwahrnehmung und Fehlinterpretation sozialer Situationen oder eine mangelnde sozial-kognitive Problemlösefähigkeit (bei der Entwicklung und Bewertung von Handlungsalternativen, der Berücksichtigung von Handlungskonsequenzen) identifiziert werden können, dann ist ein Problemlösetraining nötig.

– Liegen Störungen in der Affekt- und Impulskontrolle vor, dann ist ein Ärgerkontrolltraining (Impulskontrolltraining) angemessen.

– Wenn sozial inkompetente Verhaltensweisen bei der Aufnahme und Aufrechterhaltung sozialer Kontakte, bei der angemessenen Selbstbehauptung oder bei der Konfliktlösung identifizierbar sind, dann ist ein soziales Kompetenztraining zur Einübung entsprechender kompetenter Verhaltensweisen geeignet.

– Bei allen Interventionen muss der Transfer auf das natürliche soziale Umfeld durch entsprechende Generalisierungstechniken unterstützt werden (z.B. durch Selbstbeobachtung und weitere Selbstmanagementmethoden, Übungen im natürlichen Umfeld, positive Verstärkung von Verhaltensänderungen, Einbeziehung von Eltern, Erzieher, Lehrer oder Gleichaltrige in die Intervention).

– Wenn aggressives oder dissoziales Verhalten kurzfristig erfolgreich ist und/oder sozial kompetentes Verhalten nicht belohnt wird, dann sind Selbstmanagement-Strategien (etwa ab dem Alter von 9 Jahren) in Verbindung mit Interventionen in der Familie, der Schule oder der Gleichaltrigengruppe (s. Leitlinien L9 bis L13) indiziert, die vor allem auf eine Veränderungen der Konsequenzen bei aggressivem Verhalten (negative Konsequenzen) und bei sozial kompetentem Verhalten (positive Konsequenzen) abzielen.

– Da häufig mehrere der genannten Faktoren bei der Aufrechterhaltung der Symptomatik eine Rolle spielen, ist eine individuelle Kombination der Interventionen vorteilhaft.

kombinierte Einzel- und Gruppentherapie ideal

Die kognitiv-behaviorale Therapie des Kindes/Jugendlichen kann als Einzeltherapie oder als Gruppentherapie durchgeführt werden. In der Gruppentherapie kann die Gruppensituation als therapeutisches Mittel genutzt werden, was besonders bei gleichaltrigenbezogenen Aggressionen hilfreich ist. Allerdings ist es oft schwer, Gruppen in einem Altersbereich (Altersdifferenz nicht mehr als drei bis vier Jahre) mit einem ähnlichen Störungsbild zusammenzustellen und die individuellen Bedingungen können im Rahmen der Gruppentherapie mitunter nicht hinreichend beachtet werden. Eine Kombination aus Gruppen- und Einzeltherapie erscheint optimal.

Die Therapie des Kindes/Jugendlichen sollte in individualisierter Form erfolgen und die jeweiligen aufrechterhaltenden Faktoren sowie die im Einzelfall relevanten sozialen Situationen berücksichtigen. Abbildung 14 zeigt einen Entscheidungsbaum, anhand dessen ein individualisiertes kognitiv-behaviorales Interventionsprogramm entwickelt werden kann (vgl. Döpfner, 2000).

Ausgangspunkt eines solchen Interventionsprogramms sind individuelle kritische soziale Situationen, die sich real ereignet haben und in denen das Kind/der Jugendliche aggressiv-dissoziales Verhalten gezeigt hat.

Defizite der sozial-kognitiven Informationsverarbeitung

Im ersten Schritt wird überprüft, ob das aggressive Verhalten in dieser Situation durch Tendenzen zur Fehlwahrnehmung und Fehlinterpretation der sozialen Situation oder durch Defizite in der sozial-kognitiven Problemlösefähigkeit mitbedingt ist. Störungen im sozial-kognitiven Informationsverarbeitungsprozess können, wie Abbildung 15 zeigt, auf verschiedenen Ebenen auftreten (s. Kap. 1):

– Aggressiv auffällige Kinder können erstens eine soziale Situation falsch wahrnehmen (nicht alle relevanten Hinweisreize erkennen) und fehlerhafte Interpretationen der Situation vornehmen (Fehlwahrnehmung): Im Schulhof angerempelt werden, wird sofort als aggressiver Akt interpretiert; die Entschuldigung, die das andere Kind äußert, wird nicht wahrgenommen.

– Mögliche Störungen im zweiten Schritt des Problemlöseprozesses zeigen sich darin, dass dem Kind fast nur aggressive Lösungsmöglichkeiten einfallen, wenn es Handlungsalternativen benennen soll.

– Mögliche Handlungskonsequenzen für verschiedene Lösungen werden oft nicht beachtet, vor allem nicht die längerfristigen negativen Konsequenzen für aggressives Verhalten und die längerfristigen positiven Konsequenzen für sozial kompetentes Verhalten.

– Den aggressiven Lösungen werden hohe Erfolgschancen zugeschrieben (Erfolgserwartung für aggressive Lösungen) und sozial kompe-

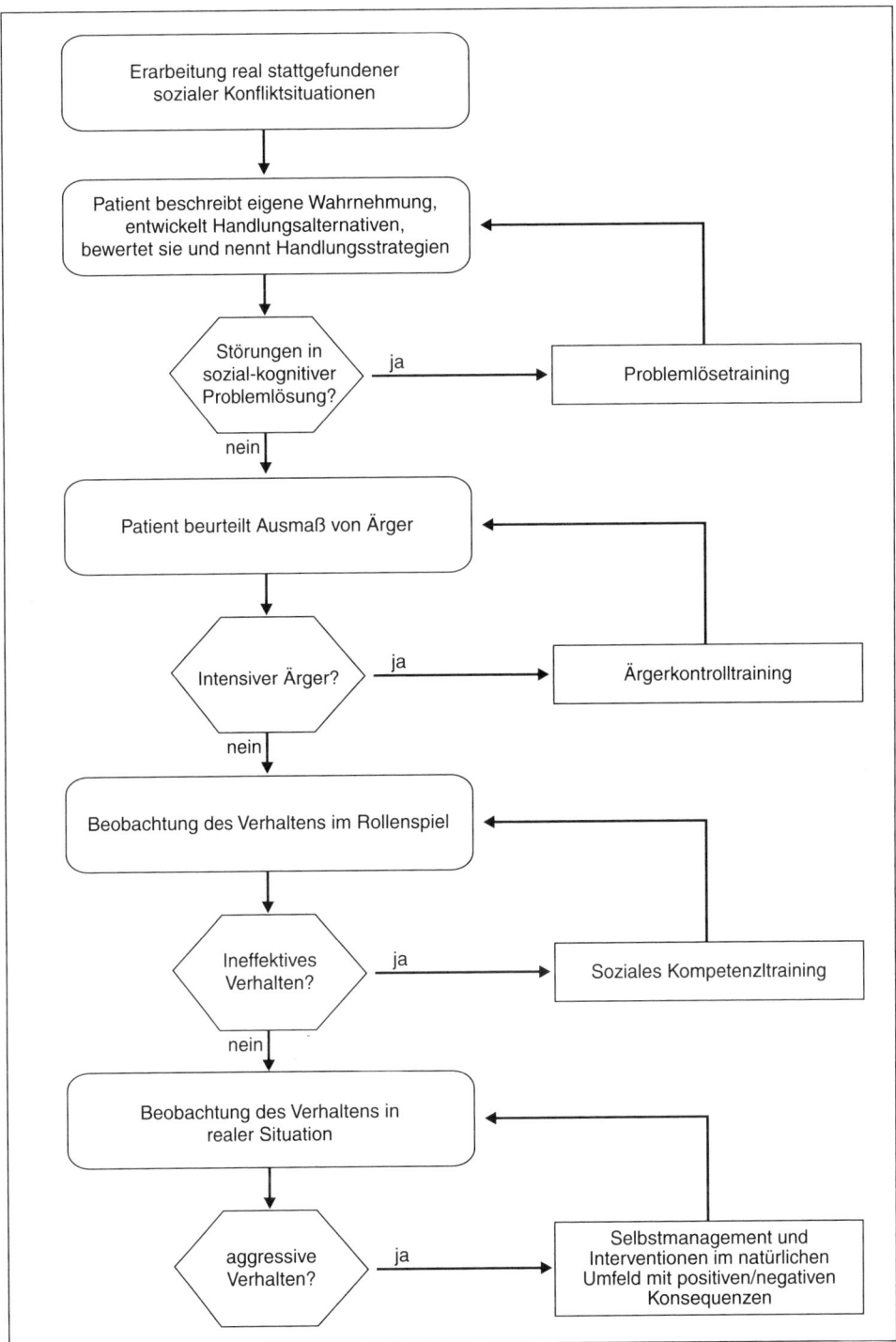

Abbildung 14. Entscheidungsbaum zur Auswahl einer kognitiv-behavioraler Intervention (nach Döpfner, 2000)

tente Handlungsalternativen werden als nicht erfolgversprechend eingeschätzt (Misserfolgserwartung).

– Schließlich trauen sich aggressiv auffällige Kinder oder Jugendliche
  meist auch eher zu, die aggressive Handlung auszuführen, was bei
  sozial kompetenten Lösungen nicht der Fall ist (Kompetenzvertrau-
  en für aggressive Handlungen),

– so dass es letztlich zur aggressiven Handlung kommt und der Kreis-
  lauf von neuem beginnt.

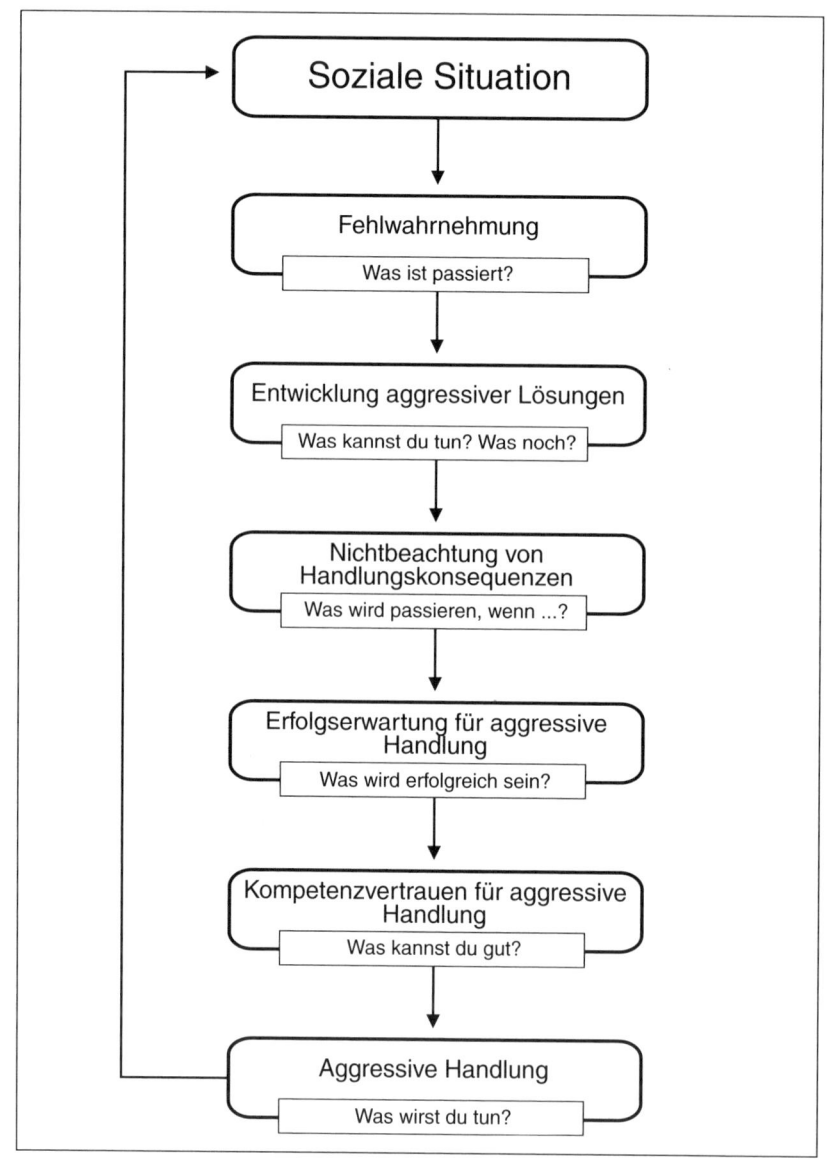

Abbildung 15. Problemlösedefizite (nach Döpfner, 1989; siehe auch Dogde & Schwartz,
1997)

Anhand konkreter Fragen (vgl. Abb. 15) wird für die spezielle soziale Problemsituation überprüft, ob Störungen im sozial-kognitiven Problemlöseprozess verliegen. Wenn solche Auffälligkeiten identifizierbar sind, dann ist ein Problemlösetraining indiziert, bei dem verschiedene Schritte eingeübt und auf den Alltag übertragen werden (s. M05, S. 156 f.):

- Zunächst müssen alternative Möglichkeiten, die Situation wahrzunehmen und zu interpretieren überprüft werden („Wie kann ich das Problem noch sehen?").

- Danach werden verschiedene Handlungsmöglichkeiten entwickelt **Schritte der** („Was kann ich tun?"), **Problem-** **lösung**

- deren kurz- und langfristigen Konsequenzen dann bedacht werden („Was wird passieren?"),

- um sich schließlich für eine Alternative zu entscheiden („Was mache ich?").

Viele aggressiv auffällige Kinder und vor allem Jugendliche sind allerdings relativ gute Problemlöser, wenn sie in der Therapiesituation danach befragt werden. In diesem Fall ist dann auch kein Problemlösetraining indiziert. In der Realsituation werden sie aber von Ärger überschwemmt und können nicht mehr „klar denken". Deshalb wird überprüft, ob das Kind/der Jugendliche in dieser Situation sehr viel Wut und Ärger entwickelt (im Selbsturteil anhand eines Ärgerthermometers; vgl. Materialien M02 oder auch im Fremdurteil). Ist dies der Fall, dann können Impulskontrolltrainings (Ärgerkontrolltrainings) hilfreich sein, in denen dem Kind Möglichkeiten an die Hand gegeben werden, den eigenen Ärger unter Kontrolle zu bringen. **Impuls-** **kontroll-** **trainings**

Beim Ärgerkontrolltraining soll das Kind/der Jugendliche zunächst in der konkreten Situation die eigene Anspannung, den aufkommenden Ärger erkennen; dann Maßnahmen zur Beruhigung einleiten (Entspannungstechniken, z. B. Selbstinstruktionen, z. B.: „Ruhig Blut, dann geht alles gut!" z. B. Petermann, 2006), den Auslöser für den Ärger feststellen, den negativen, den Ärger schürenden Gedanken erkennen, diesen Gedanken prüfen und ihn schließlich ändern. **Entspannung zur** **Ärger-** **regulation**

Schließlich können Kinder und Jugendliche daran scheitern, dass es ihnen an sozial kompetentem Interaktionsverhalten im engeren Sinne mangelt, dass sie nicht in der Lage sind, sich selbst zu behaupten, ohne dabei aggressiv zu reagieren, Freundschaften anzuknüpfen oder Konflikte auszutragen. Dann sind soziale Kompetenztrainings indiziert, in denen anhand von Rollenspielen mit Rückmeldung und anderen Techniken sozial kompetentes Verhalten in den entsprechenden Situationen eingeübt werden. Tabelle 11 zeigt die wichtigsten Techniken, die im Rahmen von sozialen Kompetenztrainings (einschließlich kognitiver Verfahren) eingesetzt werden.

Tabelle 11. Techniken des sozialen Kompetenztrainings

Modelldarbietung
– *Bewältigungsmodelle:* Modell zeigt Bewältigung einer Situation
– *Meisterungsmodelle:* Modell zeigt perfektes Verhalten
– *stellvertretende Bekräftigung:* Modell wird belohnt
– *graduierte Modelldarbietung:* Modelldarbietung von zunehmend schwierigeren Situationen und Verhaltensweisen
– *multiple Modelle:* Modelldarbietung durch verschiedene Modelle

Instruktion
Anweisungen zur Verhaltensübung vor Beginn der Verhaltensübung

Rollenspiele zur Verhaltensübung

Verhaltensübung
Einübung von Verhalten im Rollenspiel
– *graduierte Verhaltensübung:* Einübung von zunehmend schwierigeren Situationen und Verhaltensweisen
– *Rollentausch:* Wechsel der Rollen in der Verhaltensübung

Rückmeldung
nach dem Ende jeder Verhaltensübung
– Rückmeldung der effektiven Verhaltenselemente
– Rückmeldung der ineffektiven Verhaltenselemente
– Rückmeldung zur Verbesserung der ineffektiven Verhaltenselemente

Verstärkung
– soziale Verstärkung
– Token-Verstärkung

Hausaufgaben als Transfertechnik

Transfertechniken
– Wochenübung (Hausaufgaben)
– Protokollierung und Verstärkung der Durchführung der Wochenübungen

Bei allen genannten Interventionen sind Techniken zur Generalisierung der erworbenen Fähigkeiten auf den Alltag des Kindes/Jugendlichen sehr wichtig. Meist werden in den Therapiestunden mit den Kindern/Jugendlichen Übungen vereinbart, die sie in ihrem realen Umfeld durchführen können. Etwa ab dem Schulalter können auch Methoden des Selbstmanagements eingesetzt werden. Diese Methoden leiten das Kind/den Jugendlichen an, in seiner natürlichen Umgebung (in der Schule, in der Familie) auf die eigenen Verhaltensprobleme zu achten und sie zu registrieren (Selbstbeobachtung). In den kritischen Situationen soll das Kind alternatives, angemessenes Verhalten zeigen, indem es versucht, sich an bestimmte Regeln zu halten und indem es sich für eine erfolgreiche Situationsbewältigung selbst positiv verstärkt.

Hilfreiche Materialien

– Das *Training mit aggressiven Kindern* (Petermann & Petermann, 2005) ist ein umfassendes Programmpaket für Kinder im Alter von sieben bis 13 Jahren, das Techniken des Problemlösetrainings, der Impulskontrolle und des sozialen Kompetenztrainings miteinander verbindet und vielfältige Arbeitsmaterialien zur Verfügung stellt (vgl. Kap. 3.2.1).

– Das *Training mit Jugendlichen* (Petermann & Petermann, 2007) ist für 13- bis 20jährige Jugendliche mit Lern-, Motivations- und Verhaltensproblemen konzipiert und kann ebenfalls bei Jugendlichen mit aggressiv-dissozialen Verhaltensauffälligkeiten eingesetzt werden (vgl. Kap. 3.2.2).

– Der *Erfassungsbogen für aggressives Verhalten in konkreten Situationen (EAS-J/M)* kann sowohl zur Diagnostik (s. Leitlinie L3) als auch zur Therapie eingesetzt werden. Die 22 Bildgeschichten können als Vorlage dienen, um Störungen im sozial-kognitiven Problemlöseprozess einschließlich Störungen der Empathiefähigkeit und des moralischen Urteils zu erfassen und mit dem Kind/Jugendlichen zu bearbeiten (vgl. Kap. 3.1.5).

– Die *Kapitän Nemo-Geschichten* wurden von Ulrike Petermann (2006) im Kontext des Trainingsprogramms für aggressive Kinder entwickelt und stellen eine Form der Imagination (bildgetragene Kurzentspannung) dar, die für Kinder von fünf bis zwölf Jahren geeignet ist; hierzu liegen Audiokassetten und ein Kinderbuch vor (vgl. Kap. 3.2.1).

– Das *Therapieprogramm THOP* enthält eine Anleitung zur Durchführung von Selbstmanagement-Methoden (vgl. Kap. 3.2.3).

2.3.4 Medikamentöse Therapie

Die medikamentöse Therapie von aggressiv-dissozialen Verhaltensstörungen ist gegenüber den psychologischen Interventionen nachrangig. Leitlinie 15 faßt die dabei zu berücksichtigenden Aspekte zusammen.

L15 Leitlinie 15: Medikamentöse Behandlung

– Die medikamentöse Therapie kann indiziert sein, wenn psychologische Interventionen sich als nicht hinreichend erfolgreich erwiesen haben oder als wenig erfolgversprechend eingeschätzt werden und wenn eine von folgenden Indikationen vorliegt:

  – aggressives Verhalten aufgrund von hirnorganischen Beeinträchtigungen

  – reaktiv-aggressives Verhalten infolge von Impulskontrollstörungen

  – Dämpfung reaktiv-aggressiven Verhaltens als Basis für andere Interventionen

– Bei reaktiv-aggressivem Verhalten infolge von Impulskontrollstörungen (vor allem hyperkinetischen Störungen) sind in der Regel Psychostimulanzien die Mittel der ersten Wahl (möglicherweise in Kombination mit Serotonin-Wiederaufnahmehemmern). Mittel der zweiten Wahl ist Risperidon, bei dessen Versagen kommt Lithium in Form von Lithiumsalzen in Frage. Vor allem bei aggressivem Verhalten mit vegetativen Begleiterscheinungen kommen als Mittel der dritten Wahl Betablocker in Frage, die Erfahrungen damit sind aber spärlich.

– Bei hirnorganisch verursachten aggressiven Verhalten kommt in der Regel die Neuro-
  leptikabehandlung in Frage.
– Ist die medikamentöse Behandlung aggressiven Verhaltens notwendig, um den Boden
  für psychotherapeutische Intervention zu bereiten, wird in der Regel der o.g. Abfolge
  von Medikamenten gefolgt.
– Bei komorbiden Erkrankungen richtet sich die ggf. notwendige medikamentöse Therapie nach der komorbiden Störung. Das betrifft vor allem die komorbiden hyperkinetischen Störungen und Depressionen.

Impuls-kontroll-störungen stehen im Hintergrund

Von den drei genannten Indikatoren ist die als zweites genannte Indikation des reaktiv-aggressiven Verhalten infolge von Impulskontrollstörungen zweifellos die häufigste. Bei ihr sind Mittel der ersten Wahl Stimulanzien (mit Methylphenidat, Amphetamin). Wirken solche
Substanzen, reicht die Wirkung aber nicht aus, dann ist ein Versuch der
kombinierten Behandlung mit Stimulanzien und Serotonin-Wiederaufnahmehemmern vorstellbar, bei dem man Wirkungen auf den Dopamin-
stoffwechsel mit solchen auf den Serotoninstoffwechsel kombinieren
möchte. Bei diesem Vorgehen handelt es sich jedoch um Heilversuche.
Jüngere Kinder mit aggressivem Verhalten, die Stimulanzien nicht ver-
tragen bzw. bei denen deren Wirkung nicht ausreicht oder deren Eltern
sie ablehnen, sprechen häufig auf die Gabe des Neuroleptikums Pipamperon an.

Risperidon – Mittel der zweiten Wahl

Mittel der zweiten Wahl bei reaktiv-aggressivem Verhalten ist generell
Risperidon, das mit dem Schwerpunkt für aggressives Verhalten bei
Minderjährigen mit niedrigerer Intelligenz zugelassen ist und sich bewährt hat. Bei dessen Versagen kommt ein Heilversuch mit Lithiumsalzen in Frage, die regelhaft für die Behandlung aggressiver Störungen
nicht zugelassen sind. Vor allem bei aggressivem Verhalten mit vegetativen Begleiterscheinungen wurden Betablocker eingesetzt, die Erfahrungen damit sind aber spärlich. Beim hirnorganisch verursachtem aggressivem Verhalten wird in der Regel die Behandlung mit Neuroleptika
in Frage kommen.

medika-mentöse Therapie ermöglicht Psycho-therapie

Durch eine medikamentöse Behandlung aggressiven Verhaltens schafft
man oft die Voraussetzungen für eine psychotherapeutische Intervention (Schmidt & Brink, 1995). Es handelt sich dann zumindest um eine
mittelfristige Therapie. Dabei wird den Stimulanzien wegen ihres güns-
tigen Spektrums unerwünschter Wirkungen und der neueren Hinweise
auf ihren Effekt auch bei nicht-intensivem aggressiven Verhalten Vor-
rang vor Neuroleptika eingeräumt.

Liegen komorbide Störungen vor, dann richtet sich die ggf. notwendige
medikamentöse Therapie nach der komorbiden Symptomatik. Das betrifft vor allem komorbide hyperkinetische Störungen und Depressionen, aber auch aggressives Verhalten im Rahmen bipolarer Störungen,
dem aktuell vermehrt Beachtung geschenkt wird.

Die medikamentöse Behandlung beginnt bereits mit der Abwägung von Erfolgsaussichten und Zustimmungswahrscheinlichkeit. Ihr folgt die Entscheidung für das zu bevorzugende Mittel. Danach müssen die Eltern über alternative Behandlungsmöglichkeiten und den gegebenenfalls beabsichtigten Heilversuch, das heißt die Nichtzulassung des Medikamentes für diese Indikation und mögliche unerwünschte Wirkungen, informiert werden. Im Zustimmungsfalle muss vor Behandlungsbeginn das Vorliegen von Symptomen, die als unerwünschte Wirkungen auftreten können, exploriert werden, damit solche bereits bestehende Symptome gegenüber im Zuge der Medikation auftretenden unerwünschten Wirkungen abgegrenzt werden können. Bei einzelnen Medikamenten sind Voruntersuchungen notwendig, vor allem bei der Gabe von Lithiumsalzen. Nächster Schritt ist die sorgfältige Titrierung bis zu einer wirksamen Dosis und das Heruntergehen bis zur niedrigsten noch wirksamen Dosis.

kritische Bewertung und Abwägung erforderlich

Für die Überwachung entsprechender Medikation gelten unterschiedliche Regeln, die substanzabhängig sind. Bei Nichteinhaltung dieser Regeln muss gegebenenfalls auf die Medikation verzichtet werden, zum Beispiel wenn die Blutspiegelkontrollen bei der Gabe von Lithiumsalzen nicht eingehalten werden. Die Dauer der Medikation richtet sich nach dem Ziel. Da aggressiv-dissoziales Verhalten außer im Kontext mit hyperkinetischen Störungen nur selten Indikation für eine längerfristige Behandlung medikamentöser Therapie ist, sind halbjährliche Reduzierungs- bzw. Auslassversuche zu fordern.

nur selten längerfristige Indikation

3 Verfahren zur Diagnostik und Therapie

Verfahren zur Diagnostik und Verlaufskontrolle aggressiv-dissozialer Störungen	
DCL-SSV:	Diagnose-Checkliste für Störungen des Sozialverhaltens
EKI:	Eltern-Interview zur Eltern-Kind-Interaktion
FBB-SSV/ SBB-SSV:	Fremdbeurteilungsbogen/Selbstbeurteilungsbogen für Störungen des Sozialverhaltens
HSQ-D:	Elternfragebogen über Problemsituationen in der Familie
EAS-J/M:	Erfassungsbogen für aggressives Verhalten in konkreten Situationen
STAXI:	State-Trait-Ärgerausdrucks-Inventar
FEKS:	Fragebogen zur Erfassung kindlicher Steuerung
Verfahren zur Therapie aggressiv-dissozialer Störungen	
Training mit aggressiven Kindern	
Training mit Jugendlichen	
Therapieprogramm für Kinder mit hyperkinetischem und oppositionellem Problemverhalten (THOP)	
Wackelpeter und Trotzkopf	
Therapieprogramm für Jugendliche mit Selbstwert-, Leistungs- und Beziehungsstörungen (SELBST)	
Programm zur Gewaltprävention in der Schule	

3.1 Verfahren zur Diagnostik und Verlaufskontrolle aggressiv-dissozialer Störungen

3.1.1 DCL-SSV: Diagnose-Checkliste für Störungen des Sozialverhaltens

Kurzbeschreibung	
Beurteiler:	Klinische Beurteilung auf der Basis der Exploration des Kindes/Jugendlichen, seiner Eltern und/oder seiner Erzieher/Lehrer
Altersbereich:	Gesamtes Kindes- und Jugendalter
Quelle:	Bestandteil des Diagnostik-Systems für psychische Störungen im Kindes- und Jugendalter nach ICD-10 und DSM-IV (DISYPS-KJ; Döpfner & Lehmkuhl, 2000a)
Bezug:	Testzentrale Göttingen

Die Diagnose-Checkliste enthält alle Kriterien für die Diagnose einer Störung des Sozialverhaltens bzw. einer Störung mit oppositionellem Trotzverhalten sowohl nach

ICD-10 als auch nach DSM-IV. Da sich die Symptomkriterien nach ICD-10 (Forschungskriterien) und nach DSM-IV weitgehend entsprechen, ist nur eine einzige Checkliste mit den Symptomkriterien notwendig. Inhaltlich bedeutsame Abweichungen zwischen beiden Diagnose-Systemen sind entsprechend gekennzeichnet. Außerdem können anhand der Checkliste die Kriterien für die Diagnose einer Emotionalen Störung mit Geschwisterrivalität (ICD-10), von Anpassungsstörungen mit Störungen des Sozialverhaltens (ICD-10 und DSM-IV) sowie von dissozialen Persönlichkeitsstörungen (ICD-10) überprüft werden. Basis der klinischen Beurteilung kann die Exploration des Kindes/Jugendlichen, seiner Eltern und/oder seiner Erzieher/Lehrer sein. Je mehr Informanten einbezogen werden, um so sicherer kann die Diagnose gestellt werden. Bei divergierenden Informationen können unterschiedliche Einschätzungen farbig markiert werden.

Zur Beurteilung der einzelnen Symptomkriterien für Störungen des Sozialverhaltens wird eine vierstufige Antwortskala vorgegeben, wobei 0 kodiert wird, wenn die in dem Kriterium definierte Symptomatik nicht vorhanden ist. Liegt die Symptomatik in einer leichteren Ausprägungsform vor als im Kriterium definiert ist, dann wird eine 1 kodiert. Die Kodierungen 2 und 3 werden vergeben, wenn das Kriterium erfüllt ist, wobei die Kodierung 3 dann vorgenommen wird, wenn die Symptomatik deutlich stärker als im Kriterium definiert ausgeprägt ist.

Die Auswertung der Diagnose-Checklisten erfolgt erstens kategorial mit Hilfe eines Entscheidungsbaumes und zweitens dimensional. Zur *dimensionalen Auswertung* werden Kennwerte für oppositionell-aggressives Verhalten und für dissozial-aggressives Verhalten gebildet, indem die Ausprägungen auf den entsprechenden Items summiert und durch die Anzahl der Beurteilungen dividiert werden. Die *kategoriale Auswertung* erfolgt anhand eines Entscheidungsbaumes. Da sich beide Diagnose-Systeme zwar kaum in den Symptomkriterien, wohl aber in den Regeln zur Kombination dieser Symptomkriterien zu Diagnosen unterscheiden, enthalten die Diagnose-Checklisten für ICD-10 und DSM-IV getrennte Entscheidungsbäume, die an die Liste der Symptomkriterien angelegt werden können.

Testkennwerte der DCL-SSV

Umfassende empirische Untersuchungen liegen bislang für die Vorfassung der Checkliste in einer Stichprobe hyperkinetisch auffälliger Kinder vor (Döpfner & Lehmkuhl, 2000a).

Reliabilität. Die internen Konsistenzen der beiden Subskalen und der Gesamtskala sind in den Vorfassungen befriedigend bis gut (α .78 – .86).

Validität. Umfangreiche Validitätsanalysen in den Vorfassungen werden im Manual mitgeteilt (Döpfner & Lehmkuhl, 2000a).

3.1.2 EKI: Eltern-Interview zur Eltern-Kind-Interaktion

Kurzbeschreibung	
Beurteiler:	Klinische Beurteilung auf der Basis der Exploration der Eltern unter Einbeziehung des Kindes/Jugendlichen
Altersbereich:	Gesamtes Kindes- und Jugendalter
Quelle:	Bestandteil des Therapieprogrammes für Kinder mit hyperkinetischem und oppositionellem Problemverhalten (THOP; Döpfner et al., 2002)
Bezug:	Buchhandlung

Das *Elterninterview zur Eltern-Kind-Interaktion* ist ein halbstrukturiertes Interview, mit dem Eltern hinsichtlich 17 alltäglicher Familiensituationen exploriert werden, die in Familien mit hyperkinetisch oder oppositionell auffälligen Kindern (3 – 12 Jahren) häufig zu Problemen führen. Im Interview werden für jede Situation neben der Art, der Häufigkeit und Intensität des Verhaltens auch die Reaktionen der Bezugsperson(en) erfasst. Der Interviewer beurteilt pro Situation die Problemstärke dieser Situation anhand einer zehnstufigen Skala. Außerdem werden Verhaltenskategorien angegeben, die mögliche Explorationsrichtungen markieren (grob- und feinmotorische Unruhe, Ausdauer und Ablenkbarkeit, Impulsivität, oppositionelles Verhalten, Frustrationstoleranz, aggressives Verhalten). Bei einzelnen Fragen werden nochmals spezifische Explorationshinweise gegeben.

Problemsituationen des EKI

1. Spielvorlieben/-abneigungen
2. Spiel alleine
3. Spiel mit anderen
4. Wenn die Mutter zu Hause beschäftigt ist
5. Mahlzeiten
6. Waschen und Baden
7. An- und Ausziehen
8. Bettgehzeit
9. Telefonieren
10. Fernsehen
11. Besuche zu Hause
12. Besuche bei anderen
13. Öffentliche Plätze
14. Wenn der Vater zu Hause ist
15. Aufgaben und Pflichten im Haus
16. Hausaufgaben
17. Verbote und Grenzsetzungen in anderen Situationen
18. Andere Situationen
19. Positive Erlebnisse/Eltern-Kind-Interaktionen

Zu Beginn des Interviews werden die individuellen Spielvorlieben und -abneigungen des Kindes erfragt, um dann Verhaltensprobleme in Situationen, in denen das Kind alleine oder mit anderen spielt, genauer explorieren zu können. Am Ende des Interviews werden positive Erlebnisse mit dem Kind erfragt, weil die Eltern-Kind-Beziehungen bei aggressiv-dissozial auffälligen Kindern häufig massiv beeinträchtigt sind und positive Interaktionen oft kaum noch berichtet werden können. Dies kann ein wichtiger Hinweis auf problematische Eltern-Kind-Beziehungen darstellen.

3.1.3 FBB-SSV/SBB-SSV: Fremdbeurteilungsbogen/Selbstbeurteilungsbogen für Störungen des Sozialverhaltens

Kurzbeschreibung	
Beurteiler:	Eltern oder Erzieher bzw. Lehrer (FBB) bzw. Kinder/Jugendliche ab 11 Jahren (SBB)
Altersbereich:	FBB: gesamtes Kindes- und Jugendalter; SBB: ab 11 Jahre
Quelle:	Bestandteil des Diagnostik-Systems für psychische Störungen im Kindes- und Jugendalter nach ICD-10 und DSM-IV (DISYPS-KJ; Döpfner & Lehmkuhl, 2000a)
Bezug:	Testzentrale Göttingen

Der Fremdbeurteilungsbogen kann sowohl von den Eltern als auch von den Erziehern/Lehrern beurteilt werden. Der Selbstbeurteilungsbogen kann ab dem Alter von 11 Jahren eingesetzt werden. Beide Bögen erfassen in 25 Items die 23 Symptomkriterien nach ICD-10 und DSM-IV für die Diagnose der *Störungen des Sozialverhaltens (F91)* nach ICD-10 bzw. der *Störungen des Sozialverhaltens* und der *Störung mit oppositionellem Trotzverhalten* nach DSM-IV. Für jedes Item wird anhand von vierstufigen Antwortskalen beurteilt, wie zutreffend die Beschreibung ist und wie problematisch das Verhalten erlebt wird.

Im Fremdbeurteilungsbogen sind die Items zur Erfassung der Symptomkriterien in vier Sektionen (A bis D) aufgeteilt. Die Sektionen C und D erfassen ausgeprägt dissoziales Verhalten und werden erst ab dem Schulalter beurteilt. Pro Sektion wird in ergänzenden Items die Dauer der Symptomatik erfasst und damit den Zusatzkriterien von DSM-IV und ICD-10 Rechnung getragen, die sich voneinander unterscheiden. In Sektion E werden zusätzliche Diagnosekriterien erfasst.

Analog zu den Diagnose-Checklisten kann der Bogen kategorial und dimensional ausgewertet werden. Die kategoriale Auswertung gibt Hinweise auf die Diagnose einer Störung des Sozialverhaltens nach ICD-10 oder nach DSM-IV auf der Grundlage des jeweiligen Beurteilers. Für eine Diagnosestellung müssen die Symptomkriterien in den Diagnose-Checklisten jedoch durch einen Arzt/Psychologen beurteilt werden.

Zur *dimensionalen Auswertung* werden analog zu den Diagnose-Checklisten Kennwerte für oppositionell-aggressives Verhalten (9 Items) und für dissozial-aggressives Verhalten (16 Items) gebildet, indem die Ausprägungen auf den entsprechenden Items summiert und durch die Anzahl der Beurteilungen dividiert werden. Zusätzlich kann ein Kennwert für die Gesamtskala Störung des Sozialverhaltens berechnet werden. Eine Normierung wird gegenwärtig durchgeführt. Die Skalenwerte und der Gesamtwert eignen sich erstens zum Vergleich zwischen verschiedenen Beurteilern (Eltern, Lehrer, klinisches Urteil in den Diagnose-Checklisten) und zweitens zur Überprüfung von Therapieeffekten im Rahmen der Verlaufskontrolle. Außerdem ist eine inhaltliche Auswertung auf Item-Ebene für klinische Zwecke ausgesprochen informativ und kann wertvolle Anhaltspunkte für eine Vertiefung der Exploration des entsprechenden Beurteilers geben.

Testkennwerte des FBB-SSV und SBB-SSV

Umfassende empirische Untersuchungen liegen bislang für Vorfassungen der Fragebogen und für die Subskala oppositionell-aggressives Verhalten in der Endfassung vor (Döpfner & Lehmkuhl, 2000a).

Reliabilität. Die internen Konsistenzen der beiden Subskalen und der Gesamtskala sind in den Vorfassungen sowohl im Lehrerurteil als aus im Elternurteil befriedigend bis sehr gut (α .72 - .91).

Validität. Umfangreiche Validitätsanalysen in den Vorfassungen werden im Manual mitgeteilt (Döpfner & Lehmkuhl, 2000a).

3.1.4 HSQ-D: Elternfragebogen über Problemsituationen in der Familie

Kurzbeschreibung

Beurteiler:	Eltern
Altersbereich:	Gesamtes Kindes- und Jugendalter
Quelle:	Bestandteil des Therapieprogrammes für Kinder mit hyperkinetischem und oppositionellem Problemverhalten (THOP; Döpfner et al., 2002)
Bezug:	Buchhandlung

Im *Elternfragebogen über Problemsituationen in der Familie, HSQ-D* (Döpfner et al., 2002) schätzen die Eltern ein, wie problematisch sie das Verhalten des Kindes in 16 alltäglichen familiären Situationen erleben. Für jede Situation geben die Eltern zunächst an, ob es in diesen Situationen Probleme gibt, wenn das Kind Aufforderungen, Anweisungen oder Regeln befolgen soll (Antwort: Ja/nein). Falls die Situation als problematisch eingestuft wird, beurteilen die Eltern anhand einer neunstufigen Skala (von 1 = schwach bis 9=sehr stark) wie stark die Problematik ausgeprägt ist. Der Fragebogen ist eine modifizierte deutsche Fassung des Home Situations Questionnaire (Barkley, 1987) und ist parallel zum Elterninterview zur Eltern-Kind-Interaktion (vgl. Kap. 3.2.2) aufgebaut. Er wurde für deutsche Verhältnisse adaptiert und auf seine Güte geprüft (Breuer & Döpfner, 1997; Döpfner et al., 2006).

Die Gesamtrohwerte eignen sich zur Überprüfung von Therapieeffekten im Rahmen der Verlaufskontrolle. Außerdem ist eine inhaltliche Auswertung auf Item-Ebene für klinische Zwecke ausgesprochen informativ und kann wertvolle Anhaltspunkte für eine Vertiefung der Exploration der Eltern geben. Wenn der Fragebogen vor dem Elterninterview zur Eltern-Kind-Interaktion (EKI) ausgefüllt wird, kann dieses Interview zielgerichteter und schneller durchgeführt werden.

Testkennwerte des HSQ-D

Reliabilität. Die interne Konsistenz nach Cronbachs Alpha ist mit $\alpha=.80$ bis $\alpha=.83$ zufriedenstellend.

Validität. In einer Stichprobe von hyperkinetisch auffälligen Kindern liegen die Korrelationen mit den von den Eltern beurteilten externalen (=aggressiven oder dissozialen) Störungen und den Aufmerksamkeitsstörungen, erfasst über den Elternfragebogen über das Verhalten von Kindern und Jugendlichen (CBCL/4-18), bei r=. 46 bzw. r=.40. Vergleichbare Werte werden für den Zusammenhang mit der von den Eltern beurteilten hyperkinetischen und der oppositionellen Symptomatik nach DSM-III-R ermittelt.

Normen. Eine Normierung für Kinder im Alter von 7;0 bis 10;11 liegt vor (Döpfner et al., 2002).

3.1.5 EAS-J/M: Erfassungsbogen für aggressives Verhalten in konkreten Situationen

Kurzbeschreibung	
Beurteiler:	Kinder
Altersbereich:	9 – 12 Jahre
Quelle:	Petermann & Petermann (2000c)
Bezug:	Testzentrale Göttingen

Dieses Verfahren liegt in einer neunormierten Form für Kinder der Altersgruppe von neun bis 12;11 Jahre vor (Petermann & Petermann, 2000c).

Der Test besteht aus 22 Bildgeschichten (Items), die jeweils einen Konflikt darstellen, der dem Kind in bildlicher Form und als beschreibender Text gleichzeitig vermittelt wird. Das Kind fühlt sich in die Bildgeschichte ein, weil es sich mit der Person identifiziert, die das dargestellte Problem in der Ich-Form beschreibt. Anschließend muss das Kind unter drei vorgegebenen Möglichkeiten diejenige Reaktion auswählen, die seinem Verhalten am nächsten käme. Das Kind muss sich in jeder Geschichte zwischen einer sozial erwünschten, einer leicht aggressiven und einer schwer aggressiven Reaktion entscheiden.

Die Szenen finden zu Hause, in der Schule oder in der Freizeit außerhalb des Elternhauses statt. Das aggressive Verhalten richtet sich entweder gegen Fremdpersonen, Gegenstände oder gegen die eigene Person. Aggression erscheint offen gezeigt oder verdeckt hinterhältig, wird körperlich oder verbal ausgetragen und erfolgt entweder aktiv oder passiv als parteiergreifender Beobachter.

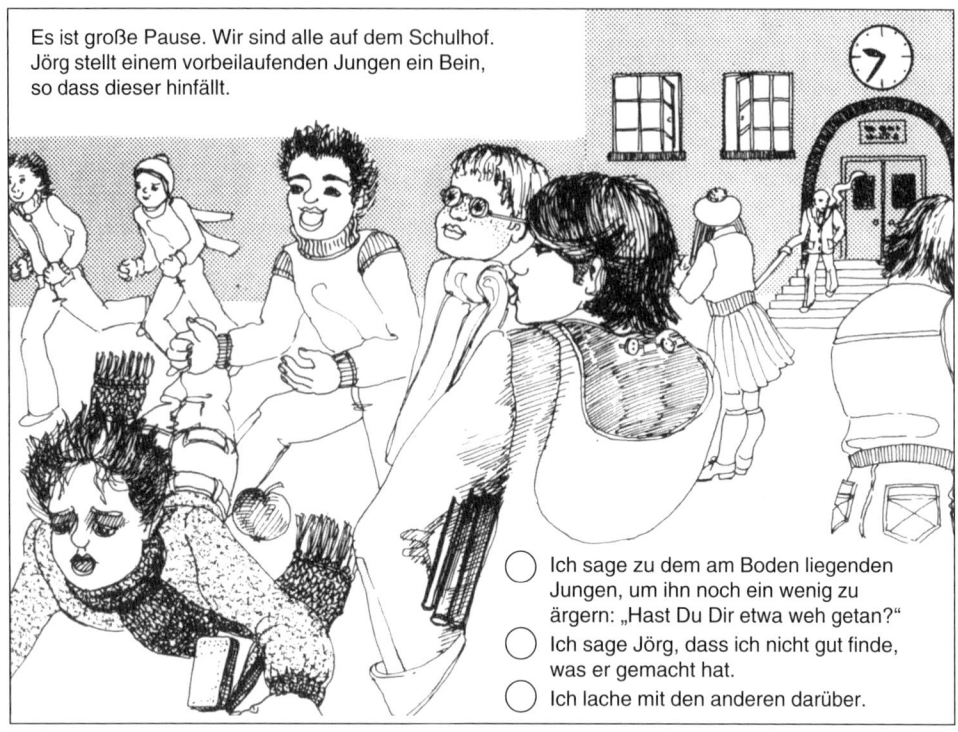

Abbildung 16. Beispielsituation aus dem EAS-J; Situation 12 (Petermann & Petermann 2000c)

Zur Testauswertung wird ein Reaktionsprofil erstellt, um aggressives Verhalten differenziert zu beschreiben und um Informationen zu erhalten über

– die Art des aggressiven Verhaltens,
– den Intensitätsgrad der Aggression,
– den Umweltbereich, in dem das aggressive Verhalten auftritt,
– die Zielrichtung der Aggression (gegen Personen oder Gegenstände),
– die Erscheinungsformen/Handlungsdimensionen (das Kind initiiert einen Konflikt oder es beobachtet und ergreift die Partei des Aggressors),
– die Anzahl und die Art von sozial erwünschten Reaktionen.

Ein ausführliches Anwendungsbeispiel zur Aggressionsdiagnostik mit dem EAS befindet sich in Petermann und Petermann (2000b).

Um geschlechtsspezifischen Unterschieden in der Ausübung von aggressivem Verhalten gerecht zu werden, wurde der EAS in je einer Version für Jungen (EAS-J) und für Mädchen (EAS-M) konzipiert, die beide als Paper-Pencil-Test oder als Computertest vorliegen. Es liegen getrennte Normen für Jungen und Mädchen für die Altersstufen 9 bis 10;11 Jahre, 11 bis 11;11 Jahre und 12 bis 12;11 Jahre vor, die an insgesamt 1787 Kindern erhoben wurden. Die Bearbeitungsdauer beträgt zwischen 20 und 30 Minuten für die Papierform und 15 bis 20 Minuten für die PC-Form.

Testkennwerte des EAS
Reliabilität. Die interne Konsistenz nach Cronbachs Alpha liegt bei der Version des EAS-J bei α = .87 und bei der des EAS-M bei α = .86.
Validität. Es liegen umfangreiche Validierungsstudien vor, die in einer separaten Publikation zusammengestellt sind (Petermann & Petermann, 2000b). Keine Korrelation besteht erwartungsgemäß zu Kinderpersönlichkeitstests aufgrund der unterschiedlichen Konzepte, die den beiden Zugängen zur Erfassung der Aggression zugrunde liegen.
Normen. Die geschlechtsspezifischen Normen beziehen sich auf die Altersgruppen von 9;0 bis 10;11, von 11;0 bis 11;11 und von 12;0 bis 12;11 Jahren in Form von T-Werten und Prozenträngen (PR). Diese umfassende Neunormierung erfolgte im Jahre 1999.
Bearbeitungsdauer. Je nach Lesefertigkeit beträgt die Bearbeitungsdauer zwischen 20 und 30 Minuten.

3.1.6 STAXI: State-Trait-Ärgerausdrucks-Inventar

Kurzbeschreibung	
Beurteiler:	Jugendliche
Altersbereich:	Ab 14 Jahre
Quelle:	Schwenkmezger et al. (1992)
Bezug:	Testzentrale Göttingen

Das *State-Trait-Ärgerausdrucks-Inventar (STAXI)* erfasst bei Jugendlichen ab dem Alter von 14 Jahren situationsbezogenen Ärger (als Zustand, state) sowie vier dispositionelle Ärgerdimensionen.

Das STAXI kann ab dem Alter von 15 Jahren eingesetzt werden und umfasst insgesamt 44 Items, die fünf Skalen und zwei Zusatzskalen bilden:

– Die *Ärger-Zustandsskala* (10 Items) erfasst die Intensität des subjektiven Ärgerzustands zu einem Zeitpunkt oder in einer definierten Situation.

– Die *Ärger-Dispositionsskala* (10 Items) erfasst interindividuelle Unterschiede hinsichtlich der Bereitschaft, in einer ärgerprovozierenden Situation mit einer Erhöhung von Zustandsärger zu reagieren. Sie kann in zwei Zusatzskalen aufgeteilt werden: Die *Ärger-Temperaments-Skala* (Neigung, Ärger ohne spezifische Provokation zu erfahren und auszudrücken) und die *Ärger-Reaktions-Skala* (Tendenz, Ärger zu äußern, wenn man sich kritisiert oder durch andere Personen unfair behandelt sieht).

– Die *Skala zur Erfassung von nach innen gerichtetem Ärger* (8 Items) misst die Häufigkeit, mit der ärgerliche Gefühle unterdrückt bzw. nicht nach außen abreagiert werden.

– Die *Skala zur Erfassung von nach außen gerichtetem Ärger* (8 Items) besteht aus acht Items und erfasst die Häufigkeit, mit der ein Individuum Ärger gegen andere Personen oder Objekte in der Umgebung richtet.

– Die *Ärger-Kontroll-Skala* (8 Items) erhebt die Tendenz, Ärger zu kontrollieren bzw. ihn nicht aufkommen zu lassen.

Das STAXI ist in drei Teile untergliedert. Der erste Teil umfasst die zehn Zustands-items, der zweite Teil die zehn Dispositionsitems und im dritten Teil sind schließlich die 24 Items der drei Ausdrucks-Skalen (nach innen gerichteter, nach außen gerichte-ter Ärger und Ärger-Kontrolle) zusammengefasst.

Testkennwerte des STAXI
Reliabilität. Die internen Konsistenzen nach Cronbachs Alpha sind für die einzelnen Sub-skalen in verschiedenen Stichproben mit a > .70 zufriedenstellend bis gut.
Validität. Skaleninterkorrelationen liegen erwartungsgemäß im mittleren Bereich. Um-fangreiche Validitätsanalysen mit psychophysiologischen Maßen, Verhaltensbeobachtun-gen und Selbstbeurteilungen werden im Manual mitgeteilt.
Normen. Eine Normierung für Studenten und für Jugendliche ab dem Alter von 15 Jahren liegt vor.

3.1.7 IKOV: Inventar zum Konfliktverhalten zwischen Eltern und Jugendlichen

Kurzbeschreibung	
Beurteiler:	Eltern und Jugendliche
Altersbereich:	14 – 17 Jahre
Quelle/Bezug:	Klinik für Psychiatrie und Psychotherapie des Kindes- und Jugendalters, Universität Köln

Das Inventar zum Konfliktverhalten zwischen Eltern und Jugendlichen (IKOV) ist eine deutschsprachige Adaptation des Conflict Behavior Questionnaire (Prinz et al., 1979; Foster & Robin, 1988) und erfasst anhand von 23 Items mit vierstufiger Ant-wortskala das Konfliktverhalten von Familienmitgliedern untereinander aus vier Per-spektiven:

– Jugendlichen bezogen auf Vater
– Jugendlichen bezogen auf Mutter
– Mutter bezogen auf Jugendlichen
– Vater bezogen auf Jugendlichen

Die Items werden zu einer Gesamtskala (Konfliktverhalten) und drei Subskalen zu-sammengefasst:

– Streit und negative Kommunikation (6 Items)
– Übereinstimmung und Harmonie (5 Items)
– Unverständnis und mangelnde Akzeptanz (11 Items)

Testkennwerte des IKOV
Reliabilität. Die internen Konsistenzen nach Cronbachs Alpha variieren für die Gesamt-skala und die einzelnen Subskalen in den verschiedenen Perspektiven zwischen $\alpha = .76$ und $\alpha = .94$ und sind damit als zufriedenstellend bis sehr gut zu bezeichnen.

Validität. Die Bildung der Subskalen basiert auf Faktorenanalysen. Innerhalb einer Perspektive korrelieren die Subskalen zwischen r = .47 und r =.80. Die Gesamtskalen korrelieren zwischen den Beurteilern zwischen r = .48 und r = .58.

Normen. Eine Normierung für Jugendliche im Alter von 14 bis 17 Jahren liegt vor.

3.1.8 FEKS: Fragebogen zur Erfassung kindlicher Steuerung

Kurzbeschreibung	
Beurteiler:	Kinder und Jugendliche
Altersbereich:	8 – 12 Jahre
Quelle:	Pauls & Reicherts (1991)
Bezug:	Testzentrale Göttingen

Der *Fragebogen zur Erfassung kindlicher Steuerung (FEKS*; Pauls & Reicherts, 1991) erfasst das Verhalten von Kindern im Alter von acht bis zwölf Jahren in Eltern-Kind-Situationen, in denen es um einen Konflikt oder eine Anforderung von Eltern an das Kind geht. Das Kind soll angeben, welche der angebotenen drei Verhaltensalternativen es in der beschriebenen Situation bevorzugt, um seine Ziele den Eltern gegenüber durchzusetzen. Die Antwortalternativen lassen sich folgenden Kategorien zuordnen:

– aktiv-konstruktive Steuerung
– Steuerung durch Bestrafung
– Steuerung durch Entwertung und Vorwürfe
– opponierende Steuerung
– Steuerung durch Ignorieren
– Steuerung durch Anpassung und Belohnung
– passiv-resignative Steuerung

Gütekriterien
Reliabilität. Die Hauptskala aktiv-konstruktive Steuerungstendenz ist hinreichend reliabel (a =.74 bis a = .84)
Validität. Bedeutsame Korrelationen wurden zu anderen Selbstbeurteilungsverfahren (EAS r=.46) nachgewiesen sowie zum Elternurteil über Verhaltensprobleme des Kindes. In einer kleinen Stichprobe konnten auch Zusammenhänge mit Verhaltensbeobachtungen und mit Erziehungseinstellungen der Eltern belegt werden.
Normen. Für die aktiv-konstruktive Steuerungstendenz liegt eine normierte Skala vor. Die anderen Kategorien, die problematisches Steuerungsverhalten beschreiben, werden inhaltlich ausgewertet und geben Hinweise für eine weitergehende Exploration und die Interventionsplanung.

3.2 Verfahren zur Therapie aggressiv-dissozialer Störungen

3.2.1 Training mit aggressiven Kindern

Hierbei handelt es sich um ein multimodales Programm für die Altersgruppe von sieben bis 13 Jahren (vgl. Petermann & Petermann, 2005). Das Programm verbindet erprobte Methoden der Kinderverhaltenstherapie mit Konzepten der Eltern- beziehungsweise Familienberatung. Der kindertherapeutische Zugang umfasst acht Einzel- und mindestens sechs bis zehn Gruppensitzungen. Da aggressive Kinder grundlegende Defizite in der sozialen Wahrnehmung aufweisen, ist es notwendig, in ausgewählten Alltagssituationen die soziale Informationsverarbeitung zu verbessern. Hierzu liegen Videoaufnahmen, Fotogeschichten und Materialien aus dem EAS vor (vgl. Petermann & Petermann, 2000c; 2005). Diese Materialien dienen dazu, mit den Kindern strukturierte Rollenspiele vorzubereiten. Durch solche Übungen können aggressive Kinder neue, situationsangemessene Fertigkeiten erlernen. Im Einzelnen verfolgt das Training mit aggressiven Kindern folgende Ziele:

- *Abbau von Anspannung und motorischer Unruhe* mit Hilfe des Kapitän-Nemo-Verfahrens (= Imaginationstechnik; vgl. Petermann & Petermann, 2005);
- *Differenzierung der Selbst- und Fremdwahrnehmung* durch standardisiertes Fördermaterial (s.o. Videofilme, Fotogeschichten, EAS);
- *Verbesserung der Selbstkontrolle* (z.B. durch Selbstinstruktionskarten);
- *Aufbau von prosozialen und kooperativen Verhaltensweisen* durch strukturierte Rollenspiele;
- *angemessene (gewaltfreie) Selbstbehauptung* in Konfliktsituationen und
- *Aufbau positiven Einfühlungsvermögens* durch Materialien und Rollenspiele, die es dem Kind erleichtern, die Perspektive des anderen einzunehmen.

Die Trainingssitzungen/Therapiesitzungen dauern 60 Minuten, wobei an den Gruppensitzungen drei bis vier Kinder teilnehmen. Alle Sitzungen sind nach einem einheitlichen Schema strukturiert, um so – quasi durch Rituale – gezielte Erwartungen aufzubauen. Die Sitzungen umfassen vier Elemente: Auswertung des Detektivbogens, Entspannungsübung (Kapitän-Nemo-Geschichte), Bearbeitung des Sitzungsthemas, Auswahl von Regeln für den Detektivbogen.

Neben dem Kindertraining finden vier bis fünf begleitende Eltern- oder Familiensitzungen statt. Auf diese Weise kann ein differenziertes Problembewusstsein in der Familie entstehen und der Familienalltag besser strukturiert werden. Schrittweise werden den Eltern optimalere Erziehungskompetenzen vermittelt. Die Eltern erfahren dadurch im Alltag unmittelbar, dass sie gegenüber ihrem Kind nicht mehr hilflos sind.

Ergänzende Materialien:

- Entspannungsgeschichten : Petermann, U. (1993). Die Kapitän-Nemo-Geschichten. Teil 1 und 2. Essen: ELVIKOM (Toncassetten-Set).

– Videosituationen zur Einübung sozialer Fertigkeiten: Petermann, U. & Petermann, F. (1996). Verhaltensgestörte Kinder. Training mit aggressiven und sozial unsicheren Kindern – Materialien für die Einzeltherapie (2., völlig veränd. Aufl.). Essen: ELVIKOM (Video-Cassette).
Anschrift Firma ELVIKOM, Kronprinzenstr. 13, D-45128 Essen, Tel. 0201/81300; Fax 0201/8130108.

3.2.2 Training mit Jugendlichen

Dieses Trainingsprogramm bildet ein breit angelegtes Förder- und Therapieangebot für 13- bis 20-jährige Jugendliche, die Lern-, Motivations- und Verhaltensprobleme aufweisen (Petermann & Petermann, 2007). Das Vorgehen hat sich besonders bei aggressiv-dissozialen Jugendlichen bewährt, wobei ein Einbezug der Familie nicht erfolgt. Im Blickpunkt des Programms steht der Aufbau sozial-kompetenten Verhaltens, wobei Vorgehensweisen aus kognitiven und sozialen Fertigkeits- und Problemlösetrainings zum Einsatz kommen. Mit Hilfe des Trainings sollen Jugendliche lernen, Probleme aus verschiedenen Lebensbereichen konstruktiv und effektiv anzugehen, statt aggressiv zu reagieren. In den Einzel- und Gruppensitzungen sollen die Jugendlichen

– zu einer verbesserten Selbstwahrnehmung und Selbstkontrolle sowie
– zu einem verbesserten Einfühlungsvermögen gegenüber anderen Personen und Situationen gelangen,
– einen angemessenen Umgang mit den eigenen Gefühlen sowie
– ein stabiles Selbstbild aufbauen und
– zu einem angemessenen Umgang mit Selbstkritik, Kritik, Misserfolgen, aber auch Lob und Bestätigung durch andere gelangen.

Vor dem Gruppentraining, an dem in der Regel fünf Jugendliche teilnehmen, sind zumindest fünf Einzelsitzungen zu folgenden Themenbereichen zu durchlaufen:

– Beruf und Zukunft,
– Freizeit und Familie,
– Eigenverantwortung und Anstrengungsbereitschaft sowie
– Widerstehen-Lernen in schwierigen Situationen (Verführung zu dissozialem Verhalten).

Zur Ausgestaltung und Motivierung der Jugendlichen liegen eine Vielzahl von attraktiven Materialien (Cartoons, Fotos) vor, die dem Therapeuten eine Vielzahl von Gesprächanlässen mit dem Jugendlichen bieten.

In zehn – in der Regel zweistündigen – Gruppensitzungen werden vor allem alltags(berufs)-bezogene Fertigkeiten eingeübt. Die Inhalte, die vor allem der Prävention und dem Abbau von dissozialem Verhalten dienen, beziehen sich unter anderem auf folgende Themen:

– Umgang mit eigenen Gefühlen und den Gefühlen anderer,
– Einüben von Einfühlungsvermögen und Selbstsicherheit im Umgang mit anderen,

– Akzeptieren von Außenseitern,

– Anwenden von Lob und Anerkennung,

– Einüben von Vorstellungsgesprächen und

– Umgehen mit berechtigter und unberechtigter Kritik und Misserfolgen im Beruf.

Die zentrale Methode zur Einübung neuer Verhaltensweisen bildet das Rollenspiel. Das Trainingsprogramm bietet eine Vielzahl detailliert ausgearbeiteter Rollenspiel-vorlagen.

3.2.3 Therapieprogramm für Kinder mit hyperkinetischem und oppositionellem Problemverhalten (THOP)

Das Therapieprogramm THOP (Döpfner et al., 2002) ist ein multimodales Interven-tionsprogramm, bei dem je nach Indikation verhaltenstherapeutische Interventionen in der Familie, im Kindergarten bzw. in der Schule und beim Kind selbst mit medika-mentösen Interventionen kombiniert werden können. Das Therapieprogramm ist zur Behandlung von Kindern mit hyperkinetischen oder oppositionellen Verhaltensauf-fälligkeiten im Alter von drei bis zwölf Jahren geeignet. Im Anschluß an eine umfas-sende Diagnostik ermöglicht das Programm eine Therapie, die an den individuellen Verhaltensproblemen des Kindes in der Familie und im Kindergarten bzw. in der Schule ausgerichtet ist. Gemeinsam mit Eltern und Kind bzw. mit Erziehern/Lehrern und Kind werden Interventionen in der Familie und im Kindergarten/in der Schule entwickelt. Darüber hinaus werden für den ärztlichen Therapeuten Hinweise zur medikamentösen Therapie hyperkinetischer Störungen gegeben.

Das *Eltern-Kind-Programm* besteht aus 21 Behandlungsbausteinen, die in sechs The-menkomplexen gruppiert und in denen zwei Interventionsformen – die familienzen-trierten und die kindzentrierten Interventionen – und miteinander verknüpft sind. Bei den familienzentrierten Interventionen steht die Arbeit mit den Eltern im Mittelpunkt und das Kind wird je nach Behandlungsbaustein, Problematik und Alter unterschied-lich stark integriert. Je älter das Kind ist, um so stärker wird es generell in die fami-lienzentrierten Interventionen einbezogen. Wenige Behandlungsbausteine werden in der Regel ausschließlich mit den Eltern durchgeführt. Die familienzentrierten Inter-ventionen stellen das Kernstück des Eltern-Kind-Programmes dar. Sie können auch unabhängig von den kindzentrierten Interventionen durchgeführt werden. Die fami-lienzentrierten Interventionen leiten die Eltern zur Durchführung von Interventionen in der Familie an. Diese dienen dazu, die Eltern-Kind-Beziehung zu verbessern und problematische Verhaltensweisen des Kindes in der Familie zu vermindern. Bei den kindzentrierten Interventionen steht die therapeutische Arbeit mit dem Kind im Mit-telpunkt, die Eltern werden jedoch auch hier integriert. Die kindzentrierten Interven-tionen werden nicht unabhängig von den familienzentrierten Interventionen durch-geführt. Unter den kindzentrierten Interventionen des Eltern-Kind-Programmes werden zwei Behandlungsansätze subsumiert:

– In kindgemäßen Kurzgeschichten werden die Inhalte der einzelnen Behandlungs-bausteine mit dem Kind erarbeitet. Ziel dieser Geschichten ist es, das Kind stärker in die familienzentrierten Interventionen zu integrieren. Peter, das Kind, das von allen Wackelpeter oder Trotzkopf genannt wird, dient als Bewältigungsmodell. Dieser Ansatz ist für Kinder ab dem Schulalter geeignet.

– In drei weiteren Behandlungsbausteinen kann der Therapeut ein Spieltraining bzw. ein Selbstinstruktionstraining mit dem Kind durchführen oder er erarbeitet mit dem Kind eine sogenannte Selbstmanagement-Intervention. Im Verlauf dieser Interventionen werden die Eltern in die Behandlung integriert und als Kotherapeuten angeleitet. Das Spieltraining ist vor allem für Kinder im Vorschulalter geeignet, während das Selbstinstruktionstraining und Selbstmanagement für Schulkinder indiziert sein kann.

Die 21 Behandlungsbausteinen umfassen sechs Themen:

1. Problemdefinition, Entwicklung eines Störungskonzeptes und Behandlungsplanung

2. Förderung positiver Eltern-Kind-Interaktionen und Eltern-Kind-Beziehungen

3. Pädagogisch-therapeutische Interventionen zur Verminderung von impulsivem und oppositionellem Verhalten

4. Spezielle operante Methoden

5. Interventionen bei spezifischen Verhaltensproblemen

6. Stabilisierung der Effekte.

In der Regel werden nicht alle Einheiten in dieser Abfolge bearbeitet, sondern können entsprechend der individuellen Problemkonstellation zusammengestellt werden.

3.2.4 Wackelpeter und Trotzkopf

Wackelpeter & Trotzkopf (Döpfner et al., 2006) ist ein Buch für Eltern von hyperkinetischen und oppositionellen Kindern im Alter von etwa drei bis zwölf Jahren. Es kann aber auch von Erziehern und Lehrern genutzt werden. Das Buch lehnt sich an das Therapieprogramm für Kinder mit hyperkinetischem und oppositionellem Problemverhalten (THOP) an und besteht aus vier Teilen:

– *Information:* Im ersten Teil des Buches finden die Eltern Antworten auf Fragen, die sich viele Eltern von hyperkinetischen und oppositionellen Kindern stellen. Die Eltern werden über die Problematik, die Ursachen, den Verlauf und vor allem die Hilfsmöglichkeiten aufgeklärt.

– *Elternleitfaden:* Der zweite Teil enthält einen Elternleitfaden, der in 14 Stufen schrittweise Möglichkeiten zur Verminderung der Verhaltensprobleme in der Familie aufzeigt.

– *Anwendungsbeispiele:* Der dritte Teil ergänzt den Elternleitfaden durch weitere konkrete Anwendungsbeispiele, in denen typische Probleme und ihre Lösungsmöglichkeiten beschrieben sind:

1 Mein Kind ist eine Nervensäge

2 Wo ist mein Kind?

3 Der Kampf ums Wecken

4 Wenn das Essen zur Qual wird

5 Unser täglicher Hausaufgaben-Krieg

6 Das allabendliche Theater mit dem Zubettgehen

7 Wutausbrüche

8 Meine Kinder sind wie Hund und Katze

9 Probleme in der Öffentlichkeit

– Der vierte Teil enthält Arbeitsblätter und Memo-Karten, die bei der Umsetzung des Elternleitfadens hilfreich sind.

3.2.5 Therapieprogramm für Jugendliche mit Selbstwert-, Leistungs- und Beziehungsstörungen (SELBST)

Im Rahmen des Therapieprogramms SELBST (Walter et al., 2007) wird ein Modul zu Familienbeziehungsstörungen in Anlehnung an die Therapieprogramme von Robin und Foster (1989) sowie von Henggeler und Mitarbeitern (1998) entwickelt. Es dient der Behandlung von Konflikten zwischen Eltern und Adoleszenten, die deutlich über das übliche Maß an ablösungsbezogenen Konflikten hinausgehen. Überwiegend richtet sich das Programm an Jugendliche mit aggressiv-dissozialen Verhaltensauffälligkeiten aber auch mit anderen psychischen Störungen, in deren Gefolge heftige Eltern-Jugendlichen-Konflikte auftreten. Das Therapieprogramm arbeitet mit Eltern und Adoleszenten gemeinsam, optional auch unter Einbeziehung anderer Familienmitglieder.

Kern des Therapieprogramms sind vier Bausteine, die frei miteinander kombinierbar sind:

1. *Problemlösetraining,* in dem die beteiligten Familienmitgliedern zu einer gemeinsamen Lösung von Problemen angeleitet werden, die bislang Familienkonflikte auslösten.

2. *Kommunikationstraining,* in dem destruktive Kommunikationsmuster identifiziert werden, die wesentlich zur Entwicklung der Eltern-Jugendlichen-Konflikte beigetragen haben. Konstruktive Kommunikationstechniken werden zunächst in der Therapiesitzung eingeübt und dann auf die Familiensituation übertragen.

3. *Kognitive Umstrukturierung.* Dysfunktionale Kognitionen bei dem Jugendlichen und den Eltern, die im Zusammenhang mit dem Eltern-Jugendlichen-Konflikt stehen, werden identifiziert, über kognitive Interventionen (z.B. sokratischer Dialog) hinterfragt, geprüft und durch angemessene Kognitionen ersetzt.

4. *Funktionelle/strukturelle Interventionen in der Familie,* die darauf abzielen, auf einer molaren Ebene Funktionen des Problemverhaltens für das Familiensystem und Strukturen in der Familie zu identifizieren, die zur Aufrechterhaltung des Problemverhalten beitragen. Daraus werden Interventionen abgeleitet, die die aufrechterhaltenden Bedingungen verändern.

3.2.6 Programm zur Gewaltprävention in der Schule

Das von Olweus (2006) entwickelte und evaluierte Programm zur Prävention von Gewalt an Schulen verbindet Interventionen in der Schule auf drei Ebenen:

1. *Maßnahmen auf der Schulebene*
   - Fragebogenerhebung (zur Erfassung des Ist-Zustandes)
   - Pädagogischer Tag „Gewalt und Gewaltprävention in unserer Schule"
   - Schulkonferenz „Verabschiedung des Schulprogramms Gewaltprävention"
   - Bessere Aufsicht während der Pausen und des Mittagessens
   - Schönerer Schulhof
   - Kontakttelefon (für Schüler die Opfer von Gewalt wurden)
   - Kooperation Lehrkräfte – Eltern
   - Lehrergruppen zur Entwicklung des sozialen Milieus an der Schule (zur Diskussion von Gewaltproblemen an der Schule)
   - Arbeitsgruppen der Elternbeiräte (Klassen- und Schulelternbeiräte)

2. *Maßnahmen auf der Klassenebene*
   - Klassenregeln gegen Gewalt: Klarstellung (Regeln formulieren), Lob und Strafen
   - Regelmäßige Klassengespräche (zu sozialen Beziehungen und Problemen)
   - Rollenspiele, Literaturarbeit
   - Kooperatives Lernen
   - Gemeinsame positive Klassenaktivitäten
   - Zusammenarbeit Klassenelternbeirat – Lehrkräfte

3. *Maßnahmen auf der persönlichen Ebene*
   - Ernsthafte Gespräche mit den Gewalttätern und Opfern
   - Gespräche mit den Eltern beteiligter Schüler
   - Lehrkräfte und Eltern gebrauchen ihre Phantasie
   - Hilfe von „neutralen Schülern"
   - Hilfe und Unterstützung von Eltern
   - Diskussionsgruppen für Eltern von Gewalttätern und Opfern
   - Wechsel der Klasse oder der Schule

4 Materialien

Übersicht	
M01	Checkliste zur Exploration aggressiv-dissozialer Verhaltensstörungen (CAGDI)
M02	Ärgerthermometer
M03	Beobachtungsbogen für aggressives Verhalten (BAV)
M04	Streitschlichtungsprogramm: Leitfaden zum Schlichtungsgespräch
M05	Schema für ein individualisiertes und integriertes Problemlöse-, Ärgerkontroll- und soziales Kompetenztraining

M01   Checkliste zur Exploration aggressiv-dissozialer Verhaltensstörungen (CAGDI)

Die Checkliste dient als Ergänzung zum Explorationsschema für Psychische Störungen bei Kindern und Jugendlichen (EPSKI) (Döpfner et al., 2000). Die Hinweise in Klammern beziehen sich auf die entsprechenden Sektionen im Explorationsschema.

1 Aktuelle oppositionelle, aggressive oder dissoziale Problematik (EPSKI 6)

Beurteile Stärke bzw. Grad der Beeinträchtigung/Belastung des Patienten und seines Umfeldes (0= nicht vorhanden; 1= leicht; 2= deutlich; 3= stark ausgeprägt) und Alter bei Beginn der Symptomatik

a) Aktuelle oppositionelle, aggressive oder dissoziale Problematik in der Familie
 – Oppositionelles/aggressives Verhalten gegenüber Eltern/anderen erwachsenen Bezugspersonen
 – Geschwisterrivalität/aggressives Verhalten gegenüber Geschwistern
 – Aggressives Verhalten gegenüber Tieren oder Gegenständen
 – Dissoziales Verhalten in der Familie (z. B. Lügen, Stehlen, über Nacht wegbleiben)

b) Aktuelle oppositionelle, aggressive oder dissoziale Problematik im Kindergarten/in der Schule/am Arbeitsplatz
 – Oppositionelles/aggressives Verhalten gegenüber Erziehern/Lehrern /Vorgesetzten
 – Aggressives Verhalten gegenüber Kindern/Jugendlichen
 – Aggressives Verhalten gegenüber Tieren oder Gegenständen
 – Dissoziales Verhalten in der Familie (z. B. Lügen, Stehlen, Schuleschwänzen)

c) Aktuelle oppositionelle, aggressive oder dissoziale Problematik im Freizeitbereich/außerhalb von Familie, Kindergarten, Schule oder Arbeitsplatz
 – Oppositionelles/aggressives Verhalten gegenüber erwachsenen Bezugspersonen
 – Aggressives Verhalten gegenüber Kindern/Jugendlichen
 – Aggressives Verhalten gegenüber Tieren oder Gegenständen
 – Dissoziales Verhalten (z. B. Lügen, Stehlen)
 – Integration in Gleichaltrigengruppe/Freunde

2 Spezifische psychische Komorbidität/differenzialdiagnostische Abklärung (EPSKI 8)

Beurteile Stärke (0= nicht vorhanden; 1= leicht; 2= deutlich; 3= stark ausgeprägt) und Alter bei Beginn der Symptomatik
 – Aufmerksamkeitsdefizit-/Hyperaktivitätsstörungen (ADHS)
 – Entwicklungsstörungen/Teilleistungsschwächen/schulische Leistungsdefizite/Intelligenzminderung
 – Tiefgreifende Entwicklungsstörung (Autismus)
 – Bindungsstörung
 – Depressive Störung oder einzelne Symptome (u. a. mangelndes Selbstvertrauen/negatives Selbstkonzept)
 – Angststörung/posttraumatische Belastungsstörung
 – Vor allem im Jugendalter zusätzlich: drogeninduzierte Störung, Substanzmissbrauch, Kleptomanie, Pyromanie, Störung der Sexualpräferenz, manische Episode, schizophrene Störung

3 Spezifische häufig kovariierende psychische Merkmale (EPSKI 8)

Beurteile Stärke (0= nicht vorhanden; 1= leicht; 2= deutlich; 3= stark ausgeprägt)
 – Tendenzen zur Fehlwahrnehmung und Fehlinterpretation sozialer Situationen
 – Mangelnde Fähigkeit Empathie, Vertrauen oder Bindung zu entwickeln
 – Mangelnde soziale Problemlösefähigkeit (Entwicklung und Bewertung von Handlungsalternativen)
 – Soziale Kompetenzdefizite auf der Verhaltensebene bei der Kontaktaufnahme, der Selbstbehauptung und der Konfliktlösung
 – Fähigkeit zur Affekt- und Impulskontrolle, zum Bedürfnisaufschub und Frustrationstoleranz
 – Moralische Entwicklung, insbesondere Fähigkeit zur Verantwortungsübernahme, zur Entwicklung von Schuldgefühlen

- Beeinträchtigte Beziehungen zu Familienmitgliedern, zu Erziehern / Lehrern und zu Gleichaltrigen und Fähigkeit, stabile Bindungen einzugehen

4 Familiärer und sozialer Hintergrund (EPSKI 11)

4.1 Haushalt und Familie

- Organisationsgrad der Familie und besondere Ressourcen (sozioökonomischer Status, soziale Unterstützung, Problemlöse- und Konfliktlösefähigkeiten)
- Vergangene und gegenwärtige Belastungen und Krisen in der Familie (inklusive Eheprobleme) und Veränderungen in der Familienzusammensetzung, insbesondere Vorgeschichte in Bezug auf Wechsel von Hauptbezugspersonen (Stief-, Pflegefamilie, Adoption, Heimunterbringung)
- Allgemeines Erziehungsverhalten (Fähigkeit zur Grenzsetzung, Permissivität, Vernachlässigung, übermäßige Strenge)
- Spezifische Bewältigungsstrategien der Eltern in kritischen Erziehungssituationen (insbesondere erzwingende Interaktionen mit Verstärkung von oppositionellem Verhalten)
- Qualität der Eltern-Kind-Beziehung

4.2 Eltern/andere Familienmitglieder

- Impulsivität und dissoziales Verhalten (einschließlich Delinquenz) der Eltern oder anderer Familienmitglieder; Gewaltanwendung in der Familie einschließlich sexuellem Missbrauch
- Anderer (früherer oder aktueller) psychischer Störungen der Eltern oder anderer Familienmitglieder, vor allem hyperkinetischer Störung, Drogen-/ Medikamentenmissbrauch, Entwicklungs- oder Lernstörungen, Persönlichkeitsstörung, Somatisierungsstörung, Affektstörung.

4.3 Bedingungen im Wohnumfeld, im Kindergarten/in der Schule und in der Gleichaltrigengruppe

- Erhöhte psychosoziale Belastungen (z. B. Armut, Arbeitslosigkeit, sozialer Brennpunkt);
- Integration des Kindes/Jugendlichen in Gruppen (Kindergarten, Schule, Gleichaltrige, Freizeitgruppen) und Qualität der Gleichaltrigenbeziehung
- Kontakt des Kindes/Jugendlichen zu anderen Kindern/Jugendlichen mit ähnlicher Problematik
- Belastende Bedingungen im Kindergarten/in der Schule (z. B. Gruppen-/Klassengröße, Anteil verhaltensauffälliger Kinder)
- Ressourcen im Kindergarten/in der Schule (z. B. Kleingruppenunterricht, Kleingruppenbeschäftigung, Integrationsmaßnahmen, Förderunterricht)
- Erzieher-/Lehrer-Kind-Beziehung und Erzieher-/Lehrer-Eltern-Beziehung

4.4 Ungewöhnliche oder traumatische Lebensbedingungen (Art der Exposition, Reaktionen des Kindes und der Familie, Gefahr der fortgesetzten Exposition)

- Gewalt (Misshandlung) in der Familie oder am Wohnort
- Sexueller Missbrauch, Vernachlässigung oder Überstimulation

5 Entwicklungsgeschichte des Patienten

- Schwangerschafts- / Geburtskomplikationen (insbesondere Alkohol- oder Drogenabusus, Infektionen, Medikamenteneinnahme der Mutter während der Schwangerschaft); Komplikationen in der Neugeborenenperiode und Verzögerungen in der frühkindlichen Entwicklung
- Ungünstige Temperamentsmerkmale im Säuglingsalter und der Reaktion der Bezugspersonen
- Hyperkinetisches oder impulsives Verhalten
- Misshandlung oder sexueller Missbrauch (als Opfer oder als Täter)
- Beginn der oppositionellen, aggressiven oder dissozialen Symptome und damalige psychosoziale Bedingungen sowie Reaktionen der Bezugspersonen (hauptsächlich Elternexploration).
- Verlauf der Symptomatik (konstant, fluktuierend, Beeinflussung durch andere Belastungen)

M02   **Ärgerthermometer**

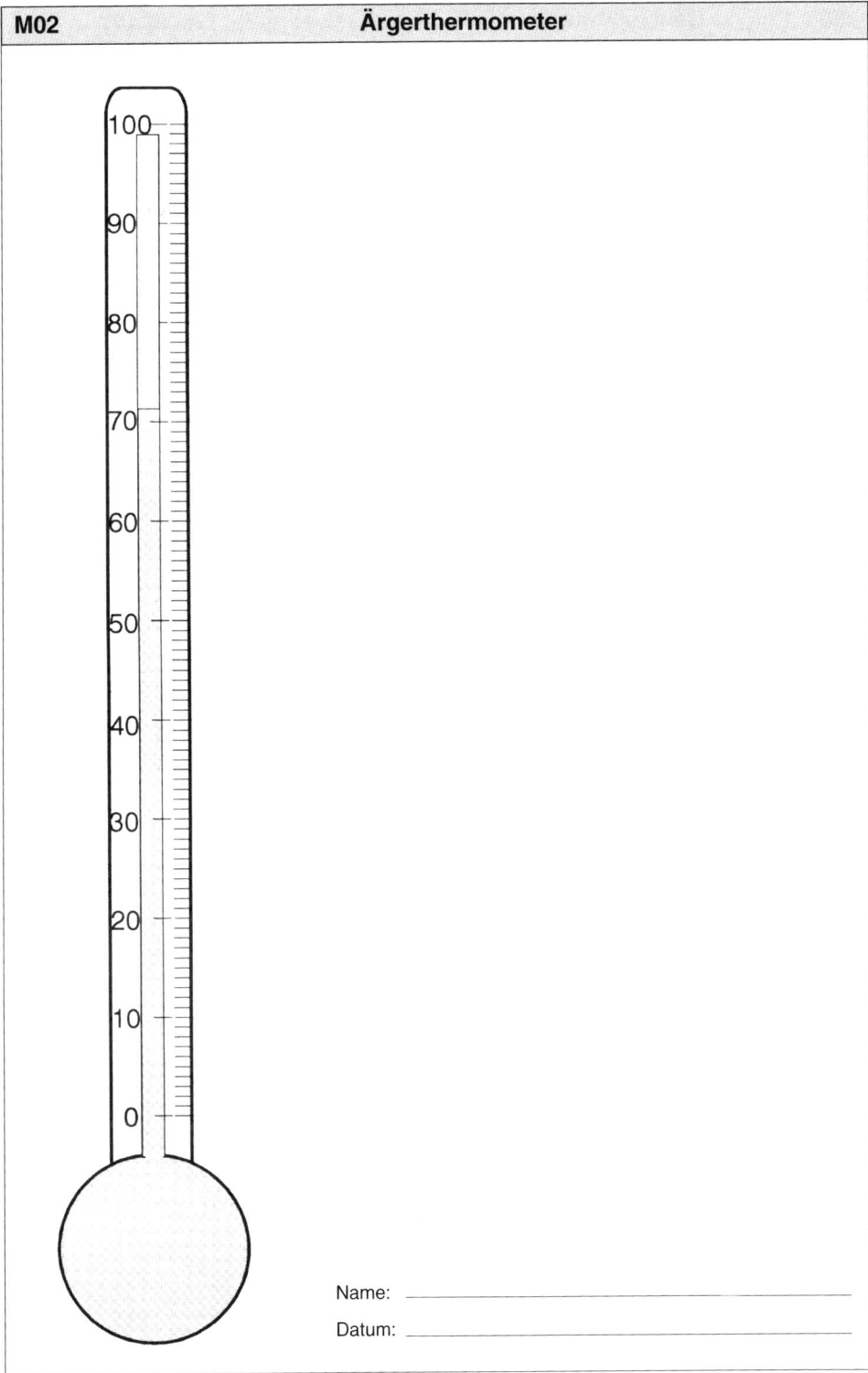

Name: _____

Datum: _____

M03	Beobachtungsbogen für aggressives Verhalten (BAV)

Der BAV (Beobachtungsbogen für aggressives Verhalten) ist ein Verfahren zur systematischen Verhaltensbeobachtung aus dem Training mit aggressiven Kindern (Petermann & Petermann, 2005). Bezugspersonen des Kindes (Lehrer, Erzieher, Eltern) können damit vorher ausgewählte Verhaltensweisen auf einer Abstufungsskala von 1 bis 5 einschätzen. Die ersten zehn Kategorien des BAV beziehen sich auf aggressives Verhalten, die weiteren vier auf positives Sozialverhalten (Zielverhalten einer Kindertherapie).

Beobachtungsbogen für aggressives Verhalten (BAV)

Name des Kindes: ——————————————   **Datum:** ——————————

Beurteiler: ————————————————   **Bogen-Nr.:** ————————

Abstufungen für das Urteil: 1 = tritt nie auf   4 = tritt häufig auf
                                   2 = tritt selten auf   5 = tritt ständig auf
                                   3 = tritt manchmal auf

Verhalten   **Urteil**

1 Kind wird beschimpft und angeschrien.   _____

2 Schadenfreudiges Lachen, zynische Bemerkungen gegenüber Erwachsenen
   und Kindern, Spotten über andere.   _____

3 Anschreien, anbrüllen und beschimpfen von Erwachsenen und Kindern.   _____

4 Kind wird geboxt, getreten, gestoßen, gekratzt, an den Haaren gezogen und
   bespuckt.   _____

5 Hinterhältiges Beinstellen, Stuhl wegziehen, scheinbar zufälliges Stoßen,
   schadenfreudiges Hilfe verweigern, heimlich etwas wegnehmen oder zerstören.   _____

6 Boxen, treten, schlagen, stoßen, beißen, kratzen, spucken, Haare ziehen,
   beschmutzen von Personen.   _____

7 Selbstbeschimpfen, Selbstironie, Fluchen über eigenes Verhalten (z. B. über
   einen Fehler).   _____

8 Nägelbeißen, Haareraufen, Kopfanschlagen, selbstschädigende Kopf- und
   Körperbewegung, an Armen, Händen oder anderen Körperstellen mit Rasier-
   klingen oder anderen scharfen Gegenständen ritzen, schneiden oder pieksen.   _____

9 Beschimpfen und verfluchen von Gegenständen.   _____

10 Beschädigen oder beschmieren von Gebäudeteilen oder Ähnlichem mit Farbe
   oder Schmutz, treten, zerreißen, beschmutzen von Mobiliar oder Gebrauchsge-
   genständen, Türen zuknallen, Steine in Fensterscheiben werfen, Dinge auf den
   Boden werfen, zerschlagen, in Brand stecken.   _____

11 Angemessene Selbstbehauptung: in normaler Lautstärke seine Meinung oder
   Kritik äußern, keine verletzenden Worte benutzen, keine körperliche Aggression.   _____

12 Kooperation und helfendes Verhalten: Vorschläge unterbreiten, nachgeben,
   kompromissbereit sein, Regeln einhalten, andere unterstützen.   _____

13 Selbstkontrolle: Bei Wut und Ärgergefühlen sich zum Beispiel mit einer anderen
   Beschäftigung ablenken, der Steigerung des Konfliktes aus dem Wege gehen,
   Aufforderungen nachkommen, unaufgefordert Verpflichtungen nachkommen.   _____

14 Empathie: Anderen zuhören, die Meinung eines anderen akzeptieren, nach
   Ursachen für Konflikte fragen und nachfragen, wie der andere sich fühlt.   _____

M04   Streitschlichtungsprogramm: Leitfaden zum Schlichtungsgespräch

Das folgende Vorgehen wurde auf der Grundlage von Graun und Hünicke (1996) modifiziert.

A. Einleitung

1. **Begrüßen, Ziele verdeutlichen, Grundsätze benennen:** Die Streitenden selbst suchen Lösungen, die beide zufrieden stellen. Hierfür bietet der Schlichter Hilfe an und sichert Vertraulichkeit und Neutralität zu.
2. **Schlichtungsprozess erklären:** Der Schlichter erklärt die nächsten Schritte des Schlichtungsprozesses:
   - Standpunkte vortragen,
   - Lösungen suchen und Verständigung finden,
   - die Vereinbarungen schriftlich festhalten.
3. **Gesprächsregeln benennen:** Die Streitenden unterbrechen sich nicht gegenseitig und sie beschimpfen sich nicht und greifen sich nicht an.
   Der Schlichter holt die *Zustimmung der Konfliktparteien* ein, dass
   - diese Regeln im Schlichtungsgespräch gelten sollen,
   - die Konfliktpartner bereit sind, sich an die Gesprächsregeln zu halten, und dass
   - der Schlichter bei Nichtbeachtung an die Einhaltung der Spielregeln erinnern darf.
4. **Gesprächsbeginn vereinbaren:** Es wird geklärt, wer mit dem Bericht des Konflikts aus seiner Sicht beginnen soll. Entweder einigen sich die Konfliktpartner auf eine Reihenfolge, oder es wird ausgelost, wer beginnt.

B. Klärungen

1. **Berichten:** Die Konfliktparteien tragen nacheinander ihre Sicht des Konflikts und der augenblicklichen Situation vor.
2. **Zusammenfassen:** Die Schlichterin oder der Schlichter wiederholt die wesentlichen Punkte und fasst die Konfliktdarstellungen zusammen (möglichst mit Worten der Streithähne). „War das so?"
3. **Nachfragen:** Wenn möglich sollen Emotionen und Motive der Konfliktpartner in Bezug auf den konkreten Streitfall zur Sprache kommen.
   - „Warum hast du ...?"
   - „Was hast du gedacht, als ...?"
4. **Befindlichkeit ausdrücken**
   Da es oft zur Weiterführung des Schlichtungsprozesses erforderlich oder nützlich ist, fragt die Schlichterin / der Schlichter nach der augenblicklichen Befindlichkeit oder Stimmung der Konfliktparteien, auch als eine Form der Rückmeldung über das gerade Gehörte: „Wir kommen vielleicht ein Stück weiter, wenn ihr sagen könnt, wie es euch jetzt im Augenblick geht."
5. **Anteile am Konflikt artikulieren**
   Anteile am Konflikt lassen sich möglicherweise leichter besprechen, wenn Schuldzuweisungen vermieden werden.
   - „Kannst du sagen, was du zum Konflikt oder seinem Anwachsen beigetragen hast?"
   Vielleicht durch bestimmte Äußerungen, durch Lachen, Drohen oder Ähnliches?
   - „Ihr solltet nicht nur auf den materiellen Schaden achten."
6. **Überleiten**
   Zum Abschluss dieser Phase sind erneut Rückmeldungen möglich. Die Kernpunkte können noch einmal zusammengefasst werden. Der Blick sollte dann auf den nächsten Schritt, die Suche nach Lösungen, gelenkt werden.
   - „Nun solltet ihr überlegen, wie der Schaden wieder gutzumachen ist und wie evtl. eure Beziehung besser werden kann."

In dieser Phase kann es gelegentlich auch notwendig werden, Einzelgespräche mit den Kontrahenten einzuschieben, beispielsweise wenn
- die Diskussion zu hitzig geworden ist,
- sich die unterschiedliche Konfliktsicht überhaupt nicht angenähert hat,

- das Gespräch außer Kontrolle zu geraten droht,
- einer nicht offen sprechen kann oder will oder
- grundsätzlich die Regeln nicht eingehalten werden.

Schlichterin oder Schlichter sollten den Schlichtungsprozess immer dann unterbrechen, wenn der Eindruck besteht, dass es fast ausgeschlossen ist, mit diesen Konfliktpartnern im Augenblick eine geeignete Lösung zu finden.

In diesem Fall sollte die Schlichterin oder der Schlichter:

- das Gespräch unterbrechen,
- einen Termin zur Fortsetzung vereinbaren und
- sich von den Konfliktpartnern die Erlaubnis holen, sich selbst durch Gespräche mit anderen Schlichtern oder Beratern (auch Lehrkräften) Unterstützung zu verschaffen.

Eventuell kommt eine Ko-Schlichtung (durch zwei Personen in der Gesprächsleitung) in Frage.

C. Lösungen

1. Lösungsmöglichkeiten überlegen

Die Konfliktpartner sammeln Lösungen. Jeder notiert seine Vorschläge still.
- „Überlegt dabei: Was bin ich bereit zu tun? Was erwarte ich vom anderen?"

2. Lösungsmöglichkeiten aufschreiben

Alle Lösungsmöglichkeiten werden vorgelesen und gehört, gesammelt und in der Regel von der Schlichterin oder dem Schlichter auf Kärtchen geschrieben.

3. Lösungen auswählen

Die Lösungsvorschläge werden gemeinsam bewertet. Gute Lösungen sind: realistisch, ausgewogen und genau genug!
- „Welcher Vorschlag ist der beste? Oder kann es eine Kombination von Lösungsvorschlägen geben?"

4. Lösungen vereinbaren

Die möglichen Vereinbarungen werden mündlich genannt, und es wird geprüft, ob die Konfliktpartner diesen Lösungsvorschlägen zustimmen können.

D. Vereinbarungen

1. Vereinbarungen aufschreiben

Die schriftliche Vereinbarung wird erstellt.

Die Lösung muss genau formuliert werden: Wer will wo und wann was tun, um den Konflikt beizulegen oder den Schaden zu beheben?

Einfache, neutrale Wörter benutzen (keine Beschuldigungen).

Gegebenenfalls sollte festgehalten werden, was passiert, wenn eine Partei ihre Pflichten aus dem Vertrag nicht erfüllt, zum Beispiel dann den Schlichtungsprozess fortsetzen beziehungsweise ihn wieder aufgreifen.

2. Vereinbarung unterschreiben

Ist die Schlichtungsvereinbarung formuliert, wird sie, ggf. Satz für Satz, vorgelesen und von den Konfliktpartnern gebilligt.

Wenn alle Einzelheiten angenommen wurden, fragt die Schlichterin oder der Schlichter, ob die Vereinbarung auch insgesamt gebilligt wird oder ob noch Fragen offen sind.

Die Vereinbarung wird unterschrieben.

3. Verabschieden

Vielleicht bietet sich noch ein Rückblick an, wie die Konfliktpartner das Schlichtungsgespräch erlebt haben und wie sie jetzt im Augenblick die weitere Beziehung sehen.

M05   Schema für ein individualisiertes und integriertes Problemlöse-, Ärgerkontroll- und soziales Kompetenztraining

Das Schema basiert auf Rademacher et al. (2002).

Situation

Was ist wirklich passiert?

Was denke, fühle und mache ich?

Meine Gedanken (Vermutungen, Interpretationen):

Meine Gefühle (Ärger, Enttäuschung, Schadenfreude ...):

Ärgerthermometer (0-100):

Meine Reaktion (Was habe ich gesagt und gemacht?):

Konsequenzen (Was ist passiert?):

Was kann ich ändern?

1. Wie kann ich das Problem noch sehen?
Kann ich die Situation auch anders sehen? Was habe ich möglicherweise falsch gesehen? Wie sieht der(die) andere das, wie fühlt er(sie) sich? Was habe ich zu dem Konflikt beigetragen? Welche Gedanken sind hilfreich?

2. Wie kann ich meinen Ärger begrenzen?
Zeit lassen, entspannen. Welche Gedanken sind hilfreich?

3. Was könnte ich sonst noch tun oder sagen? (Erst aufschreiben, nicht bewerten)

1

2

3

4

4. Was würde passieren? (Denke an kurzfristige und langfristige Folgen)

Nr.	Konsequenz	OK?	+/-
1			
2			
3			
4			

5. Wie gut kriege ich das hin?
Schreibe oben in die Spalte +/- hinter jede Möglichkeit ein + für „gut" und ein – für „nicht gut".

6. Was ist fair?
Schreibe oben in die Spalte OK? hinter jede Möglichkeit ein + für „fair" und ein – für „nicht fair".

7. Was werde ich tun?

8. Übe es ein!

9. Wie ist es gegangen?

5 Fallbeispiel

Das nachfolgende Fallbeispiel entspricht den Richtlinien zur Abfassung von Berichten an den Gutachter im Rahmen der Beantragung von Verhaltenstherapie (vgl. Punkt 5.1 bis 5.8). Der Umfang dieses Fallbeispiels überschreitet jedoch den üblichen Umfang eines solchen Berichtes, der in der Regel nicht mehr als drei Seiten sein sollte.

5.1 Angaben zur spontan berichteten und erfragten Symptomatik

Der neunjährige Denis (9;10 Jahre) wird auf Drängen des Klassenlehrers (4. Grundschulklasse) vorgestellt. Beim Erstgespräch äußert die Mutter spontan folgende Probleme:

- häufige, in allen Lebensbereichen auftretende massive Wutanfälle, wobei aus Wut/ Ärger auch Leistungsverweigerungen in der Schule auftreten;
- oppositionelles Verhalten zu Hause, vor allem der Mutter gegenüber;
- rechthaberisch und andere für einige Fehler verantwortlich machen;
- Weglaufen von zu Hause (bereits mehrmals) und sehr spät zurückkehren (spät abends);
- Stehlen von Geld (innerhalb der Familie).

Nach einem kurzen Telefongespräch mit dem Klassenlehrer zeigt sich folgendes Bild: Denis hat Schwierigkeiten, seine Impulse zu kontrollieren, das heißt, kommt er im Unterricht nicht gleich zu Wort, obwohl sich viele Schüler melden, „rastet" er aus, lehnt die weitere Mitarbeit ab und fühlt sich persönlich angegriffen. Der Lehrer weist darauf hin, dass Denis keine Freunde besitzt und sich nicht einfühlsam verhalten kann; er sieht nicht, wann und in welcher Form er andere körperlich attackiert.

Folgende *Probleme im familiären Kontext* werden exploriert:
- *Oppositionelles Verhalten* gegenüber der Mutter. Denis verweigert nahezu alle Anforderungen, vom Aufräumen bis zur Übernahme familiärer Aufgaben (z. B. eine Kleinigkeit einkaufen).
- *Ausgeprägte Wutanfälle* (vor allem in der Familie) bei den geringsten Anforderungen, Verboten und selbst vorsichtigen Hinweisen auf Regeln im familiären Zusammenleben.
- *Weglaufen von zu Hause* (in den letzten drei Monaten viermal), nach stärkeren Auseinandersetzungen mit der Mutter. Denis kam dann erst nach Einbruch der Dunkelheit nach Hause.

In der Schule treten – nach Angaben der Mutter – folgende Schwierigkeiten auf: Denis ist vom Notendurchschnitt ein sehr guter Schüler, dem als weiterführende Schule das Gymnasium empfohlen wurde; allerdings spricht das *Sozialverhalten gegen eine positive Schulprognose*. Denis ist nicht „teamfähig" und *dominiert die Klasse;*

zeigt auch dort Wutanfälle, wenn kleinste Dinge nicht nach „seinen Vorstellungen laufen".

Im Kontext zu *Gleichaltrigen* ist Folgendes zu berichten:

- Denis wünscht sich Freunde, schafft es jedoch nicht, sich in eine Gruppe einzuordnen; dies führt regelmäßig zum *Ausschluss aus Gruppen* (z. B. Schwimmverein).
- Denis dominiert alle Gruppenprozesse, häufig auch unter *Androhung von körperlicher Gewalt.*
- Denis ist in keine Gleichaltrigengruppe integrierbar; hierunter leidet er zwar, sieht die Schuld aber bei seinen „unmöglichen Kameraden".

5.2 Lebensgeschichtliche Entwicklung des Patienten und Krankheitsanamnese

Denis lebt zusammen mit seinen leiblichen Eltern und einem fünf Monate alten Bruder. Er besucht die vierte Klasse der Grundschule. Schwangerschaft, Geburt und körperliche Entwicklung verliefen völlig unauffällig. Denis wuchs de facto als Einzelkind auf, wobei durch die Geburt des Bruders (nach über 9 Jahren) über einige Monate eine Geschwisterrivalität auftrat, die jedoch vor drei Monaten verschwand. Mittlerweile ist Denis positiv in die Betreuung seines kleinen Bruders eingebunden.

Den *Kindergarten* besuchte Denis nur sporadisch, da es für die Kindergärtnerin zu anstrengend war, Denis in die Gruppe zu integrieren. Da die Mutter (italienischer Abstammung) nie berufstätig war, schien eine außerhäusige Betreuung im Kindergartenalter für die Mutter auch nicht erforderlich.

Das Erziehungsverhalten der Mutter war sehr nachgiebig und Regelverstöße wurden von ihr geduldet. Die Mutter signalisiert sehr deutlich, dass sie sich ihrem Kind hilflos ausgeliefert fühlt und Konflikten durch „beide Augen zudrücken" aus dem Weg geht. Der Vater war in Erziehungsfragen zwar strenger, jedoch kümmerte er sich wenig um die Erziehung. Durch den Schichtdienst – er arbeitete als Busfahrer – war er auch nicht regelmäßig für seine Familie verfügbar.

An *aktuellen Belastungen* gibt die Mutter an, dass der Vater ein wirklicher „Hitzkopf" ist und man mit ihm über vieles nicht oder nicht in Ruhe reden kann. Die Mutter gibt an, dass sie seit der Geburt des zweiten Kindes mit Denis völlig überfordert und ständig gereizt sei. An manchen Tagen ist sie sehr verzweifelt und depressiv. Die Ehe sei durch den Familienstress zwar belastet, aber intakt. Manchmal ist die Mutter jedoch über die radikalen Problemlösungen des Vaters, zum Beispiel bei weiteren Eskalationen Denis in ein Heim zu geben, erschrocken.

Die bisherigen Erziehungsversuche mit Denis scheiterten. Man versuchte es mit Strenge und Geduld – jetzt hat man keine richtige Idee, wie es wohl weitergehen kann. Denis war schon zweimal in Therapie, wobei die letzte Therapie (eine Spieltherapie) 18 Monate gedauert hat. Da sich dadurch keine Erfolge einstellten, bezweifeln die

Eltern den Sinn solcher Maßnahmen, vor allem der Vater lehnt zunächst eine kontinuierliche Mitarbeit (auch aus beruflichen Gründen) ab.

5.3 Psychischer Befund zum Zeitpunkt der Antragstellung

– Das aggressiv-dissoziale Verhalten konnte vor allem durch die Elternexploration (vgl. Erhebungsbogen von Petermann & Petermann, 2005) abgeklärt werden; zudem wurden Verhaltensbeobachtungen durch den Lehrer und der Erfassungsbogen für *a*ggressives Verhalten in konkreten *S*ituationen (EAS; Petermann & Petermann, 2000c) sowie der Elternfragebogen zum Verhalten von Kindern und Jugendlichen (CBCL), der Lehrerfragebogen zum Verhalten von Kindern und Jugendlichen (TRF) und der FBB-SSV (Fremdbeurteilungsbogen – Störungen des Sozialverhaltens) durchgeführt. Folgende Befunde sind zu berichten: Der EAS zeigte in allen Bereichen (Freizeitbereich, Schule, Elternhaus) vorwiegend körperliche Formen der Aggression; markant ist dabei das hinterhältig-aggressive Verhalten.

– Im *B*eobachtungsbogen für *a*ggressives *V*erhalten (BAV; Petermann & Petermann, 2005; vgl. M03, S. 153) ergeben in den wiederholten Lehrerbeobachtungen auf dem Pausenhof folgende Problemverhaltensweisen: Schadenfreudiges Lachen, Spotten über andere, anschreien und anbrüllen, hinterhältiges Beinstellen, schadenfreudiges Hilfeverweigern, treten, boxen und stoßen.

– Bei der Elternexploration zeigte es sich, dass über den Tagesverlauf (zu Hause) nahezu alle Anforderungen (von den Hausaufgaben machen abgesehen) abgelehnt werden. Es liegt keine Frustrationstoleranz und Impulskontrolle vor.

– Im Elternfragebogen zum Verhalten von Kindern und Jugendlichen (CBCL) wird Denis auf den drei Skalen *Aggressives Verhalten, Dissoziales Verhalten* und *Soziale Probleme* als klinisch auffällig eingeschätzt. Außerdem sind die Werte auf den drei Skalen *Sozialer Rückzug, Aufmerksamkeitsprobleme, Dissoziales Verhalten* erhöht. Der Lehrerfragebogen (TRF) bestätigt diese Beurteilung im wesentlichen.

– Im FBB-SSV (Fremdbeurteilungsbogen – Störungen des Sozialverhaltens) wird sowohl nach dem Urteil der Mutter als auch des Lehrers ein ausgeprägtes oppositionelles Verhalten aber kein stark auffälliges dissoziales Verhalten beschrieben.

5.4 Somatischer Befund

Nach Konsiliarbericht des Kinderarztes liegen keine somatischen Auffälligkeiten vor.

5.5 Verhaltensanalyse

Auf der motorischen Ebene (Handlungsebene) liegen impulsive, oppositionelle und dominante Verhaltensweisen vor. Auf der kognitiven Ebene werden selbst- und fremdabwertende Gedanken („die anderen mögen mich nicht"; „die anderen sind Idioten") sowie Schwierigkeiten bei der sozial-kognitiven Problemlösung (Entwicklung von Handlungsalternativen, Berücksichtigung von negativen Handlungskonsequenzen bei aggressivem Verhalten) deutlich. Gefühle von Wut und Ärger dominieren auf der emotionalen Ebene. Bei allen Anforderungen fällt innerhalb der Familie das gleiche Muster auf:

S	Die Mutter stellt eine Aufforderung, z. B. das Zimmer einmal pro Woche richtig aufräumen.
O	Alle „Befehle" werden überhört" (= generelle Verweigerungshaltung); es liegt eine Neigung zu impulsiven Reaktionen vor.
R	Denis verweigert sich, manchmal tritt ein Wutanfall auf.
$\mathcal{C}^-$	Mutter meidet den Konflikt und „drückt beide Augen zu" (= Duldung).
C⁻	Negative Familieninteraktionen verstärken sich teilweise durch das Eingreifen des Vaters.

Die verhaltensanalytische Betrachtung mehrerer Anforderungssituationen verdeutlicht klar, dass eine stark generalisierte Verweigerungshaltung vorliegt, wobei das duldende Erziehungsverhalten der Mutter und die emotional überzogenen Reaktionen des Vaters eindeutig die Probleme aufrechterhalten. Das inkonsequente Erziehungsverhalten, der mangelnde Austausch und die unzureichende Abstimmung der Elternteile in Erziehungsfragen sowie die Überforderung der Mutter im familiären Management dürften zentrale Aspekte der Problementwicklung ausmachen. In der Schule und gegenüber Gleichaltrigen erweist sich das aggressive Verhalten zumindest kurzfristig als erfolgreich, da Denis zumindest teilweise Aufforderungen des Lehrers umgehen und sich bei Gleichaltrigen meistens durchsetzen kann.

5.6 Diagnose zum Zeitpunkt der Antragstellung

Anhand der Diagnose-Checkliste für Störungen des Sozialverhaltens (DCL-SSV) wird nach ICD-10 eine Störung des Sozialverhaltens mit oppositionellem, aufsässigen Verhalten (F91.3) diagnostiziert. Der Verdacht auf eine Emotionale Störung mit Geschwisterrivalität (F93.3) konnte zwar erhärtet werden, da die Beeinträchtigung länger als vier Wochen bestand; jedoch gelang es der Familie, das Problem aus eigener Kraft positiv zu bewältigen. Eine auf den familiären Kontext beschränkte Störung des Sozialverhaltens (F91.2) beginnt sich zwar zu entwickeln (Stehlen in der Familie; Weglaufen von zu Hause), ist aber noch nicht so stark ausgeprägt, dass diese Diagnose gestellt werden kann.

5.7 Therapieziele und Prognose

Die *Therapiemotivation* bei den Beteiligten ist unterschiedlich ausgeprägt. Denis kommt zwar zur Therapie, möchte aber von Anfang die Inhalte der Sitzungen bestimmen. Er ist schon in den Diagnosesitzungen wenig kompromissbereit. So vertritt er bei der Unterzeichnung des Therapievertrags die Meinung, dass dies ihm seine

Eltern „eingebrockt" haben und er seine Freizeit besser verbringen kann als schon wieder eine Therapie zu machen. Auf jeden Fall erklärt er, dass er nur die Dinge mitmachen wird, die ihm Spaß machen.

Die Mutter erwartet von der Therapie Entlastung und Hilfe. Hilfestellung, um mit Denis besser klarzukommen; aber auch dabei, den Vater aktiver in die Erziehung mit einzubeziehen. Sie erklärt, dass alle wieder Kraft brauchen, damit mit Denis alles gut geht – auch wegen des kleinen Bruders.

Der Vater denkt, dass ein Psychotherapie wenig nutzt und glaubt nicht, dass er einen wesentlichen Beitrag zum Gelingen leisten kann. Er ist überzeugt, wenn die Schule und seine Frau mit Denis strenger wären, gäbe es keine Probleme. Manchmal droht er an: „Bevor die ganze Familie unter die Räder kommt, muss Denis vorübergehend ins Heim!"

Der Lehrer erhofft sich deutliche Entlastung bei den Verhaltensproblemen in der Schule, weil Denis sonst in der Schule nicht mehr zu halten sei. Er sieht jedoch für sich wenig Möglichkeit zur aktiven Mitarbeit.

Als Therapieziele wurden vereinbart (unter Einbezug der Schule):

In der Familie
1. Aufforderungen (z. B. einmal in der Woche das Kinderzimmer aufräumen) seitens der Mutter Folge zu leisten.
2. Bei Wutanfällen ins Kinderzimmer gehen und sich beruhigen.
3. Samstags kleine Einkäufe für die Mutter erledigen, ohne wütend zu werden.
4. Nicht mehr von zu Hause (abends) weglaufen.

In der Schule
1. Wenn andere sich melden, diese ausreden lassen.
2. Auf dem Pausenhof nicht andere verspotten.
3. Wenn man sich meldet und nicht gleich vom Lehrer aufgerufen wird, warten und nicht gleich „ausrasten".
4. Andere nicht wegen jeder „Kleinigkeit" anschreien, sondern höflich sein, auch wenn was „schief läuft".

Die *Behandlungsprognose* ist als günstig einzuschätzen, da die Mutter und der Klassenlehrer kooperationsbereit scheinen. Beide hoffen auf Entlastung und eine reale Entwicklungschance für Denis. Schon in den Diagnosesitzungen wird klar, dass Denis zwar ständig den Therapeuten provoziert, letztlich jedoch an der Beziehung zum Therapeuten und der Arbeit in der Kindergruppe mehr interessiert ist.

5.8 Behandlungsplan

Auf der Ebene der Kinderpsychotherapie erscheinen folgende Schritte notwendig, die unter Heranziehung des Trainings mit aggressiven Kindern realisiert werden:

– Vermittlung einer Entspannungsfähigkeit, die – gekoppelt mit Selbstinstruktionsverfahren – Denis in die Lage versetzen soll, im Alltag sein impulsives Verhalten besser zu kontrollieren (Ärgerkontrolle);
– Verbesserung der sozialen Wahrnehmung (z. B. mit Video- und Fotomaterial);
– Differenzierung der Selbstwahrnehmung (z. B. wann fühle ich mich angegriffen, abgelehnt; ist die Kritik an meinem Verhalten berechtigt; hatte ich Schuld?);
– Einübung von kooperativem Verhalten und angemessener Selbstbehauptung (vor allem durch Rollenspiele in der Therapiegruppe) und
– Aufbau von positivem Einfühlungsvermögen (durch Rollenspiele wie dem Igelspiel).

Für die Arbeit mit den Eltern beziehungsweise der Familie werden – neben zwei Erstkontaktsitzungen (zur Diagnosestellung und Motivierung) – vier zweistündige Sitzungen eingeplant, die die Kindertherapie begleiten, und alle vier Wochen durchgeführt werden. Folgende Teilschritte werden unter anderem angestrebt:

– gemeinsame Ziele für die Erziehung festlegen;
– Therapiemotivation erhöhen und erreichbare Therapieziele festlegen;
– alltägliche Konfliktsituationen neu strukturieren und bewältigbare Teillösungen aushandeln;
– Dulden als Erziehungsprinzip in Frage stellen und schrittweise neue Erziehungskompetenzen vermitteln;
– Mutter und Vater in Erziehungsfragen besser aufeinander abstimmen;
– Freizeitaktivitäten in der Familie gemeinsam planen.

Für die Erreichung dieser Ziele kann auf Materialien aus dem Training mit aggressiven Kindern zurückgegriffen werden.

5.9 Therapieverlauf

Die Kombination von Eltern-/Familienberatung und Kindertherapie war offensichtlich das geeignete Vorgehen. Auf der einen Seite konnten unmittelbar die Defizite des Kindes angegangen werden; auf der anderen Seite veränderten die Eltern allmählich ihr Erziehungsverhalten. Durch die Kindertherapie traten positive Verhaltensweisen von Denis stärker in den Vordergrund (z. B. seine Gesprächsfähigkeit) und durch das eingesetzte Entspannungsverfahren (das Kapitän-Nemo-Verfahren von U. Petermann, 2006) konnte die Selbstkontrollfähigkeit gesteigert werden. Die erworbene Selbstkontrolle versetzte Denis in die Lage, die Wut- und Ärgergefühle frühzeitig zu regulieren. Dies führte zu zwei positiven Effekten:

– die Mitarbeit im Unterricht erfolgte gezielter und

– impulsive Reaktionen gegenüber der Mutter traten seltener auf.

Die positiven Veränderungen bei Denis entlasteten die Mutter sehr stark; für den Vater bedeuteten die schnellen Veränderungen, dass er ab der zweiten Eltern-/Familiensitzung begründet hoffte, dass Denis auf dem richtige Weg war. Er engagierte sich deshalb stärker und rückte immer deutlicher von seiner radikalen Erziehungshaltung („Wer nicht funktioniert, muss vorübergehend ins Heim!") ab. Durch diesen Tatbestand fühlte sich die Mutter in Erziehungsfragen besser unterstützt, was bewirkte, dass sich die Elternteile erstmals ohne Konflikte über Erziehungsfragen austauschen konnten. Diese Übereinkunft in Erziehungsfragen ermöglichte es der Mutter, die Anforderungen gegenüber Denis klarer zu formulieren und konsequent abzuverlangen. Der Mutter war es damit möglich, ihr duldendes Verhalten abzubauen.

Im Gruppentraining (mit zwei weiteren Kindern) hatte Denis zunächst große Probleme, sich in die Gruppe einzuordnen. Er dominierte die übrigen Mitglieder der Gruppe, die ihm kognitiv unterlegen waren und provozierte den Therapeuten, wenn er dessen Aufmerksamkeit nicht vollständig auf sich ziehen konnte. Dieses Verhalten glich dem, das Denis in der Schule zeigte. Erst durch deutliche Grenzsetzungen und wiederholte Verhaltensabsprachen konnte eine Integration in die Gruppe geleistet werden. Vor allem gelang es, Denis durch *gezielte Kompetenz- und Verantwortungsübertragung* in die Gruppe einzubinden. Solche Aufgaben sicherten Denis die Anerkennung durch den Therapeuten und die übrigen Gruppenmitglieder.

Denis führte mit großer Zuverlässigkeit die Beobachtungsaufgaben und Verhaltensaufträge durch, die er aufgrund der Einträge im Detektivbogen Woche für Woche zu realisieren hatte. Durch diese Dokumente wurde die Fähigkeit zur Selbstreflexion und Selbstkontrolle nachhaltig optimiert; hierin lag vermutlich die Basis für die umfassenden Verhaltensveränderungen.

5.10 Nachkontrollen

Insgesamt wurde mit Denis und seinen Eltern nach sechs Monaten die Behandlung abgeschlossen und nach zwei Monaten, das heißt zu Beginn der 5. Klassen (1. Klasse Gymnasium) und nach zwölf und 24 Monaten Nachkontrollen durchgeführt. Denis gelang es in diesem Zeitraum, stabile Freundschaften aufzubauen. In der Schule konnte er sich gut integrieren – auch aufgrund er hochstrukturierten Unterrichtsführung; die schulischen Leistungen waren gut. In diesem Zeitraum wurden kaum noch aggressiv-dissoziale Verhaltensweisen beobachtet; ebenso trat das stark impulsive und dominante Verhalten im Umgang mit Gleichaltrigen nur noch selten auf.

6 Literatur

Abidin, R. R., Jenkins, C. L. & McGaughey, M. C. (1992). The relationship of early family variables to children's subsequent behavioral adjustment. *Journal of Clinical Child Psychology, 21*, 60-69.

Achenbach, T. M. (1993). Taxonomy and comorbidity of conduct problems: Evidence from empirically based approaches. *Development and Psychopathology, 5*, 51-64.

Alexander, J. F., Holtzworth-Munroe, A. & Jameson, P. B. (1994). The process and outcome of marital and family therapy research: Review and evaluation. In A. E. Bergin & S. L. Garfield (Eds.), *Handbook of psychotherapy and behavior change* (pp. 595-630; 4. ed.). New York: Wiley.

American Academy of Child and Adolescent Psychiatry Practice Parameters (1997). Practice parameters for the assessment and treatment of children and adolescents with conduct disorder. *Journal American Academy of Child and Adolescent Psychiatry, 36* (Suppl.), 122-139.

American Psychiatric Association (Hrsg.) (1996). *Diagnostisches und Statistisches Manual Psychischer Störungen* (DSM-IV). Göttingen: Hogrefe.

Arbeitsgruppe Deutsche Child Behavior Checklist (1993). *Lehrerfragebogen über das Verhalten von Kindern und Jugendlichen; deutsche Bearbeitung der Teacher's Report Form der Child Behavior Checklist (TRF). Einführung und Anleitung zur Handauswertung.* Köln: Arbeitsgruppe Kinder-, Jugend- und Familiendiagnostik (KJFD).

Arbeitsgruppe Deutsche Child Behavior Checklist (1998a). *Elternfragebogen über das Verhalten von Kindern und Jugendlichen; deutsche Bearbeitung der Child Behavior Checklist (CBCL/4-18). Einführung und Anleitung zur Handauswertung* (2. Auflage mit deutschen Normen). Köln: Arbeitsgruppe Kinder-, Jugend- und Familiendiagnostik (KJFD).

Arbeitsgruppe Deutsche Child Behavior Checklist (1998b). *Fragebogen für Jugendliche; deutsche Bearbeitung der Youth Self-Report Form der Child Behavior Checklist (YSR). Einführung und Anleitung zur Handauswertung* (2. Auflage mit deutschen Normen). Köln: Arbeitsgruppe Kinder-, Jugend- und Familiendiagnostik (KJFD).

Arbeitsgruppe Deutsche Child Behavior Checklist (2000a). *Elternfragebogen für Klein- und Vorschulkinder (CBCL/ 1½-5).* Köln: Arbeitsgruppe Kinder-, Jugend- und Familiendiagnostik (KJFD).

Arbeitsgruppe Deutsche Child Behavior Checklist (2000b). *Fragebogen für ErzieherInnen von Klein- und Vorschulkinder (CRF/ 1½-5).* Köln: Arbeitsgruppe Kinder-, Jugend- und Familiendiagnostik (KJFD).

Armbruster, P. & Kadzin, A. E. (1994). Attrition in child psychotherapy. In T. H. Ollendick & R. J. Prinz (Eds.), *Advances in clinical child psychology*, Vol. 16 (pp. 81-108). New York: Plenum.

Autti-Rämö, I. & Granström, M. (1991). The effect of intrauterine alcohol exposure in various durations on early cognitive development. *Neuropediatrics, 22*, 203-215.

Barkley, R.A. (1987). *Defiant children. A clinician's manual for parent training.* New York: Guilford.

Brennan, P. A. & Raine, A. (1997). Biosocial bases of antisocial behavior: Psychophysiological, neurological, and cognitive factors. *Clinical Psychology Review, 17*, 589-604.

Brestan, E. V. & Eyberg, S. M. (1998). Effective psychosocial treatments of conduct-disordered children and adolescents: 29 years, 82 studies, and 5.272 kids. *Journal of Clinical Child Psychology, 27*, 180-189.

Breuer, D. & Döpfner, M. (1997). Die Erfassung von problematischen Situationen in der Familie. *Praxis der Kinderpsychologie und Kinderpsychiatrie, 46*, 583-596.

Brook, J. S. & Brook, D. W. (1996). Risk and protective factors for drug use: Etiological considerations. In C. B. McCoy, L. R. Metsch & J. A. Inciardi (Eds.), *Intervening with drug-involved youth* (pp. 23-44). Thousand Oaks: Sage.

Cairns, R. B., Cadwallader, T. W., Estell, D. & Neckerman, H. J. (1997). Groups to gangs: Developmental and criminological perspectives and relevance for prevention. In D. M. Stoff, J. Breiling & J. D. Maser (Eds.), *Handbook of antisocial behavior* (pp. 194-204). New York: Wiley.

Campbell, S. B. (1991). Longitudinal studies of active and aggressive preschoolers: Individual differences of early behavior and outcome. In D. Cicchetti & S. L. Toth (Eds.), *Internalizing and externalizing expression of dysfunction* (pp. 57-90). Hillsdale: Erlbaum.

Campbell, S. B. (1997). Behavior problems in preschool children. Developmental and family issues. In T. H. Ollendick & R. J. Prinz (Eds.), *Advances in clinincal child psychology*, Vol. 19 (pp. 1-26). New York: Plenum.

Campbell, S. B., March, C. L., Pierce, E. W., Ewing, L. J. & Szumowski, E. K. (1991). Hard-to-manage preschool boys: Family context and stability of externalizing behavior. *Journal of Abnormal Child Psychology, 19*, 301-318.

Campbell, S. B., Pierce, E. W., Moore, G., Marakovitz, S. & Newby, K. (1996). Boy's externalizing problems at elementary school age: Pathways from early behavior problems, maternal control, and family stress. *Development and Psychopathology, 8*, 701-719.

Capaldi, D. M. (1992). Co-occurence of conduct problems and depressive symptoms in early adolescents boys: II. A 2-year follow up at grade 8. *Development and Psychopathology, 4*, 125-144.

Caspi, A. & Moffitt, T. E. (1995). The continuity of maladaptive behavior: From description to understanding in the study of antisocial behavior. In D. Cicchetti & D. J. Cohen (Eds.), *Developmental psychopathology*, Vol. 1 (pp. 581-617). New York: Wiley.

Cicchetti, D., Toth, S. L. & Lynch, M. (1995). Bowlbys dream comes full circle: The application of attachment theory to risk and psychopathology. In T. H. Ollendick & R. J. Prinz (Eds.), *Advances in clinical child psychology*, Vol. 17 (pp.1-75). New York: Plenum.

Coie, J. D. & Dodge, K. A. (1998). Aggression and antisocial behavior. In V. Damon & N. Eisenberg (Eds.), *Handbook of child psychology*, Vol. 3 (pp. 779-862; 5nd ed.). New York: Wiley.

Cordes, R. & Petermann, F. (2001). Das Video-Interaktionstraining: Ein neues Training für Risiko-familien. *Kindheit und Entwicklung, 10*, 124-131.

Crijnen, A. A., Achenbach, T. M. & Verhulst, F. C. *(1999)*. Problems reported by parents of children in multiple cultures: the Child Behavior Checklist syndrome constructs. *American Journal of Psychiatry, 156,* 569-574.

Cunningham, C. E., Bremmer, R. & Boyle, M. (1995). Large group community-based parenting programs for families of preschoolers at risk for disruptive behavior disorders: Utilization, cost effectiveness, and outcome. *Journal of Child Psychology and Psychiatry, 36*, 1141-1159.

Dadds, M. R. & McHugh, T. A. (1992). Social support and treatment outcome in behavioral family therapy for child conduct problems. *Journal of Consulting and Clinical Psychology, 60*, 252-259.

Davis, M. & Emory, E. (1995). Sex differences in neonatal stress reactivity. *Child Development, 66*, 14-27.

Deutsche Gesellschaft für Kinder- und Jugendpsychiatrie und Psychotherapie, Berufsverband der Ärzte für Kinder- und Jugendpsychiatrie und Psychotherapie in Deutschland, Bundesarbeitsgemeinschaft der leitenden Klinikärzte für Kinder- und Jugendpsychiatrie und Psychotherapie (Hrsg.) (2003). *Leitlinien zu Diagnostik und Therapie von psychischen Störungen im Säuglings-, Kindes- und Jugendalter* (2., erweit. Aufl.). Köln: Deutscher Ärzte Verlag.

Dilling, H., Mombour, W. & Schmidt, M. H. (Hrsg.) (1991). *Internationale Klassifikation psychischer Störungen ICD-10 Kapitel V (F). Klinisch-diagnostische Leitlinien*. Bern: Huber.

Dilling, H., Mombour, W. & Schmidt, M. H. (Hrsg.) (1994). *Internationale Klassifikation psychischer Störungen ICD-10 Kapitel V (F). Forschungskriterien*. Bern: Huber.

Dishion, T. J. & Patterson, G. R. (1992). Age effects in parent training outcomes. *Behavior Therapy, 23*, 719-729.

Dishion, T. J. & Patterson, G. R. (1997). The timing and seversity of antisocial behavior: Three hypotheses within an ecological framework. In D. M. Stoff, J. Breiling & J. D. Maser (Eds.), *Handbook of antisocial behavior* (pp. 205-217). New York: Wiley.

Dodge, K. A., Bates, J. E., Pettit, G. S. & Valente, E. (1995). Social information-processing patterns partially mediate the effect of early physical abuse on later conduct problems. *Journal of Abnormal Psychology, 104*, 632-643.

Dodge, K. A., Pettit, G. S. & Bates, J. E. (1994). Socialization mediators of the relation between socioeconomic status and child conduct problems. *Child Development, 65,* 649-665.

Dodge, K. A. & Schwartz, D. (1997). Social information processing mechanisms in aggressive behavior. In D. M. Stoff, J. Breiling & J. D. Maser (Eds.), *Handbook of antisocial behavior* (pp. 171-180). New York: Wiley.

Döpfner, M. (1989). Soziale Informationsverarbeitung – ein Beitrag zur Differenzierung sozialer Inkompetenzen. *Zeitschrift für Pädagogische Psychologie, 3,* 1-8.

Döpfner, M. (1993). Verhaltensstörungen im Vorschulalter. In F. Petermann & U. Petermann (Hrsg.), *Angst und Aggression bei Kindern und Jugendlichen* (S. 55-75). München: Quintessenz.

Döpfner, M. (1998). Verhaltenstherapie bei Verhaltensstörungen im Kindes- und Jugendalter. *Verhaltenstherapie und Verhaltensmedizin, 19,* 171-206.

Döpfner, M. (2000). Hyperkinetische Störungen und Störungen des Sozialverhaltens. *Verhaltenstherapie, 10,* 89-100.

Döpfner, M. (2002). Hyperkinetische Störungen. In F. Petermann (Hrsg.), *Lehrbuch der Klinischen Kinderpsychologie und –psychotherapie* (S. 151-186; 5., korr. Aufl.). Göttingen: Hogrefe.

Döpfner, M., Berner, W., Flechtner, H., Lehmkuhl, G. & Steinhausen, H.-C. (1999). *Psychopathologisches Befund-System für Kinder und Jugendliche (CASCAP-D): Befundbogen, Glossar und Explorationsleitfaden.* Göttingen: Hogrefe.

Döpfner, M., Berner, W., Fleischmann, T. & Schmidt, M. H. (1993). *Verhaltensbeurteilungsbogen für Vorschulkinder (VBV).* Weinheim: Beltz.

Döpfner, M., Berner, W. & Schmidt, M. H. (1989). Effekte einer teilstationären Behandlung verhaltensauffälliger und entwicklungsrückständiger Vorschulkinder. *Zeitschrift für Kinder- und Jugendpsychiatrie, 17,* 131-139.

Döpfner, M., Frölich, J. & Lehmkuhl, G. (2000c). *Hyperkinetische Störungen.* Leitfaden Kinder- und Jugendpsychotherapie, Band 1. Göttingen: Hogrefe.

Döpfner, M. & Lehmkuhl, G. (1995). Unterschiedliche Interventionsansätze bei aggressivem Verhalten. In M.H. Schmidt, A. Holländer & H. Hölzl (Hrsg.), *Psychisch gestörte Jungen und Mädchen in der Jugendhilfe* (S. 75-97). Freiburg: Lambertus.

Döpfner, M. & Lehmkuhl, G. (1997). Von der kategorialen zur dimensionalen Diagnostik. *Praxis der Kinderpsychologie und Kinderpsychiatrie, 46,* 519-547.

Döpfner, M. & Lehmkuhl, G. (2000a). *Diagnostik-System für Psychische Störungen im Kindes- und Jugendalter nach ICD-10 und DSM-IV (DISYPS-KJ)* (2. korr. und erg. Aufl.). Bern: Huber.

Döpfner, M. & Lehmkuhl, G. (2000b). Oppositionelle Verhaltensauffälligkeiten – Symptomatik, Diagnostik und Behandlungsansätze. In C. Leyendecker & T. Horstmann (Hrsg.), *Große Pläne für kleine Leute* (S. 165-174). München: Reinhardt.

Döpfner, M., Lehmkuhl, G. & Steinhausen, H.-C. (2006). *Kinder-Diagnostik-System KIDS, Mappe 1: Aufmerksamkeitsdefizit- und Hyperaktivitätsstörungen.* Göttingen: Hogrefe.

Döpfner, M., Lehmkuhl, G., Heubrock, D. & Petermann, F. (2000). *Diagnostik psychischer Störungen im Kindes- und Jugendalter.* Leitfaden Kinder- und Jugendpsychotherapie, Band 2. Göttingen: Hogrefe.

Döpfner, M., Lehmkuhl, G., Petermann, F. & Scheithauer, H. (2002). Diagnostik psychischer Störungen. In F. Petermann (Hrsg.), *Lehrbuch der Klinischen Kinderpsychologie und -psychotherapie* (S. 95-130; 5., korr. Aufl.). Göttingen: Hogrefe.

Döpfner, M., Lorch, R. & Reihl, D. (1989). Soziale Informationsverarbeitung in Konfliktsituationen – eine empirische Studie an Vorschulkindern. *Zeitschrift für Pädagogische Psychologie, 3,* 239-248.

Döpfner, M. & Petermann, F. (2004). Leitlinien zur Diagnostik und Psychotherapie von aggressivdissozialen Störungen im Kindes- und Jugendalter: Ein evidenzbasierter Diskussionsvorschlag. *Kindheit und Entwicklung, 13,* 97-112.

Döpfner, M., Plück, J., Berner, W., Fegert, J., Huss, M., Lenz, K., Schmeck, K., Lehmkuhl, U., Poustka, F. & Lehmkuhl, G. (1997). Psychische Auffälligkeiten von Kindern und Jugendlichen in Deutschland – Ergebnisse einer repräsentativen Studie: Methodik, Alters-, Geschlechts- und Beurteilereffekte. *Zeitschrift für Kinder- und Jugendpsychiatrie und Psychotherapie, 25,* 218-233.

Döpfner, M., Rademacher, C., Wolff Metternich, T. & Freund-Breier, I. (2001). Verhaltenstherapeutische Eltern-Kind-Therapie. In M. Borg-Laufs (Hrsg.), *Lehrbuch der Verhaltenstherapie mit Kindern und Jugendlichen, Band II: Methoden* (S. 605-630). Tübingen: DGVT.

Döpfner, M., Schmeck, K., Poustka, F., Berner, W., Lehmkuhl, G. & Verhulst, F. (1996). Verhaltensauffälligkeiten von Kindern und Jugendlichen in Deutschland, den Niederlanden und den USA. Eine kulturvergleichende Studie mit der Child Behavior Checklist. *Nervenarzt, 67,* 960-967.

Döpfner, M., Schürmann, S. & Frölich, J. (2002). *Therapieprogramm für Kinder mit hyperkinetischem und oppositionellem Verhalten* (THOP) (3., korr. Aufl.). Weinheim: Psychologie Verlags Union.

Döpfner, M., Breuer, D., Schürmann, S., Wolff Metternich, T., Rademacher, C. & Lehmkuhl, G. (2004). Effectiveness of an adaptive multimodal treatment in children with Attention Deficit Hyperactivity Disorder – global outcome. *European Child and Adolescent Psychiatry, 13, supplement 1,* I/117-I/129.

Döpfner, M., Schürmann, S. & Lehmkuhl, G. (2006). *Wackelpeter und Trotzkopf. Hilfen für Eltern bei hyperkinetischem und oppositionellem Verhalten* (3., überarb. Aufl.). Weinheim: Psychologie Verlags Union.

Dunn, J., Brown, J. & Beardsall, L. (1991). Family talk about feeling states and children's later understanding of other's emotions. *Developmental Psychology, 27,* 448-455.

Edens, J. F. (1999). Aggressive children's self-system and the quality of their relationships with significant others. *Aggression and Violent Behavior, 4,* 151-177.

Eisenberg, N., Fabes, R. A., Bernzweig, J., Karbon, M., Poulin, R. & Hanish, L. (1993). The relations of emotionality and regulation to preschoolers' social skills and sociometric status. *Child Development, 64,* 1418-1438.

Eme, R. F. & Kavanaugh, L. (1995). Sex differences in conduct disorder. *Journal of Clinical Child Psychology, 24,* 406-426.

Essau, C. A. & Petermann, U. (2002). Depression. In F. Petermann (Hrsg.), *Lehrbuch der Klinischen Kinderpsychologie und -psychotherapie* (S. 291-322; 5., korr. Aufl.). Göttingen: Hogrefe.

Fagot, B. I. & Kavanagh, K. (1990). The prediction of antisocial behavior from avoidant attachment classifications. *Child Development, 61,* 864-873.

Farrington, D. P. (1995). The challenge to teenage antisocial behavior. In. M. Rutter (Ed.), *Psychosocial disturbances in young people: Challenges for prevention* (pp. 83-130). Cambridge: Cambridge University Press.

Farrington, D. P. (1997). A critical analysis of research on the development of antisocial behavior from birth to adulthood. In D. M. Stoff, J. Breiling & J. D. Maser (Eds.), *Handbook of antisocial behavior* (pp. 234-240). New York: Wiley.

Fergusson, D. M. (1999). Prenatal smoking and antisocial behavior. *Archives of General Psychiatry, 56,* 223-224.

Fergusson, D. M. & Lynskey, M. T. (1996). Adolescent resiliency to family adversity. *Journal of Child Psychology and Psychiatry, 37,* 281-291.

Fergusson, D. M. & Lynskey, M. T. (1998). Conduct problems in childhood and psychosocial outcomes in young adulthood: A prospective study. *Journal of Emotional and Behavioral Disorders, 6,* 2-18.

Findling, R. L., McNamara, N. K., Branicky, L. A., Schluchter, M. D., Lemon, E. & Blumer, J. L. (2000). A double-blind pilot study of Risperidone in the treatment of conduct disorder. *Journal of the American Academy of Child and Adolescent Psychiatry, 39,* 509-516.

Foster, S. L. & Robin, A. L. (1988). Family conflict and communication in adolescence. In E. J. Mash & L. G. Terdal (Eds.), *Behavioral assessment of childhood disorders* (pp. 203-237, 2nd ed.). New York: Guilford.

Frick, P. J. (1998). *Conduct disorders and severe antisocial behavior.* New York: Plenum.

Geller, B., Cooper, T. B. & Sun, K. (1998). Double-blind and placebo controlled study of lithium for adolescent bipolar disorders with secondary substance dependence. *Journal of American Academy of Child and Adolescent Psychiatry, 37,* 171-178.

Graun, G. & Hünicke, W (1996): *Streit-Schlichtung: Schülerinnen und Schüler übernehmen Verantwortung für Konfliktlösungen in der Schule.* Soest: Landesinstitut für Schule und Weiterbildung.

Greenberg, M. T., Speltz, M. L. & DeKlyen, M. (1993). The role of attachment in the early development of disruptive behavior problems. *Development and Psychopathology, 5,* 191-213.

Greenough, W. T. & Black, J. E. (1992). Induction of brain structure by experience. Substrates for cognitive development. In M. R. Gunnar & C. A. Nelson (Eds.), *Developmental behavioral neuroscience* (pp. 155-200). Hillsdale: Erlbaum.

Heekerens, H.-P. (1993). Behavioral-systemische Ansätze bei der Behandlung von Verhaltensstörungen. In F. Petermann & U. Petermann (Hrsg.), *Angst und Aggression bei Kindern und Jugendlichen* (S. 77-89). München: Quintessenz.

Henggeler, S. W., Cunningham, P. B., Pickrel, S. G., Schoenwald, S. K. & Brondino, M. J. (1996). Multisystemic therapy: An effective violence prevention approach for serious juvenile offenders. *Journal of Adolescence, 19,* 47-61.

Henggeler, S. W., Schoenwald, S. K., Borduin, C. M., Rowland, M. D. & Cunningham, P. B. (1998). *Multisystemic treatment of antisocial behavior in children and adolescents.* New York: Guilford.

Hughes, J. H., Cavell, T. A. & Grossman, P. B. (1997). A positive view of self: Risk or protection for aggressive children? *Development and Psychopathology, 9,* 75-94.

Humpert, W. & Dann, H.-D. (1988). *Das Beobachtungssystem BAVIS.* Göttingen: Hogrefe.

Hurrelmann, K. & Settertobulte, W. (2002). Prävention und Gesundheitsförderung im Kindes- und Jugendalter. In F. Petermann (Hrsg.), *Lehrbuch der Klinischen Kinderpsychologie und -psychotherapie* (S. 131-148; 5., korr. Aufl.). Göttingen: Hogrefe.

Jeffreys, K. & Noack, U. (1995) *Streiten – Vermitteln – Lösen: Das Schüler-Streit-Schlichter-Programm.* Lichtenau: AOL.

Kanfer, F.H., Reinecker, H. & Schmelzer, D. (2000). *Selbstmanagement-Therapie. Ein Lehrbuch für die klinische Praxis* (3. Aufl.). Berlin: Springer.

Kazdin, A. E. (1993). Treatment of conduct disorder: Progress and directions in psychotherapy research. *Development and Psychopathology, 5,* 277-310.

Kadzin, A. E. (1995). Child, parent and family dysfunction as predictors of outcome in cognitive-behavioral treatment of antisocial children. *Behaviour Research and Therapy, 33,* 271-281.

Kadzin, A. E. (1997). Practioner review: Psychosocial treatments for conduct disorder in children. *Journal of Child Psychology and Psychiatry, 38,*161-178.

Kazdin, A. E. (2000). Treatments for aggressive and antisocial children. *Child and Adolescent Psychiatric Clinics of North America, 9,* 841-858.

Kazdin, A. E. & Wassell, G. (2000). Therapeutic changes in children, parents, and families resulting from treatment of children with conduct problems. *Journal of the American Academcy of Child and Adolescent Psychiatry, 39,* 414-420.

Klein, R. G., Abikoff, H., Klass, E., Ganeles, D., Seese, L. M. & Pollack, S. (1997). Clinical efficacy of Methylphenidate in conduct disorder with and without attention deficit hyperactivity disorder. *Archives of General Psychiatry, 54,* 1073-1080.

King, J. A. (1996). Perinatal stress and impairment of stress response: Possible link to nonoptimal behavior. In C. F. Ferris & T. Griso (Eds.), *Understanding aggressive behavior in children.* Annals of the New York Academy of Sciences, Vol. 794 (pp. 104-122). New York: The New York Academy of Sciences.

Knight, G. P., Fabes, R. A. & Higgins, D. A. (1996). Concerns about drawing causal inferences from meta-analyses: An example in the study of gender differences in aggression. *Psychological Bulletin, 119,* 410-421.

Kühn, H. (1999). *Entwurf und Evaluation eines behavioral-familientherapeutischen Manuals zur Behandlung von Jugendlichen-Eltern-Konflikten.* Dissertation, Universität zu Köln.

Kusch, M. & Petermann, F. (1993). Entwicklungspsychopathologie von Verhaltensstörungen im Vorschulalter. In F. Petermann & U. Petermann (Hrsg.), *Angst und Aggression bei Kindern und Jugendlichen* (S. 9-30). München: Quintessenz.

Kusch, M. & Petermann, F. (1997). Komorbidität von Aggression und Depression. *Kindheit und Entwicklung, 6,* 212-223.

Kuschel, A., Miller, Y., Köppe, E., Lübke, A., Hahlweg, K. & Sanders, M. (2000). Prävention von oppositionellen und aggressiven Verhaltensstörungen bei Kindern: Triple P – ein Programm zu einer positiven Erziehung. *Kindheit und Entwicklung, 9*, 20-29.

Lahey, B. B. & Loeber, R. (1994). Framework for a developmental model of oppositional defiant disorder and conduct disorder. In D. K. Routh (Ed.), *Disruptive behavior disorders in childhood* (pp. 139-180). New York: Plenum.

Lahey, B. B. & Loeber, R. (1997). Attention-deficit/hyperactivity disorder, oppositional defiant disorder, conduct disorder, and adult antisocial behavior: A life span perspective. In D. M. Stoff, J. Breiling & J. D. Maser (Eds.), *Handbook of antisocial behavior* (pp. 51-59). New York: Wiley.

Levin, E. D., Conners, C. K. & Sparrow, E (1996). Nicotine effects on adults with attention-deficit/hyperactivity disorder. *Psychopharmacology, 123*, 55-63.

Lehmkuhl, G., Döpfner, M., Plück, J., Berner, W., Fegert, J., Huss, M., Lenz, K., Schmeck, K., Lehmkuhl, U. & Poustka, F. (1998). Häufigkeit psychischer Auffälligkeiten und somatischer Beschwerden bei vier- bis zehnjährigen Kindern in Deutschland im Urteil der Eltern – ein Vergleich normorientierter und kriterienorientierter Modelle. *Zeitschrift für Kinder- und Jugendpsychiatrie und Psychotherapie, 26*, 83-96.

Lochman, J. E. & Dodge, K. A. (1994). Social-cognitive processes of severly violent, moderately aggressive and non-aggressive boys. *Journal of Consulting and Clinical Psychology, 62*, 366-374.

Loeber, R. (1990). Development and risk factors of juvenile antisocial behavior and delinquency. *Clinical Psychology Review, 10*, 1-41.

Loeber, R., Burke, J. D., Lahey, B. B., Winters, A. & Zera, M. (2000). Oppositional defiant and conduct disorder: A review of the past 10 years, Part I. *Journal of the American Acadmey of Child and Adolescent Psychiatry, 39*, 1468-1484.

Loeber, R. & Farrington, D. P. (Eds.). (1998). *Serious and violent juvenile offenders. Risk factors and successful interventions*. Thousand Oaks: Sage.

Loeber, R. & Hay, D. (1997). Key issues in the development of aggression and violence from childhood to early adulthood. *Annual Review in Psychology, 48*, 371-410.

Loeber, R. & Keenan, K. (1994). The interaction between conduct disorder and is comorbid conditions: Effects of age and gender. *Clinical Psychology Review, 14*, 497-523.

Loeber, R. & Stouthamer-Loeber, M. (1986). Family factors as correlates and predictors of juvenile conduct problems and delinquency. In N. Morris & M. Tonry (Eds.), *Crime and justice*: An annual review of research, Vol. 7 (pp. 29-149). Chicago: University of Chicago Press.

Loeber, R. & Stouthamer-Loeber, M. (1998). Development of juvenile aggression and violence. Some common misconceptions and controversies. *American Psychologist, 53*, 242-259.

Loeber, R., Stouthamer-Loeber, M. & Raskin White, H. (1999). Developmental aspects of delinquency and internalizing problems and their association with persistent juvenile substance use between ages 7 to 18. *Journal of Clinical Child Psychology, 28, 322-332*.

Lösel, F. & Bliesener, T. (2003). *Aggression und Delinquenz unter Jugendlichen. Untersuchungen von kognitiven und sozialen Bedingungen*. München: Luchterhand.

Long, P., Forehand, R., Wilson, M. & Morgan, A. (1994). Does parent training with young noncompliant children have long-term effects? *Behaviour Research and Therapy, 32*, 101-107.

Maughan, B. & Rutter, M. (1998). Continuities and discontinuities in antisocial behavior from childhood to adult life. In T. H. Ollendick & R. J. Prinz (Eds.), *Advances in clinical child psychology*, Vol. 20 (pp. 1-47). New York: Plenum.

McBurnett, K., Lahey, B. B., Rathouz, P. J. & Loeber, R. (2000). Low salivary cortisol and persistent aggression in boys referred for disruptive behavior. *Archives of General Psychiatry, 57*, 38-43.

McCord, J. (Ed.) (1998). *Coercion and punishment in long-term perspectives*. New York: Cambridge University Press

McGlaughlin, A. & Grayson, A. (1999). A prospective study of crying during the first year of infancy. *Journal of Reproductive and Infant Psychology, 17*, 41-52.

Mees, U. (1988). *Beobachtung, Interaktonsanalyse und Modifikation aggressiven Kindverhaltens.* Oldenburg: Bibliotheks- und Informationssystem der Universität Oldenburg.

Mees, U. (1990). Constitutive elements of the concept of human aggression. *Aggressive Behavior, 16,* 285-295.

Miller, L. (1998). Preventive intervention for families of preschoolers of risk for conduct disorders. In J. M. Briesmeister & C. E. Schaefer (Eds.), *Handbook of parent training* (pp. 177-204; 2nd ed.). New York: Wiley.

Miller, N. B., Cowan, P. A., Cowan, C. P., Hetherington, E. M. & Clingempeel, W. G. (1993). Externalizing behavior in preschoolers and early adolescents: A cross-study replication of a family model. *Developmental Psychology, 29,* 3-18.

Moffitt, T. E. (1993). „Life-cource persistent" vs. „adolescent-limited" antisocial behavior: A developmental taxonomy. *Psychological Review, 100,* 674-701.

Moffitt, T. E., Caspi, A., Dickson, N., Silva, P. & Stanton, W. (1996). Childhood-onset versus adolescent-onset antisocial conduct problems in males: Natural history from ages 3 to ages 18 years. *Development and Psychopathology, 8,* 399-424.

Moffitt, T. E. & Lynam, D. (1994). The neuropsychology of conduct disorder and delinquency: Implications for understanding antisocial behavior. In D. C. Fowles, P. Sutker & S. H. Goodman (Eds.), *Progress in experimental personality and psychopathology research* (pp. 233-262). New York: Springer.

Niebank, K. & Petermann, F. (2002). Grundlagen und Ergebnisse der Entwicklungspsychopathologie. In F. Petermann (Hrsg.), *Lehrbuch der Klinischen Kinderpsychologie und -psychotherapie* (S. 57-94; 5., korr. Aufl.). Göttingen: Hogrefe.

Offord, D. R. & Bennett, K. J. (1994). Conduct disorder: Longterm outcomes and intervention effectiveness. *Journal of the American Academy of Child and Adolescent Psychiatry, 33,* 1069-1078.

Olds, D., Henderson, C. R., jr., Cole, R., Eckenrode, J., Kitzman, H., Luckey, D., Pettit, L., Sidora, K., Morris, P. & Powers, J. (1998). Long-term effects of nurse home visitation on children's criminal and antisocial behavior: 15-year follow-up of a randomized controlled trial. *Journal of the American Medical Association, 280,* 1238-1244.

Olweus, D. (2006). *Gewalt in der Schule. Was Lehrer und Eltern wissen sollten – und tun können* (4. Aufl.). Bern: Huber.

Pagani, L., Boulerice, B., Tremblay, R. E. & Viatro, F. (1997). Behavioural development in children of divorce and remarriage. *Journal of Child Psychology and Psychiatry, 38,* 769-781.

Patterson, G. R., Capaldi, D. & Bank, L. (1991). An early starter model for predicting delinquency. In D. J. Pepler & K. H. Rubin (Eds.), *The development and treatment of childhood aggression* (pp. 139-168). Hillsdale: Erlbaum.

Patterson, G. R., DeBaryshe, B. D. & Ramsey, E. (1989). A developmental perspective on antisocial behavior. *American Psychologist, 44,* 329-335.

Patterson, G. R., Forgatch, M. S. Yoerger, K. L. & Stoolmiller, M. (1998). Variables that initiate and maintain an early-onset trajectory for juvenile offending. *Development and Psychopathology, 10,* 531-547.

Patterson, G. R. & Gullion, M. E. (1968). *Living with children: New methods for parents and teachers.* Champaign: Research Press.

Patterson, G. R., Reid, J. B. & Dishion, T. J. (1992). *Antisocial boys.* Eugene: Castalia.

Pauls, H. & Reicherts, M. (1991). *Fragebogen zur Erfassung kindlicher Steuerung (FEKS).* Weinheim: Beltz.

Perrig-Chiello, P. (1997). Über die lebenslange Bedeutung frühkindlicher Bindungserfahrung. *Kindheit und Entwicklung, 6,* 153-160.

Petermann, F. & Bochmann, F. (1993). Metaanalyse von Kinderverhaltenstrainings: Eine erste Bilanz. *Zeitschrift für Klinische Psychologie, 22,* 137-152.

Petermann, F., Döpfner, M. & Schmidt, M. H. (2001). *Ratgeber Aggressives Verhalten. Informationen für Betroffene, Eltern, Lehrer und Erzieher.* Ratgeber Kinder- und Jugendpsychotherapie, Band 3. Göttingen: Hogrefe.

Petermann, F., Natzke, H., Gerken, N. & Walter, H.-J. (2006). *Verhaltenstraining für Schulanfänger. Ein Programm zur Förderung sozial-emotionaler Kompetenz* (2. überarb. Aufl.). Göttingen: Hogrefe.

Petermann, F., Niebank, K. & Scheithauer, H. (Hrsg.) (2000). *Risiken in der frühkindlichen Entwicklung.* Göttingen: Hogrefe.

Petermann, F. & Petermann U. (2000a). Aggression. In F. Petermann (Hrsg.), *Fallbuch der Klinischen Kinderpsychologie und -psychotherapie* (S. 27-46; 2., überarb. Aufl.). Göttingen: Hogrefe.

Petermann, F. & Petermann, U. (2000b). *Aggressionsdiagnostik.* Göttingen: Hogrefe.

Petermann, F. & Petermann, U. (2000c). *Erfassungsbogen für aggressives Verhalten in konkreten Situationen (EAS)* (4., völlig veränd. Aufl.). Göttingen: Hogrefe.

Petermann, F. & Petermann U. (2005). *Training mit aggressiven Kindern* (11., völlig überarb. Aufl.). Weinheim: Psychologie Verlags Union.

Petermann, F. & Petermann, U. (2006). *Behavior therapy with aggressive children and adolescents.* Frankfurt: Lang.

Petermann, F. & Petermann, U. (2007). *Training mit Jugendlichen* (8., völlig überarb. Aufl.). Göttingen: Hogrefe.

Petermann, U. (2006). *Die Kapitän-Nemo-Geschichten. Geschichten gegen Angst und Stress* (7. Aufl.). Freiburg: Herder.

Petermann, U. & Hermann, B. (1999). Entwicklung externalisierender Verhaltensstörungen: Ein biopsychosoziales Modell. *Zeitschrift für Klinische Psychologie, Psychiatrie und Psychotherapie, 47,* 1-34.

Pinquart, M. (2001). Eltern-Kind-Konflikte und delinquentes Verhalten beim Übergang zum Jugendalter. *Kindheit und Entwicklung, 10,* 132-137.

Plück, J., Döpfner, M., Berner, W., Fegert, J., Huss, M., Lenz, K. et al. (1997). Die Bedeutung unterschiedlicher Informationsquellen bei der Beurteilung psychischer Störungen im Jugendalter – ein Vergleich von Elternurteil und Selbsteinschätzung der Jugendlichen. *Praxis der Kinderpsychologie und Kinderpsychiatrie, 46,* 566-582.

Plück, J., Wieczorrek, E., Wolff Metternich, T. & Döpfner, M. (2006). *Präventionsprogramm für Expansives Problemverhalten (PEP). Ein Manual für Eltern- und Erziehergruppen.* Göttingen: Hogrefe

Pomerleau, O. F. (1995). Individual differences in sensitivity to nicotine: implications for genetic research on nicotine dependence. *Health Psychology, 25,* 161-177.

Poustka, F., Burk, B., Bästlein, M., Denner, S., van Goor-Lambo, G. & Schermer, D. (1994). *Assoziierte aktuelle abnorme Umstände. Achse 5 des Multiaxialen Klassifikationsschemas für psychiatrische Erkrankungen im Kindes- und Jugendalter (ICD-10).* Frankfurt: Swets & Zeitlinger.

Prinz, R.J., Foster, S., Kent, R.N. & T O'Leary, K.D. (1979). Multivariate assessment of conflict in distressed and nondistressed mother-adolescent dyads. *Journal of Applied Behavior Analysis, 12,* 691-700.

Rademacher, C., Walter, D. & Döpfner, M. (2002). SELBST – ein Therapieprogramm zur Behandlung von Jugendlichen mit Selbstwert-, Aktivitäts- und Affekt-, Leistungs- und Beziehungsstörungen. *Kindheit und Entwicklung, 11,* 107-118.

Raine, A. (1996). Autonomic nervous system factors underlying disinhibited, antisocial and violent behavior: Biosocial perspectives and treatment implications. In C. F. Ferris & T. Grisso (Eds.), *Understanding aggressive behavior in children.* Annals of the New York Academy of Sciences, Vol. 794 (pp. 46-59). New York: The New York Academy of Sciences.

Raine, A. (1997). Antisocial behavior and psychophysiology: A biosocial perspective and a prefrontal dysfunction hypothesis. In D. M. Stoff, J. Breiling & J. D. Maser (Eds.), *Handbook of antisocial behavior* (pp. 289-304). New York: Wiley.

Ratey, J. J., Sorgi, P. & O'Driscoll, G. A. (1992). Nadolol to treat aggression and psychiatric symptompathology in chronic psychiatric inpatients: a double-blind, placebo-controlled study. *Journal of Clinical Psychiatry, 53,* 41-46.

Reid, J. (1993). Prevention of conduct disorder before and after school entry: Relating interventions to developmental findings. Toward a developmental perspective on conduct disorder. *Development and Psychopathology, 5*, 243-263.

Remschmidt, H., Schmidt, M.H. & Poustka, F. (Hrsg.) (2000). *Multiaxiales Klassifikationsschema für psychische Störungen des Kindes- und Jugendalters nach ICD-10 der WHO* (4., vollst. überarb. Aufl.). Bern: Huber.

Renouf, A. G., Kovacs, M. & Mukerji, P. (1997). Relationship of depressive, conduct, and comorbid disorders and social functioning in childhood. *Journal of the American Academy of Child and Adolescent Psychiatry, 36*, 998-1004.

Riggs, P. D., Stacy L. L., Mikulich, S. K. & Pottle, L. C. (1998). An open trial of Bupropin for ADHD in adolescents with substance use disorders and conduct disorder. *Journal of the American Academy of Child and Adolescent Psychiatry, 37*, 1271-1278.

Robin, A. L. & Foster, S. L. (1989). *Negotiating parent-adolescent conflict, a behavioral-family systems approach.* New York: Guilford.

Robins, L. N. (1991). Conduct disorder. *Journal of Child Psychology and Psychiatry, 32*, 193-212.

Robins, L. N. (1996). *Deviant children grown up.* Baltimore: Williams & Wilkins.

Rothbart, M. K. & Bates, J. E. (1998). Temperament. In W. Damon & N. Eisenberg (Eds.), *Handbook of child psychology*, Vol. 3. Social, emotional, and personality development (pp. 105-176; 5nd ed.) New York: Wiley.

Rubin, K. H., Coplan, R. J., Fox, N. A. & Calkins, S. D. (1995). Emotionality, emotion regulation and preschoolers social adaptation. *Development and Psychopathology, 7*, 49-62.

Rutter, M. (1997). Antisocial behavior: Developmental psychopathology perspectives. In D. M. Stoff, J. Breiling & J. D. Maser (Eds.), *Handbook of antisocial behavior* (pp. 115-124). New York: Wiley.

Rutter, M., Silberg, J., O'Connor, T. & Simonoff, E. (1999). Genetics and child psychiatry: II. Empirical research findings. *Journal of Child Psychology and Psychiatry, 33*, 1174-1184.

Sanders, M. R. (1996). New directions in behavioral family intervention with children. In T. H. Ollendick & R. J. Prinz (Eds.), *Advances in clinical child psychology*, Vol. 18 (pp. 283-330). New York: Plenum.

Scheithauer, H., Niebank, K. & Petermann, F. (2000). Biopsychosoziale Risiken in der frühkindlichen Entwicklung: Das Risiko- und Schutzfaktorenkonzept aus entwicklungspsychopathologischer Sicht. In F. Petermann, K. Niebank & H. Scheithauer (Hrsg.), *Risiken in der frühkindlichen Entwicklung* (S. 65-97). Göttingen: Hogrefe.

Scheithauer, H. & Petermann, F. (2002). Aggression. In F. Petermann (Hrsg.), *Lehrbuch der Klinischen Kinderpsychologie und -psychotherapie* (S. 187-226; 5., korr. Aufl.). Göttingen: Hogrefe.

Schmeck, K. & Poustka, F. (2000). Biologische Grundlagen von impulsiv-aggressivem Verhalten. *Kindheit und Entwicklung, 9*, 3-13.

Schmidt, M. H. & Brink, A. (1995). Verhaltenstherapie und Pharmakotherapie. *Kindheit und Entwicklung, 4*, 236-239.

Schmidt, M. H., Ihle, W., Esser, G. & Lay, B. (1999). Dissozialität – Vorstufe zur Jugendkriminalität? *Münchner Medizinische Wochenschrift, 141*, 207-210.

Schrumpf, F., Crawford, D. & Usdale, H. (1991). *Peer mediation: Conflict resolution in schools.* Champaign, IL: Research Press.

Schwenkmezger, P., Hodapp, V. & Spielberger, C. (1992). *Das State-Trait-Ärgerausdrucks-Inventar.* Bern: Huber.

Seitz, W. & Rausche, A. (2004). *Persönlichkeitsfragebogen für Kinder zwischen 9 und 14 Jahren (PFK 9-14)* (4., überarb. Aufl.). Göttingen: Hogrefe.

Serketich, W. J. & Dumas, J. E. (1996). The effectiveness of behavioral parent training to modify antisocial behavior in children: A meta-analysis. *Behavior Therapy, 27*, 171-186.

Shaw, D. S., Owens, E. B., Vondra, J. I., Keenan, K. & Winslow, E. B. (1996). Early risk factors and pathways in the development of early disruptive behavior problems. *Development and Psychopathology, 8*, 679-699.

Shaw, D. S. & Winslow, E. B. (1997). Precursors and correlates of antisocial behavior from infancy to preschool. In D. M. Stoff, J. Breiling & J. D. Maser (Eds.), *Handbook of antisocial behavior* (pp. 148-158). New York: Wiley.

Shelton, T. L., Barkley, R. A., Crosswait, C., Moorehouse, M., Fletcher, K., Barrett, S., Jenkins, L. & Metevia, L. (2000). Multimethod psychoeducational intervention for preschool children with disruptive behavior: Two-year post-treatment follow-up. *Journal of Abnormal Child Psychology, 28*, 253-266.

Shek, D. T. (1997). The relation of parent-adolescent conflict to adolescent psychological well-being, school adjustment and problem behavior. *Social Behavior and Personality, 25*, 277-290.

Sinclair, A. & Harris, P. L. (1991). *A longitudinal study of children's talk about emotion.* Oxford: Unpublished manuscript, Department of Experimental Psychology, Oxford University.

Silverthorn, P. & Frick, P. J. (1999). Developmental pathways to antisocial behavior: The delayed-onset pathway in girls. *Development and Psychopathology, 11*, 101-126.

Snyder, J., Schrepfermann, L. & St. Peter, C. (1997). Origins of antisocial behavior. Negative reinforcement and affect dysregulation as socialization mechanisms in family interaction. *Behavior Modification, 21*, 187-215.

Steinhausen, H.-C. (1995). Schwangerschaft und Entwicklungsgefährdung – Ergebnisse der Verhaltens-teratologie. *Kindheit und Entwicklung, 4*, 78-81.

Steinhausen, H.-C., Willms, J. & Spohr, H. L. (1995). Die Berliner Verlaufsstudie von Kindern mit einem fetalen Alkoholsyndrom. II. Psychiatrische und psychologische Befunde. *Monatsschrift Kinderheilkunde, 143*, 157-164.

Tennstädt, K.-Ch., Krause, F., Humpert, W. & Dann, H.-D. (1995). *Das Konstanzer Trainingsmodell (KTM). Bd. 1: Trainigshandbuch* (2. Aufl.). Bern: Huber.

Verbeek, D. & Petermann, F. (1999). Gewaltprävention in der Schule: Ein Überblick. *Zeitschrift für Gesundheitspsychologie, 7*, 133-146.

Vespo, J. E., Pederson, J. & Hay, D. F. (1995). Young children's conflicts with peers and siblings gender effects. *Child Study Journal, 25*, 189-212.

Vitiello, B., Behar, D., Hunt, J., Stoff, D. & Ricciuti, A. (1990). Subtyping aggression in children and adolescents. *Journal of Neuropsychiatry, 2*, 189 – 192.

Vitiello, B. & Stoff, D. M. (1997). Subtypes of aggression and their relevance to child psychiatry. *Journal of the American Academy of Child and Adolescent Psychiatry, 36*, 307-315.

Walter, D., Rademacher, C., Schürmann, S. & Döpfner, M. (2007). *Grundlagen der Selbstmanagement-therapie bei Jugendlichen. Therapieprogramm für Jugendliche mit Selbstwert-, Leistungs- und Beziehungsstörungen (SELBST), Band 1.* Göttingen: Hogrefe.

Wasserman, G. A., Miller, L. S., Pinner, E. & Jaramillo, B. (1996). Parenting predictors of early conduct problems in urban, high-risk boys. *Journal of the American Academy of Child and Adolescent Psychiatry, 35*, 1227-1236.

Webster-Stratton, C. H. (1996). Early intervention with videotape modeling: Programs for families of children with oppositional defiant disorder or conduct disorder. In E. D. Hibbs & P. S. Jensen (Eds.), *Psychosocial treatments for child and adolescent disorders: Empirically based strategies for clinical practice* (pp. 435-474). Washington: American Psychological Association.

Webster-Stratton, C. H. & Hammond, M. (1997). Treating children with early-onset conduct problems: A comparison of child and parent training interventions. *Journal of Consulting and Clinical Psychology, 65*, 93-109.

Weinberg, K. M. & Tronick, E. Z. (1997). Maternal depression and infant maladjustment: A failure of mutual regulation. In J. Noshpitz (Ed.), *The handbook of child and adolescent psychiatry* (pp. 132-147). New York: Wiley.

Weitzman, M., Gortmaker, S. & Sobol, A. (1992). Maternal smoking and behavior problems of children. *Pediatrics, 90*, 342-349.

WHO (Hrsg.) (1993). *Internationale Klassifikation psychischer Störungen. ICD-10: Klinisch-diagnostische Leitlinien* (2., korr. Aufl.). Bern: Huber.

Wolff Metternich, T. & Döpfner, M. (2000). Oppositionelle Verhaltensstörungen im Vorschulalter. *Kindheit und Entwicklung, 9*, 30-39.

Wolke, D. (1997). Die Entwicklung und Behandlung von Schlafproblemen und exzessivem Schreien im Vorschulalter. In F. Petermann (Hrsg.), *Kinderverhaltenstherapie* (S. 154-203). Baltmannsweiler: Schneider.

Wooton, J. M., Frick, P. J., Shelton, K. K. & Silverthorn, P. (1997). Ineffective parenting and childhood conduct problems: The moderating role of callous-unemotional traits. *Journal of Consulting and Clinical Psychology, 65*, 301-309.

Zahn-Waxler, C., Schmitz, S., Fulker, D., Robinson, J. & Emde, R. (1996). Behavior problems in 5-year-old monozygotic and dizygotic twins and environmental influences, patterns or regulation, and internalization of control. *Development and Psychopathology, 8*, 103-122.

Zentner, M. R. (2000). Das Temperament als Risikofaktor in der frühkindlichen Entwicklung. In F. Petermann, K. Niebank & H. Scheithauer (Hrsg.), *Risiken in der frühkindlichen Entwicklung* (S. 257-281). Göttingen: Hogrefe.

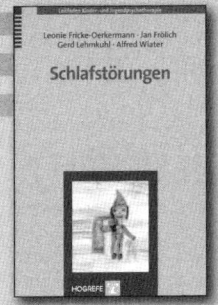
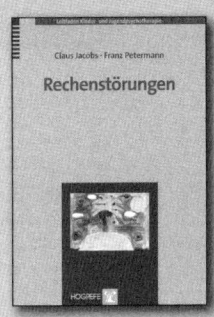
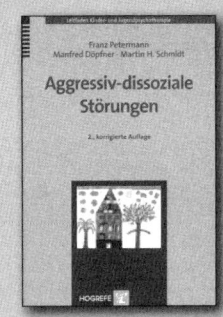
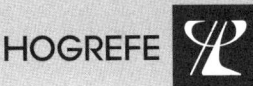

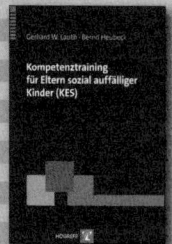

Gerhard W. Lauth
Bernd Heubeck

Kompetenztraining für Eltern sozial auffälliger Kinder (KES)

Ein Präventionsprogramm

(Reihe: »Therapeutische Praxis«)
2006, 190 Seiten, Großformat,
€ 34,95 / sFr. 56,–
ISBN 3-8017-1829-8

Bei diesem ressourcenorientierten Gruppentraining lernen Eltern von sozial auffälligen Kindern, belastende Alltagssituationen in der Familie zu identifizieren und ihre eigenen Stärken zu erkennen, um anschließend das Lösen der bestehenden Schwierigkeiten zu üben. Das Buch schildert nicht nur den theoretischen Hintergrund des Konzeptes, sondern gibt auch eine genaue Anleitung zum Training und enthält alle Materialien.

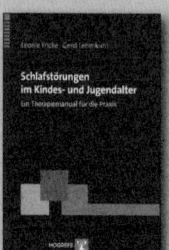

Leonie Fricke / Gerd Lehmkuhl

Schlafstörungen im Kindes- und Jugendalter

Ein Therapiemanual für die Praxis

(Reihe: »Therapeutische Praxis«)
2006, 206 Seiten, Großformat,
€ 34,95 / sFr. 56,–
ISBN 3-8017-1966-9

Das Manual beschreibt die einzelnen Sitzungen eines Therapieprogramms für Eltern mit Kindern und Jugendlichen im Alter von 4 bis 13 Jahren mit Insomnie- und/oder Parasomniebeschwerden. Zunächst wird auf das notwendige Grundlagenwissen zum Schlaf sowie auf die Bedeutung der Schlafhygiene und ihre Umsetzung eingegangen. Strategien für den Umgang mit Konflikten, die im Rahmen der Schlafsituation auftauchen, und Interventionen zur Reduzierung von schlafbezogenen Ängsten schließen sich an. Zudem werden spezifische Maßnahmen zur Behandlung von Ein- und Durchschlafproblemen, Alpträume, Schlafwandeln und Pavor nocturnus vermittelt.

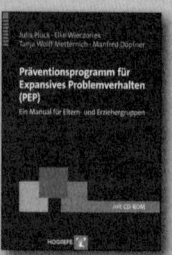

Julia Plück
Elke Wieczorrek
Tanja Wolff Metternich
Manfred Döpfner

Präventionsprogramm für Expansives Problemverhalten (PEP)

Ein Manual für Eltern- und Erziehergruppen

(Reihe: »Therapeutische Praxis«)
2006, 221 Seiten, Großformat,
inkl. CD-ROM, € 59,95 / sFr. 95,–
ISBN 3-8017-1894-8

Das Präventionsprogramm »PEP« besteht aus einem Eltern- und einem Erzieherprogramm. Es macht mit den wichtigsten Methoden der Verhaltensänderung vertraut. Ziel des Programmes ist die Stärkung der Erziehenden selbst, die Stärkung der positiven Eltern/Erzieher-Kind-Interaktion sowie die Stärkung der konstruktiven Eltern-Erzieher-Interaktion. Die beiliegende CD-ROM enthält das umfangreiche didaktische Material für alle Sitzungen und darüber hinaus alle Arbeitsblätter, die an die Teilnehmer verteilt werden können.

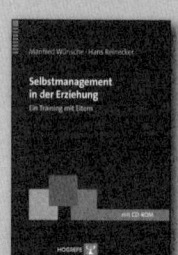

Manfred Wünsche
Hans Reinecker

Selbstmanagement in der Erziehung

Ein Training mit Eltern

(Reihe: »Therapeutische Praxis«)
2006, 112 Seiten, Großformat,
inkl. CD-ROM, € 29,95 / sFr. 52,50
ISBN 3-8017-1908-1

Der Band stellt ein sechs Sitzungen umfassendes Elterntraining vor, welches an den Prinzipien der Selbstmanagement-Therapie orientiert ist. Ziel ist es, Eltern in die Lage zu versetzen, autonom, selbstbestimmt und eigenverantwortlich ihre erzieherischen Ziele zu erreichen. Im Training werden relevante Erziehungssituationen bearbeitet und erzieherisches Handeln geübt. Die Umsetzung des Gelernten im jeweiligen erzieherischen Alltag der Teilnehmer wird durch Rollenspiele, Übungen und Hausaufgaben zwischen den Sitzungen unterstützt.

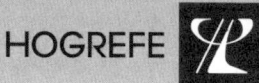

Hogrefe Verlag GmbH & Co. KG
Rohnsweg 25 · 37085 Göttingen · Tel: (0551) 49609-0 · Fax: -88
E-Mail: verlag@hogrefe.de · Internet: www.hogrefe.de